李祥云辨治月经病临证经验

贾丽娜　编著

中医古籍出版社

Publishing House of Ancient Chinese Medical Books

图书在版编目（CIP）数据

李祥云辨治月经病临证经验 / 贾丽娜编著 . –– 北京：中医古籍出版社，2022.1

ISBN 978–7–5152–2327–8

Ⅰ . ①李… Ⅱ . ①贾… Ⅲ . ①月经病—中医临床—经验—中国—现代 Ⅳ . ① R271.11

中国版本图书馆 CIP 数据核字（2021）第 172152 号

李祥云辨治月经病临证经验
贾丽娜　编著

责任编辑　刘　婷
特约编辑　张　威
封面设计　韩博玥
出版发行　中医古籍出版社
社　　址　北京市东城区东直门内南小街 16 号（100700）
电　　话　010–64089446（总编室）010–64002949（发行部）
网　　址　www.zhongyiguji.com.cn
印　　刷　河北文曲印刷有限公司
开　　本　880mm×1230mm　1/32
印　　张　9.75
字　　数　219 千字
版　　次　2022 年 1 月第 1 版　2022 年 1 月第 1 次印刷
书　　号　ISBN 978–7–5152–2327–8
定　　价　48.00 元

序

中医中药具有强大的生命力，为中华民族的繁荣昌盛做出了重要贡献，默默守护中华儿女健康几千年。其中，中医妇科学因治疗妇科疾病的显著疗效和独特优势，在当代依然受到广大患者的欢迎。

《素问·上古天真论》云："女子……二七而天癸至，任脉通，太冲脉盛，月事以时下，故有子……七七，任脉虚，太冲脉衰少，天癸竭，地道不通，故形坏而无子也。"《素问·评热病论》曰："月事不来者，胞脉闭也，胞脉者，属心而络于胞中。今气上迫肺，心气不得下通，故月事不来也。"中医学对于女性月经的生理特征和病理机制的认识远早于西方医学。清代刘起运《济阴全生集》云："夫天下莫难于医，而医犹莫难于妇人科。"并引寇宗奭言"宁治十男子，莫治一妇人"，可见妇人病之"难"治也。

月经病是妇科临床的常见病，也是中医妇科临床的基础内容，正如《妇人大全良方》云："凡医妇人，先须调经，故以为初。"同时，月经病的治疗也是不孕症治疗的基础。

贾丽娜副主任医师临床科研基础扎实，曾经主持国家自然科学基金项目，发表过多篇学术论文。此次作为第六批全国老中医药专家学术经验继承工作继承人，在跟诊学习期间能够全身心投入，勤于思考，善于发现学术闪光点。她虚心好学，搜集了众多的病案，并分门别类地进行了总结。《李祥云辨治月经病临证经验》一书的出版使我内心颇感欣慰，足见中医药事业后继有人。希望广大读者能凭借本书认识到中医药治疗月经病的独特优势，对临床诊疗和疾病辨证能有所帮助，相信会给读者带来裨益，取得良好的经济效益和社会效益。

2021 年 9 月

作者自序

　　李祥云教授是上海中医药大学教授、博士生导师、中医妇科专家，第五、第六批全国老中医药专家学术经验继承工作指导老师，全国名老中医传承工作室指导老师，上海市名中医。李祥云教授从医50余年，对于妇科奇病、难症总能立起沉疴。他尤其擅于治疗妇科不孕症，被病家誉为"送子公公""送子观音"。

　　2003年，我进入复旦大学，就读于中西医结合临床专业。非常感激我的第一位导师王兴娟教授带领我进入中西医结合妇科学领域，启迪了我的临床和科研思维。参加临床工作15年来，我一直致力于中医诊疗妇科内分泌疾病的方法突破，主持了国家自然科学基金项目"温经汤对多囊卵巢综合征的调控及其机制研究"，发表了多篇关于多囊卵巢综合征的相关学术论文，同时获得了多项国家专利。

　　2017年12月，我有幸成为第六批全国老中医药专家学术经验继承工作继承人，李祥云教授成为我的学术导师。从此，我困惑迷茫的内心如同点亮了启明星。三年内每周跟随导师学习，成为我人生中最为幸福的时刻。无论狂风骤雨，无论酷暑寒冬，我不愿意放弃任何一次近距离接触导师的机会。李祥云教授一辈子从事中医事业，永怀探索之心，孜孜不倦，对于病症观察判断细致入微，对于疾病治疗坚守精益求精。年逾八旬的他每周还在坚持出诊，不断学习新知识，加之多年积累的临床经验，他对中医妇科的思考更加深入。李祥云教授从容大度的气质，对疾病深入准确的认识，让众多难治性患者重拾治愈疾病的信心。频频收到的妊娠喜报也成为我跟诊学习过程中最珍贵的礼物。在临床带教中，他将所学所悟毫无保留地亲手相传，让后辈可以领会中医经典在临床中散发的无穷魅力。

　　三年的学习即将告一段落，导师传授了我太多的学术经验和临床思想，我将所学知识加以总结，让导师的学术思想能够发扬光大，让更多渴望提高中医妇科临证水平的医学同道和医学生们领略妇科名家的临证特色精华。因此，选取导师治疗妇科不孕症当中的月经病部分加以总结，完成这本《李祥云辨治月经病临证经验》。

　　本书分两部分，第一部分介绍关于月经现象的中西医基础理论；第二部分主要从三个方面介绍李祥云治疗月经病的临证特色：一是李祥云教授结合阴阳转化规律调节月经周期的临床思路和辨证方法，二是介绍李祥云教授治疗月经病的常用经验方和经验药对，三是以疾病为单元介绍李祥云教授的临证经验、治疗思路、用药特点，同时辅以临床典型验案和分析。

本书虽已完稿，作为学生，恐怕难以全面呈现导师的学术经验。李祥云教授的观点和经验还在临证中不断地充实和补充，所以我的总结是有局限性的，有待将来进一步完善和更新。本书若能对同道在妇科疾病的诊治过程中提供些许思路，我将不胜荣幸。

贾丽娜

2021 年 9 月

目录

概　述

中医关于月经的理论

李祥云月经病临证经验

概　述

一、月经生理

随着青春期的来临，女性身体的各部位逐渐发生了变化。如阴部开始生长阴毛，腋下出现腋毛；乳房开始微微凸起，逐渐发育、丰满；臀部因脂肪增加逐渐宽厚，慢慢显现出女性特有的身体曲线；嗓音变尖、变高。约在 12 ～ 15 岁，她们中的大部分人都会迎来月经初潮的到来。这些改变是女性生长发育过程中必然会出现的正常生理变化。

月经是规律的周期性子宫出血，月经来潮是女性青春期来临的标志。随着月经的出现，女性的第二性征亦逐渐显露。女性的第 1 次月经来潮称为初潮，我国健康女性的初潮年龄一般为 12 ～ 15 岁。我们人为地把每次月经来潮的第 1 天到下一次月经来潮前 1 天的这个时间段称为 1 个月经周期。女性的月经周期一般为 28 天。当然每个人的情况可能有所不同，目前认为，月经周期在 21 ～ 35 天之间属于正常范围。

我们以 28 天为 1 个周期，分别看看月经不同阶段的身体变化。

月经期的第 1 ～ 5 天称为月经期，是子宫排出经血的阶段。在这个阶段内，子宫内膜呈碎片状脱落，表现为阴道出血，以螺旋小动脉出血为主。子宫内膜功能层渐至全部脱落，在基底层表面的子宫内膜仅留下腺管及血管的断端。1 次正常月经出血量约

40 ～ 80mL。到第 5 天，出血大多会自行停止。

月经期的第 6 ～ 12 天称为卵泡期。在这个阶段，月经出血刚刚结束，子宫内膜的腺体在基底层表面残留腺管的基础上进行增生，修复子宫内膜脱落所留下的创面。此时子宫内膜很薄，约 1 ～ 2mm，腺体散在、稀疏，腺管管腔细小而直；子宫内膜中的间质很致密，间质中有毛细血管，小动脉较直。卵巢中的大量卵泡在垂体卵泡刺激素（FSH）作用下开始募集生长并且产生雌激素，在竞争性的生长过程中，多个正在发育的小卵泡中会有一个对 FSH 作用最敏感的卵泡脱颖而出，成为优势卵泡，其余卵泡逐渐闭锁。优势卵泡快速增大，最终会破裂排出卵子。等到子宫内膜增生期，在雌激素作用下，子宫内膜间质细胞能产生一种和蛋白质结合的碳水化合物，名为酸性黏多糖（AMPS），还能使蛋白质浓缩聚合，形成间质中的基础物质，为子宫内膜起到支架作用。子宫内膜也在逐渐增厚，变得柔软、肥厚，为未来可能出现的受精卵积极准备着孕育环境。

月经期的第 13 ～ 14 天称为排卵期。成熟的卵子终于可以冲破卵泡而从卵巢排出，输卵管随时可捕获卵子，并开始向子宫腔的旅行。卵子在输卵管里的三四天内，即是女性在月经周期中最容易怀孕的时候，这时候体内雌激素水平暂时会有所下降。

月经期的第 15 ～ 28 天称为黄体期。卵巢在排卵后产生黄体，黄体除了具有分泌雌激素的功能外，更重要的是它会分泌孕激素。顾名思义，孕激素是为女性怀孕做准备的激素，它可以促使子宫内膜成为更有利于受精卵着床的分泌期子宫内膜。如果卵子与精子结合成为受精卵，它便会游行至子宫腔中的适宜位置，种植下来继续生长，因此女性在受孕期间不会再有月经的来潮。但女性一生中排出的绝大多数卵子都不会受精，而是在凋亡后排出体外。同时雌、孕激素水平也随之逐渐下降。经过了 1 个月经周期准备的子宫内膜，伴随雌、孕激素的下降而脱落下来，混合着血液、黏液等物质排出体外，从而形成了月经。紧接着，机体又开始了下一个月经周期的循环。

　　了解女性生殖系统组成及生理功能，可以更好地理解月经。

二、女性生殖器官

（一）外生殖器官

1. 阴阜
　　阴阜位于耻骨联合部分，为一隆起的脂肪垫，是前腹壁最低处，其上附有阴毛，阴毛的排列呈倒三角形。阴毛的疏密、粗细、色泽可与家族遗传有关，若阴毛过于密集，或过于稀疏，甚至无阴毛均视为不正常现象。阴阜处的阴毛状态与女性性激素有关，可为查找月经失调的原因提供参考。

2. 大阴唇
　　大阴唇位于两股内侧，为一对较肥厚的皮肤皱襞。上端与阴阜相连，下端两侧的大阴唇在会阴处互相连合。大阴唇的外侧面与附近皮肤相同，可以附有阴毛；内侧面与小阴唇相连，似黏膜。大阴唇的皮下为脂肪组织，有丰富的血管、淋巴管和神经。

3. 小阴唇
　　小阴唇位于大阴唇内侧，是一对较薄的皮肤皱襞。小阴唇微红色，似黏膜，常呈湿润状。小阴唇不长阴毛，但神经分布丰富，感觉敏锐。

4. 阴蒂
　　阴蒂位于外阴的前端，在两侧阴唇之间。阴蒂内有海绵体，是与男性阴茎海绵体类似的组织，具有勃起功能，当性欲冲动时可以肿胀勃起。阴蒂上有丰富的神经末梢分布，因而感觉灵敏。

5. 前庭大腺

前庭大腺位于阴道口的两侧，在小阴唇中下 1/3 交界处，为一对腺体，约有黄豆粒大小，每个腺体有一根很细的腺管，开口于阴道口、阴唇与处女膜处。当性欲冲动时可分泌淡黄色液体以湿润阴道口，从而便于性交。常见病证为前庭大腺炎。

6. 尿道口

尿道口位于阴蒂下方及阴道口上方，为尿道的开口，可排出小便。

7. 阴道口

阴道口连于阴道，为阴道的出口。

8. 处女膜

处女膜是覆于阴道口的一层薄膜，形状因人而异，多为椭圆形，中间有孔，初次性交后往往会发生破裂。

（二）内生殖器官

1. 阴道

阴道是连接子宫与外阴的通道。阴道前壁与膀胱及尿道邻接，阴道后壁与直肠贴近，阴道上端包绕子宫颈，形成前、后、左、右四个阴道穹隆。后穹隆较前穹隆深，其顶端为子宫直肠陷凹，是腹腔的最低部位，后穹隆穿刺就在此部位。成年妇女阴道前壁长约 7～9cm，后壁长约 10～12cm。阴道是排出月经的通道，又是胎儿娩出的通道，也是性交的器官。成年妇女阴道黏膜上皮细胞受卵巢激素影响，有周期性变化。阴道有血管和神经分布。阴道分泌物即平时所指的白带，呈弱酸性（pH 值约为 4.5），此系阴道黏膜上皮细胞内的糖原经阴道杆菌分解作用后变成乳酸之故，故而能抑制其他细菌在阴道内的繁殖而起到自净作用。

2. 子宫

子宫位于骨盆的中央，为倒梨形，上宽下窄，长约 7.5cm，宽约 5cm，厚约 2.5cm。子宫的正常位置为前倾、前屈位。子宫分为子宫体与子宫颈两部分，生育期的妇女正常子宫体与子宫颈的比例为 1 : 2，若子宫体与子宫颈比例为 1 : 1，则说明子宫发育不良，会影响受孕。子宫是一个管腔器官，子宫腔容量约 5mL，子宫腔内覆盖的内膜称为子宫内膜。子宫内膜受卵巢激素影响发生周期性的改变，定期脱落而产生月经。子宫的功能是孕育胎儿，同时也是月经的发源地。

3. 输卵管

输卵管是位于子宫两侧的肌性管道，左右各 1 条，细长弯曲，长约 8 ~ 14cm。根据输卵管的形态可分为 4 个部分：近端与子宫相连处称为间质部，其外侧称为峡部，再外侧称为壶腹部，最远端呈游离状态的须状细伞形组织称为伞端。输卵管平时由远端向近端发生蠕动，可以输送卵子。精子与卵子在输卵管的壶腹部结合，形成受精卵。输卵管内的黏膜层长有纤毛细胞，其纤毛具有摆动功能，使受精卵向子宫腔运行。

4. 卵巢

卵巢是一对扁平呈灰白色的椭圆体，表面凸凹不平，成年人卵巢大小约 4cm×3cm×1cm，分为皮质与髓质两部分。皮质在外层，是卵巢的主要部分，内有数以万计的始基卵泡与生长卵泡。髓质居卵巢中心，内含丰富的血管、神经和淋巴管，髓质内无卵细胞。青春期后卵巢开始出现周期性改变，定期发育成熟卵泡并产生卵子，并且分泌女性激素（雌激素、孕激素），维持女性的特征。在正常情况下行妇科检查时，一般无法触及卵巢与输卵管，绝经后的女性卵巢发生萎缩，逐渐变小、变硬。

三、月经规律现象

发生月经来潮现象，并不代表卵巢具有排卵功能。这是因为排卵是通过卵巢、垂体和下丘脑共同作用而发生的，即正反馈机制的调控。初潮后的 1～2 年内月经周期可能不规律，且多为无排卵性月经。据调查，在月经初潮后的 1 年内，80% 的女性是不排卵的；初潮后的 2～4 年内，30%～55% 的女性是不排卵的；初潮后的 5 年内，还有不到 20% 的女性尚未排卵。因此，初潮后的数年内卵巢中有卵泡发育及雌激素分泌，而无黄体形成及孕激素影响，此时雌激素水平波动，引起子宫内膜剥脱出血，常常表现为不规则的月经。

随着卵巢的发育，卵泡逐渐发育成熟，之后的每个月有成熟的卵子排出和卵巢性激素分泌，并能引起生殖器官的周期性改变，这种周期性变化称为性周期。由于性周期有排卵活动，故此时的月经称为有排卵性月经。正常成熟女性的月经应该是有排卵性月经，月经的周期较为固定，一般是 28～30 天，每次行经天数为 3～7 天，每次月经量约 50～80mL。月经来潮的第 1 天量较少，第 2～3 天量多，第 4 天以后减少，渐至干净。月经的颜色在行经第 1 天呈黯红色或淡红色，之后逐渐变成红色或深红色，最后呈淡红色直至结束。月经的质地是液体状，没有血块，除有血腥味外，无其他特殊臭味。月经的主要成分是血液，还含有子宫内膜碎片、子宫颈黏液、阴道脱落上皮细胞、阴道杆菌等。月经来潮时一般无特殊症状，也有少数妇女会出现下腹及乳房轻度胀痛及腰骶部坠胀感。部分女性会有头痛、失眠、精神抑郁或情绪激动，以及腹泻、便秘、恶心、呕吐、尿频不舒等症状。如果上述症状不影响正常生活及工作，则属于生理情况，不以疾病论处。

四、月经调节重要激素

在月经周期中，参与下丘脑－垂体－卵巢轴的正负反馈过程的重要激素有雌激素（E）、孕激素（P）、卵泡刺激素（FSH）、黄体生成素（LH）、雄激素（T）、催乳素（PRL）、抗苗勒管激素（AMH）等。

（一）各项激素周期性变化

1. 雌激素

雌激素在排卵前主要来源于卵泡颗粒细胞，由孕酮合成，在排卵后主要来源于黄体细胞。成年妇女的整个月经周期中会产生有两个雌激素分泌高峰，第 1 个高峰出现在排卵前夕，LH 高峰的前 1 天，排卵后稍低；第 2 个高峰出现在排卵后的 7～8 天，即 LH 高峰后第 7～8 天，但较第 1 个高峰略低，并在月经来潮前迅速下降。如果女性处于妊娠状态，胎盘亦能产生大量雌激素。体内雌激素主要有三种，即雌二醇（E_2）、雌酮、雌三醇。其中最主要的是雌二醇，其活性最强；雌三醇是雌二醇与雌酮的降解产物，活性最弱。雌激素主要在肝脏内进行降解，降解产物主要从小便排出。雌激素测定是卵巢与胎盘功能检查的主要项目，有雌酮、雌二醇、雌三醇 3 种，它们均可在血、尿及羊水中测得。

2. 孕激素

孕激素在排卵前主要来源于肾上腺皮质，但量很少。排卵前，卵泡颗粒细胞的主要产物是孕酮，由于颗粒细胞中缺乏

17α-羟化酶，故它的产物只停止在孕酮阶段，为卵泡子宫内膜细胞合成雌激素提供原料。颗粒细胞堆内缺乏血管，使产生的孕酮不能直接进入血循环。与颗粒细胞邻近的卵泡子宫内膜细胞含有17α-羟化酶，能使孕酮继续合成下去，最后形成雌激素。排卵后，颗粒细胞与卵泡子宫内膜细胞变为黄体，此时卵泡子宫内膜血管进入黄体，因而孕酮能直接进入血循环。黄体中的颗粒细胞称为颗粒黄体细胞，卵泡子宫内膜细胞称为卵泡膜黄体细胞，黄体细胞可分泌孕激素及雌激素。孕激素的分泌在排卵后7～8天黄体成熟时形成高峰，以后就逐渐下降。妊娠后，胎盘能产生大量孕激素。人体产生的孕激素为孕酮，其代谢产物为孕二醇。孕激素主要是在肝脏内进行降解，降解产物从小便中排出。在妇女妊娠10周以内，孕酮先由卵巢黄体合成，之后则由胎盘的滋养细胞合成。孕酮及孕二醇测定主要用于观察妇女有无排卵以及在妊娠期对胎盘功能的预估。成年妇女月经周期的卵泡期间，孕激素为低值。排卵后，孕激素在尿中的含量逐渐升高，在LH峰后第8天左右达到最高值，以后逐渐下降，月经前又降至接近卵泡期时水平。因此，测定孕二醇含量可了解是否发生排卵。

3. 卵泡刺激素

FSH是由垂体嗜碱性细胞合成分泌的一种糖蛋白类激素，其分子量为3200，由两个非共价键α、ß亚基组成。α亚基含有89个氨基酸，与LH、人绒毛膜促性腺激素（HCG）、促甲状腺激素（TSH）的α亚基相似，ß亚基由115个氨基酸组成，是决定其特异性的组成部分。FSH的合成和释放受下丘脑促性腺激素释放激素（GnRH）的影响，由于GnRH的分泌呈脉冲形式，血中FSH浓度也呈脉冲式，脉冲频率和脉冲振幅的变化取决于月经周期，而血中FSH的浓度还与释放量和降解速率有关。卵泡的早期分泌偶有波动，基本上无明显的昼夜间变化，在卵泡期开始升高，随即下降，于月经中期出现峰值，较 LH 的峰值略晚，后于黄体期开始下降，在黄体中期最低，在行经前有上升趋势。

4. 黄体生成素

LH 是垂体前叶嗜碱性细胞所分泌的激素，分子量约 30000，化学结构为糖蛋白，由 α 和 ß 两个亚基肽链以共价键结合而成。LH 的产生受下丘脑 GnRH 的控制，同时受卵巢的正、负反馈调控。LH 与 FSH 联合促进卵泡的发育和排卵。血中 LH 在少量持续分泌的基础上呈脉冲式释放。LH 在卵泡期的释放频率为每 1 ~ 2 小时释放 1 次，排卵期每 30 ~ 45 分钟释放 1 次，黄体晚期每 3 ~ 4 小时释放 1 次。LH 释放在排卵期振幅最大，中期峰值约为卵泡期的 5 ~ 6 倍；高峰出现在排卵前 24 ~ 28 小时，持续 1 ~ 3 天；在黄体期常有一小高峰，但不恒定。

月经来潮，标志着新的月经周期开始，体内雌、孕激素水平下降，解除了它们对下丘脑、垂体的负反馈作用。下丘脑分泌的 GnRH 开始增加，它促使垂体分泌 FSH，月经周期开始后 FSH 缓慢上升，促使卵泡发育，也促使卵泡分泌雌激素。雌激素对下丘脑、垂体的负反馈作用及抑制素的作用会使 FSH 水平下降。当卵泡发育成熟时，体内雌激素呈现高峰，对下丘脑、垂体产生正反馈作用，诱发 LH 高峰，释放适量 FSH，形成一较低峰值。两者处于适当比例会诱发排卵。LH 高峰维持 1 ~ 2 天后迅速下降，少量 LH 对黄体的形成及功能维持非常必要。黄体分泌雌、孕激素（以孕激素为主），使增殖期子宫内膜转变成分泌期。在排卵后 6 ~ 8 天黄体成熟，分泌的雌、孕激素呈现峰值。大量孕酮对下丘脑 – 垂体产生负反馈效应，使促性腺激素（Gn）分泌减少，黄体失去 LH 支持，开始萎缩。雌、孕激素分泌随之下降，子宫内

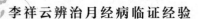

膜坏死、脱落，从而月经来潮。性激素水平下降解除了对下丘脑、垂体的抑制，GnRH开始分泌，FSH逐渐增加，诱发新的卵泡发育，下一月经周期开始（见图1）。

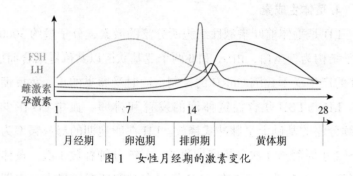

图1　女性月经期的激素变化

5. 雄激素

在血清中，女性体内的雄性激素由高浓度到低浓度依次为硫酸脱氢表雄酮、脱氢表雄酮（DHEA）、雄烯二酮、睾酮和双氢睾酮（DHT）等5类。成年女性外周循环中的雄性激素水平仅为男性的1/20～1/10，女性体内雄激素来源于卵巢和肾上腺，主要受FSH和LH作用于卵巢和促肾上腺皮质激素（ACTH）作用于肾上腺进行调控，以及腺体内旁分泌、自分泌的调节。DHEA被认为是评价肾上腺雄激素水平的指标，睾酮是评估卵巢雄激素分泌的主要指标，DHT是评价女性周围组织雄激素水平的指标。正常情况下，卵巢每天分泌睾酮0.1～0.4mg，雄烯二酮1～2mg，DHEA < 1mg。肝脏是雄激素的代谢场所，80%以上的睾酮在肝脏内降解，大多以葡萄糖醛酸化物或者磺酸盐的形式经尿液排泄。

6. 催乳素

PRL也叫泌乳素，是一种多肽蛋白，由198个氨基酸组成。它由垂体前叶的催乳素细胞合成和分泌，经肝脏降解，肾脏排泄。PRL 分泌有睡眠觉醒周期变化，规律是夜间高于白天，在入睡后逐渐升高，醒来前 1 小时达到峰值，醒后逐渐下降，10：00—14：00 为全天谷值。PRL 的分泌主要受神经内分泌调节。垂体催乳素细胞分泌 PRL 受下丘脑传入抑制与刺激信号之间的平衡作用和外周血激素的调控，同时受到下丘脑催乳素释放抑制因子和催乳素释放因子的调节。

正常 PRL 脉冲性释放及其昼夜节律对乳腺发育、泌乳和卵巢功能、免疫功能等起到重要调节作用，PRL 分泌受下丘脑催乳素分泌释放抑制因子和催乳素分泌释放因子双重调节。正常情况下，下丘脑对 PRL 分泌起到紧张性抑制作用。多巴胺是主要的生理性催乳素抑制因子，而下丘脑分泌的促甲状腺激素释放激素、5- 羟色胺等则可以刺激 PRL 分泌。当这种调节失衡时，PRL 会过度分泌，可引起高催乳素血症。

此外，剧烈运动、创伤、手术、性交、高饮食蛋白等均能促进垂体 PRL 的分泌。人的情绪变化，包括抑郁或急躁、惊恐、应激状态等，可直接引起 PRL 的分泌增加。

7. 抗苗勒管激素

AMH 产生于卵巢，属 TGF-β 超家族成员，主要由卵巢次级卵泡、窦前卵泡和直径＜ 4mm 的小窦卵泡分泌，而在较大的窦卵泡（直径 4 ～ 8mm）中，AMH 分泌逐渐减少、消失，在直径＞ 8mm 的卵泡中无 AMH 分泌，闭锁卵泡同样不分泌 AMH。

从女性出生的第一天起，AMH 水平就开始逐渐上升，在 25 岁左右的女性中 AMH 的水平最高。在成年女性中，AMH 的水平随着年龄的不断增长而发生进行性下降，绝经后女性的 AMH 数值最终会低于可检测限度。

（二）各项激素的生理功能

1. 雌激素的生理功能

（1）对子宫的作用：雌激素可使子宫肌增厚，宫体血运增加，促使宫体发育，提高子宫敏感性，加强子宫收缩力。雌激素还可促使子宫颈发育，使子宫颈口松弛，并增加宫颈黏液分泌，使宫颈黏液变稀变薄，易拉成丝状，在排卵期能拉长至 10cm 以上，并出现羊齿状结晶。稀薄的宫颈黏液有利于精子的穿透，使其更容易进入宫腔，有助于受孕。雌激素还可使子宫内膜增生，子宫内膜功能层腺体增多并生长发育，子宫内膜血管生长充血，子宫内膜脱氧核糖核酸（DNA）增多。

（2）对输卵管的作用：雌激素可促进输卵管发育，并使其蠕动增强，出现输卵管纤毛细胞，有利于受精卵向宫腔运行。

（3）对阴道的作用：雌激素使阴道上皮细胞增生、角化，使阴道上皮细胞糖原增加。该糖原被阴道杆菌分解成乳酸，使阴道酸性增加，阴道抵抗力增强。

（4）对外阴的作用：雌激素可促进外阴阴唇发育、丰满。

（5）对乳房的作用：雌激素可使乳腺腺管增生，乳房脂肪及结缔组织增生，乳头挺立，并增加乳头乳晕色素。过量的雌激素能抑制乳汁的分泌。

（6）对卵巢的作用：卵巢中卵泡从始基卵泡发育至成熟卵泡的过程均需要雌激素参与。雌激素还有助于卵巢积蓄胆固醇，胆固醇可转化为雌激素与孕激素。

（7）对垂体的作用：雌激素通过对下丘脑 GnRH 的影响，控制垂体 Gn 的分泌。主要是抑制 FSH 的分泌，促进 LH 的分泌。

（8）对新陈代谢的作用：雌激素促使体内水与钠盐潴留，对脂肪代谢有影响，使 β-脂蛋白减少，降低胆固醇与磷脂比例，可防止冠心病。

（9）对骨骼的作用：雌激素可促进血钙的沉积，青春期后能加速骨骺端的闭合。当女性在绝经期雌激素明显减少后，常发生骨质疏松，容易骨折。

（10）其他作用：雌激素能增加血容量，但不增加红细胞数，从而起到稀释血液的作用，此现象在妊娠期较为明显。雌激素还能使血液中乙酰胆碱增加，副交感神经兴奋，从而使血管扩张，有散热作用，故排卵前期基础体温略低。雌激素还有拮抗雄激素的作用。

2. 孕激素的生理功能

（1）对子宫的作用：孕激素使子宫肌松弛，活动能力减弱，对外界刺激的反应能力降低，故妊娠期子宫对催产素的敏感性降低。孕激素使子宫肌处于静止状态，这有利于受精卵在子宫腔内生长发育。孕激素促使子宫颈口闭合，使宫颈黏液的拉丝度减弱，宫颈黏液不再见有羊齿状结晶，而变为椭圆体。孕激素使增生期的子宫内膜转化为分泌期，为受精卵的着床创造条件。

（2）对输卵管的作用：孕激素抑制输卵管的节律性收缩，使输卵管出现分泌细胞，并调节分泌功能，调节孕后受精卵的运行过程。

（3）对阴道的作用：孕激素使阴道上皮细胞角化现象消失，加快细胞脱落，脱落的细胞出现褶卷、堆叠。

（4）对乳房的作用：孕激素在雌激素促使乳腺腺管增生的基础上促进乳腺腺泡的发育。

（5）对垂体的作用：孕激素通过对下丘脑 GnRH 的负反馈作用抑制垂体 Gn 的分泌，从而抑制 LH 的分泌。

（6）对新陈代谢的作用：孕激素可促进体内水与钠排出。

（7）对体温的作用：孕激素通过对中枢神经系统的作用能使体温升高，故排卵后的妇女基础体温可升高约 0.3 ～ 0.5℃。

总之，孕激素促使子宫和乳房发育，使子宫内膜由增生期转变为分泌期，为妊娠做好准备，与雌激素起协同作用；而在子宫收缩、输卵管蠕动、子宫颈黏液变化、阴道上皮细胞的角化和脱落变化以及对水、钠的作用等方面，孕激素与雌激素又发生拮抗作用。雌激素、孕激素和雄激素的基础结构均为胆固醇，在合成代谢过程中，在某些酶的参与下可以相互转化，故临床上有时可见女性呈男性化。用药不当会增加不良反应，应注意之。

3. 卵泡刺激素的生理功能

FSH 是一种糖蛋白激素，由脑垂体合成，是刺激卵泡发育的首要激素。

（1）FSH 促使窦前卵泡及窦状卵泡颗粒细胞的增殖与分化，分泌卵泡液，使卵泡生长发育和成熟。

（2）前一周期黄体晚期及卵泡早期 FSH 的上升，促使卵巢内窦状卵泡群募集。

（3）FSH 激活颗粒细胞芳香化酶，促使雌激素合成与分泌。

（4）FSH 促使颗粒细胞合成分泌胰岛素样生长因子（IGF）及其受体、抑制素、激活素等自分泌、旁分泌物质，在这些物质的协同作用下，调节优势卵泡的选择与进一步发育，非优势卵泡发生闭锁退化。

（5）卵泡晚期 FSH 诱导颗粒细胞生成 LH 受体，为排卵及黄素化作准备。

4. 黄体生成素的生理功能

LH 是刺激女性的性腺类固醇激素，结合到卵巢间质细胞的受体上，刺激合成和分泌睾酮。卵巢对 LH 刺激的反应是将睾酮演变为雌激素。卵巢的排卵是在大量分泌的 LH 刺激下而发生的。排卵后，卵泡的残余细胞在 LH 的刺激下增生，形成黄体，分泌黄体酮和雌二醇。

5. 雄激素对女性的作用

（1）对生长与发育的作用：雄激素促使青春期身高突增，来源于肾上腺的雄激素使阴毛及腋毛开始生长，协同雌激素和生长素及 PRL 的作用，促进乳房发育。

（2）对毛发的作用：雄激素使体毛变粗、变黑，特别是性毛（包括上唇、下颏、外阴、腹中线、胸部和乳房等）。

（3）男性特征：一般可使面部产生痤疮，常见于青春期女性。超量的雄激素可以使阴蒂增大和音调改变等。

（4）增加性欲：性欲一般在月经中期雄激素水平较高时出现。

（5）对卵巢卵泡的作用：雄激素抑制了雌激素对卵巢的作用，并使卵泡闭锁增多，在排卵前用大剂量雄激素，可以通过抑制 Gn 而抑制排卵。

（6）对下丘脑垂体的作用：高浓度的雄激素抑制了垂体 LH 的释放，主要是通过抑制可以促进 LH 分泌的 GnRH 而完成。它还改变了垂体对 GnRH 的反应。

（7）对代谢的影响：雄激素能引起氮的潴留，可促进蛋白质合成，从而增强体质。此外雄激素还可以导致钠、钙、磷和水液的潴留，其作用仅次于肾上腺皮质激素。钠与水液的过分潴留能造成水肿，钙与磷的潴留可增加骨质的合成，促进骨骼的增长和成熟。

6. 催乳素的生理功能

（1）PRL 对人体内分泌系统起着重要作用，主要会影响性腺的功能。小剂量的 PRL 对女性卵巢雌激素、孕激素的合成起到促进作用，正常水平的 PRL 对维持黄体功能是必需的。然而，大量的 PRL 分泌则对性腺有负面影响。一般情况下，对于非泌乳期的女性，高 PRL 水平会干扰性腺的功能。若 PRL 水平过高时，下丘脑会减弱 LH 的脉冲性分泌，抑制雌激素对下丘脑的正反馈作用，从而阻碍排卵前 LH 高峰的发生，影响排卵；同时高 PRL 能抑制颗粒细胞合成孕酮，使孕酮分泌减少，出现性功能障碍、溢乳、闭经与不育等症状。

（2）PRL 具有促使乳腺分泌乳汁的作用。PRL 是促使乳腺小泡系统成熟与生成乳汁的重要激素，孕中期 PRL 逐渐升高，孕末期达到高峰，为产后母乳喂养做好准备。正常情况下，哺乳期的妇女大量分泌 PRL，促使乳腺分泌乳汁。

7. 抗苗勒管激素的生理功能

月经周期中，AMH 能够抑制卵泡的募集（包括起始募集和循环募集），并降低卵泡对 FSH 的敏感性，从而抑制优势卵泡的形成，防止原始卵泡池的过快消耗。缺乏 AMH 则始基卵泡募集和卵泡发育加快，从而加速卵泡池的耗竭。因此，血液中 AMH 水平能反映卵泡池的大小，即卵泡数量，是预测卵巢储备功能的一个可靠指标，可用于卵巢年龄的评价，而且被证实为目前最有潜力的、能在早期准确反映女性生殖能力的血清学指标，同时也是女性绝经时间的一个非常有价值的预测因子。AMH 在多囊卵巢综合征患者中的水平明显升高，可用来辅助诊断。同时，在辅助生殖中，AMH 也可作为卵巢反应性及卵巢过度刺激综合征（OHSS）的预测指标之一。此外，AMH 仅由卵泡颗粒细胞分泌，因此它是颗粒细胞肿瘤非常有用的标记物。

五、月经与子宫内膜的关系

月经来潮是子宫内膜脱落的过程。子宫内膜是淡红色的线样组织，靠近子宫肌层的部分称为基底层，无周期性变化。在基底层上面较厚的部分称为功能层，约占子宫内膜厚度的 80%，受卵巢所分泌激素的影响，会发生周期性变化，有脱落及再生的功能，故又称为生发层，它是子宫内膜的主要组成部分。根据组织结构的不同，功能层又可分为致密层与海绵层。致密层位于表面，较薄，腺体少，以间质细胞为主；海绵层较厚，内有大量腺体、血管和淋巴管。

　　子宫内膜的周期性变化，即从月经来潮的第 1 天起到下次月经来潮为一个月经周期，以 28 天计算。育龄期正常女性在月经期的变化可分为以下几个阶段（见图 2）。

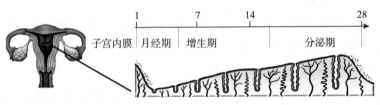

图 2　子宫内膜的周期性变化

1. 月经期

　　月经期约在月经周期的第 1 ～ 4 天来临。子宫内膜呈碎片状脱落、出血，出血以螺旋小动脉出血为主。功能层渐至全部脱落，在基底层表面的子宫内膜仅留下腺管及血管的断端。受卵巢所分泌激素的影响，这些腺管及血管进行修复、再生，进而进入增生期。

2. 增生期

　　增生期又称为增殖期，约在月经周期的第 5 ～ 14 天来临。这个时期子宫内膜主要受雌激素的影响发生变化。为阐述方便，增生期又可划分为早期、晚期。增生早期（月经周期的第 5 ～ 9 天）月经刚结束，子宫内膜中的腺体在基底层表面残留腺管的基础上增生、修复。由于月经来潮时子宫内膜脱落，此时子宫内膜很薄，约 1 ～ 2mm，腺体散在、稀疏，腺管管腔细小而直；子宫内膜的间质很致密，间质中有毛细血管，小动脉较直；增生晚期（月经周期的第 10 ～ 14 天）的子宫内膜比增生早期厚，可达 5 ～ 6mm，子宫内膜中的腺体数目增多，腺管管腔变宽而弯曲；子宫内膜中的间质增多，组织水肿，小动脉延长，可形成螺旋状。

在雌激素的作用下，子宫内膜间质细胞于增生期能产生 AMFS，其性状黏稠，对增生变厚的子宫内膜起到支架作用。子宫内膜还存在有雌激素受体（ER）与孕激素受体（PR），ER 在月经周期的第 8 ～ 16 天水平最高。

3. 分泌期

分泌期在月经周期的第 15 ～ 25 天来临。此时期的子宫内膜在雌激素、孕激素的影响下发生一系列的变化，根据其变化特点又可分为分泌早期、分泌晚期。

分泌早期是月经周期的第 15 ～ 19 天，约在排卵后的第 1 ～ 5 天来临。子宫内膜在增生的基础上继续增厚，腺体继续增多，并进一步弯曲、增大，腺体上皮细胞基底部出现含糖原空泡，并将细胞核向上推移，这是分泌早期的镜检特点。子宫内膜间质中的螺旋小动脉生长更迅速，可进一步弯曲螺旋。

分泌晚期是月经周期的第 20 ～ 25 天，约在排卵后的第 6 ～ 11 天。此时子宫内膜继续增厚，可达 8 ～ 9mm，子宫内膜腺体进一步弯曲、增大，在近经前期可达高峰，具有活跃的分泌活动，细胞浆内有很多分泌颗粒。子宫内膜中间质疏松、水肿，小动脉更进一步弯曲螺旋，血管壁更加增厚，因此子宫内膜呈锯齿状。这种疏松的子宫内膜内含有丰富的营养物质及微量元素，为受精卵的种植和发育创造了良好条件。

分泌期的子宫内膜中有 ER 和 PR，PR 在月经周期的第 18 天到达高峰。子宫内膜中还有 AMFS、溶酶体，在分泌期孕激素的作用下溶酶体发育，活性增强，还间接产生大量前列腺素，据报道排卵后的前列腺素约是增生早期的 6 倍。

4. 经前期

经前期在月经周期的第 26～28 天来临，此时期为卵泡发育过程中的黄体功能全盛期。子宫内膜柔软呈丝绒样，厚度可达 10mm，有时与早期蜕膜相似。这时如果没有妊娠，由于黄体的退化，雌激素与孕激素的分泌迅速减少，子宫内膜得不到雌、孕激素的支持，腺体及腺上皮细胞变性缩小，间质水肿渐渐消失，逐渐变得致密。子宫内膜厚度逐渐变薄，可减少 1/3 左右。此时螺旋小动脉受压，血流受阻、变慢，血液内释放一种血管收缩物质，使血管出现痉挛性收缩，尤以月经来潮前 24 小时内更为明显。这时由于机体血供不足，容易发生组织缺血坏死。加之因血管通透性的改变，血管放松扩张、破裂出血，子宫内膜海绵层可见有小的血肿，这时就进入月经期。通过电镜研究观察发现，子宫内膜中存在的 AMFS，起着聚合凝胶作用。子宫内膜细胞中有溶酶体，含有多种水解酶，溶酶体膜破裂释放出酶，促使细胞磷脂转变为前列腺素。在月经前期雌、孕激素水平下降，可促使溶酶体膜的通透性增加，释放的水解酶增多，活性增加，然后分解 AMFS，使之聚合凝胶作用减弱乃至丧失，并使细胞分离，子宫内膜脱落。

六、月经与排卵的关系

卵巢内发生卵泡发育、排卵、黄体形成及退化 3 个阶段的变化，历时约 1 个月，这个阶段称为卵巢周期。卵巢分泌的雌、孕

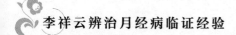

激素会引起子宫内膜增殖、分泌及脱落出血 3 个阶段的变化，这种变化也是历时 1 个月，与月经周期相吻合。所以，卵巢周期与月经周期的生理改变是相互平行的，月经周期会受卵巢分泌的性激素所调控。排卵发生在月经周期的第 14 ～ 15 天左右，或下次月经前 14 天左右，而月经的发生是前一个周期卵巢排出的卵细胞未受精的结果。若卵细胞受精，则子宫内膜承担营养早期胚胎的功能。这时子宫内膜非但不会脱落出血，而且会进一步增厚肥大，转变为蜕膜及胎盘的一部分。了解月经与排卵、受孕之间的因果、时间关系，就能根据需要选择性行为的时间，以便于妊娠或避孕（见图 3）。

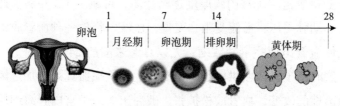

图 3　月经周期的卵泡变化

七、月经周期与基础体温的关系

在月经失调内分泌门诊或不孕门诊，医生经常要求患者测量基础体温。基础体温指当人体于睡眠 6 ～ 8 小时后醒来，未进行任何活动（包括谈话、大小便、吸烟、进食等），立即以水银体温计（口表）测量所得到的体温（BBT）。正常育龄妇女经期后的体温都在 36.5℃以下，排卵日可能更低或不低。排卵后，由于黄体分泌的孕激素作用于大脑内体温中枢，体温可升高0.3 ～ 0.5℃；直至下次月经来潮时，由于孕激素水平降低，体温又会下降。在连续每日体温测定后，将记录的数值画在坐标纸上，即得到体温曲线图（见图4）。正常育龄妇女在排卵前体温低，排卵后体温高，所以称为双相型。如果所得曲线只有微小的波动，即呈单相型，提示该患者缺乏孕激素影响及黄体功能活动，无排卵现象。基础体温测定具有简便易行、无创伤、廉价等特点，可由患者长期坚持记录，是医生了解患者有无排卵的常用方法。不仅如此，基础体温测定还能指导选择性交日期，以帮助妊娠。根据曲线高温期的长度，还能诊断早孕。

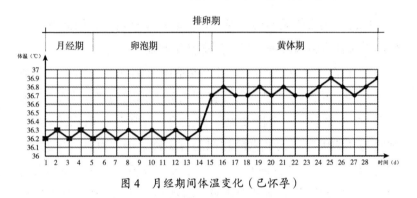

图4　月经期间体温变化（已怀孕）

由于体温受感冒、饮酒、迟睡、失眠等多种情况的影响，因此应将特殊情况在记录表的备注项内写明，如有阴道出血、性生活、下腹隐痛、白带突增或服药、检查等情况时亦应注明，以备参考。做好测定的关键是养成测体温习惯，每晚临睡前可将体温表的水银柱挥低，放在床边桌上，次日清晨一醒来即将体温表置于舌下，闭紧口唇5分钟即可读数。测量时应注意勿以牙齿咬住口表，避免在睡意蒙眬时将口表咬碎。

中医关于月经的理论

一、中医对生殖器官的称谓

中医认为女性具有经、孕、产、乳的生理特点，因此赋予女性的生殖器官特殊称谓，以区别男性生殖器官。

女性子宫在中医不同时期的古籍中有不同的名称。如《神农本草经》称之为"子宫"，《黄帝内经》称之为"女子胞""胞中""奇恒之府"，《金匮要略》称之为"子脏"，《诸病源候论》称之为"胞脏"，《太平惠民和剂局方》称之为"血脏"，《医骼》称之为"血室"，此外还有"胞""子处"等不同名称。而在古籍中，以"胞宫"的名字最为普遍，胞宫的主要生理功能是产生月经，孕育胎儿。胞宫在分娩时可收缩，使胎儿及其附属物娩出，这说明胞宫具有五脏"藏精气而不泻"与六腑"传化物而不藏"的双重功能，也符合中医"奇恒之府"的观点。

关于其他名词，"子门"即子宫之门，相当于现代医学概念的子宫颈口。"子道""阴道""地道""阴中"指的是阴道，"阴门""产门"指的是阴道口。外阴则被称为"阴户"，意为外阴的门户，又称"玉门"。位于耻骨联合（交骨）处的阴阜被称为"毛际"，因其附有阴毛。

根据现代医学所介绍的女性内、外生殖器官，还有大阴唇、小阴唇、前庭大腺、处女膜、卵巢等名称，而中医所用的解剖名称较为笼统，与目前临床所用解剖名称有的相同，有的不同，故不能完全对应。

二、中医对月经现象的认识

（一）月有盈亏，潮有朝夕，月水有期，经常不变

明代医学家李时珍在《本草纲目》中提道："女子，阴类也，以血为主，其血上应太阴，下应海潮。月有盈亏，潮有朝夕，月事一月一行，与之相符，故谓之月水、月信、月经。经者常也，有常轨也。"吴崑在《医方考》中提道："月，天之阴也，以月为盈，以月为亏，故女子之血，亦以三十日而一下也，血之下也，同于月。"

中医理论遵循"天人相应"的规律，应用"取象比类"的思维方法，发现女性生理周期的节律与月象相对应，女性胞宫周期性的出血也与月之周期一致，每月一行，因此将这种现象称为"月事"。

历代医家及著作对月经现象有着不同的称谓，如《黄帝内经》称之为"月事"，《伤寒论》称之为"经水"。《伤寒论》云："妇人中风，发热恶寒，经水适来，得之七八日，热除而脉迟身凉，胸胁下满，如结胸状，谵语者，此为热入血室也，当刺期门，随其实而泻之。"晋代医学家王叔和在《脉经》中将其始称为"月经"，"经"强调经常不变的规律性。后世医家还有诸如"月信""月水""月候"等称谓。"月事"为隐晦之辞，"月信""月候"强调其信征，每月如期。

《素问·八正神明论》曰："月始生，则血气始精，卫气始行；月郭满，则血气实，肌肉坚；月郭空，则肌肉减，经络虚，

卫气去，形独居，是以因天时而调血气也。"提示月相变化引起人体气血盛衰变化，从而导致月事经水的出现，这成为了月经周期性表现的客观基础。人体气血、卫气之运行均随月之盈亏而有周期性的变化，女子属阴，以血为本，气血应月。月亮盈亏变化影响海水潮落周期，亦影响女性气血变化。故月事和月相变化与海水潮期规律一致，

（二）两精相搏，合而成形，天一癸水，源于肾中

《素问·上古天真论》曰："二七而天癸至，任脉通，太冲脉盛，月事以时下，故有子……七七，任脉虚，太冲脉衰少，天癸竭，地道不通。"又曰："二八，肾气盛，天癸至，精气溢泻……八八，天癸竭，精少，肾脏衰，形体皆极，则齿发去。"

"天癸"一词，"天"代表人的先天，蕴含生生不息、策动万物的特性，为创生万物的根源。"癸"在十天干最后一位，属水。"天癸"即指来源于父母、先天所获之"水"。天癸先天即有，与生俱来，具有生生之机，是推动人体生长发育和生殖活动的一种物质。同时天癸属阴属水，是人体的体液之一。《景岳全书·阴阳》明确指出："元阴者，即元形之水，以长为立，天癸是也，强弱系之，故亦曰元精，所谓无形之水。"

1. 天癸的特征

（1）与生俱来：《医宗金鉴》云："天癸乃父母所赋，先天生身之真气也。"《类经》亦云："太极动而生阳，静而生阴，阴阳二气，各有其精。所谓精者，天之一、地之六也；天以一生水，地以六成之，而为五行之最先，故万物初生，其来皆水，如果核未实犹水也，胎卵未成犹水也，即凡人之有生，以及昆虫草木无不皆然。《易》曰：男女构精，万物化生。此之谓也。"

（2）呈现生殖特征：天癸在一定年龄时期出现，可以促进人体生长发育和生殖，是男女皆有的一种阴精。它源于先天肾气，又赖后天水谷精气以滋养，逐渐发展成熟而存在于体内，随肾气虚衰而竭止，故天癸与女性的月经和生殖能力相始终。这些特征性的作用让我们联系到现代医学所说的性激素。它们产生时间相似，功能相同，所谓"肾气盛则天癸至"，符合现代医学所说的卵巢发育过程。之后卵细胞开始生长，分泌卵巢激素，在卵巢性激素的作用下人体产生排卵、月经及生殖功能。而"肾气衰则天癸竭"类似卵巢功能衰退，生殖器官将失去卵巢激素的支持而逐渐萎缩。因此天癸的物质性可以体现在生殖器官发育成熟和功能衰减的过程中，与雌激素、孕激素、Gn 等激素有关，但也不能机械地认为天癸的作用就是上述物质的总和。

2. 天癸受先天、后天的双重影响

《医宗金鉴·妇科心法要诀》云："先天天癸始父母，后天精血水谷生。"天癸源于先天肾精，受后天水谷精微的滋养，方可发育成熟。人体发育到一定时期，肾气旺盛，肾中真阴不断得到水谷精微的充实，天癸逐渐成熟。肾为先天之本，元气之根，藏精，其所藏之精包括"先天之精"和"后天之精"。先天之精是秉承于父母的生殖之精，与生俱来，也是构成胚胎发育的原始物质，并且藏之于肾；后天之精是通过脾胃运化功能产生的水谷精气。先天之精必须得到后天之精的不断培育和濡养，才能形成完整的天癸，发挥其生理功能。天癸在肾气盛的前提下，到特定的年龄阶段才能发挥作用，它是肾中所藏精的一种，受肾气盛衰的直接影响，故天癸与肾的关系十分密切。

天癸的"至""竭"由肾气盛衰所主导，但其在后天的发育仍有赖于水谷精微（即后天之精）的滋养，得养者才能如期而至，如期而竭。失养者大多后期而至，先期而竭。这是因为肾气的盛衰也取决于气血盈亏的程度，水谷精微为基础物质，脾胃为气血生化之源，因而脾胃系统的功能状态对天癸的"至""竭"也有着重大影响。

3. 冲任二脉，储藏经血，满溢行经

《医宗金鉴·妇科心法要诀》云："女子二七天癸至，任通冲盛月事行。"《血证论》亦云："故行经也，必天癸之水至胞中，而后冲任之血应之，亦至胞中，于是月事乃下。"

"冲""任"二词最早见于《黄帝内经》。《素问·骨空论》云："冲脉者，起于气街，并少阴之经，挟脐上行，至胸中而散。"《素问·举痛论》云："寒气客于冲脉，冲脉起于关元，随腹直上，寒气客则脉不通，脉不通则气因之，故喘动应手矣。"天癸对人体生长、发育及生殖机能的影响主要是通过冲、任二脉来发挥作用的。

（1）冲脉："冲"为冲要的意思。冲脉循行于人体的冲要部位，总领诸经气血，是经脉气血正常运行之关键。冲脉起于胞中，下出会阴，分前、后、下三支循行。前行之脉，出会阴，过阴器，出于气街（即气冲穴），横行至中极、关元二穴，与任脉会合后，向外旁开前正中线五分，并入足少阴肾经上行，穿过横膈，至咽喉，环绕口唇。后行之脉，过会阴，绕肛门，并于脊里，通于督脉，沿脊柱上行。下行之脉，从气街穴下行，沿股内侧，至足大趾。冲主经水，经水源于血，而血又为脾胃所化生，故古人认为"冲脉隶于阳明"，为"十二经之海"，亦称"血海"。《景岳全书·妇人规》中说："经本阴血，何脏无之？惟脏腑之血，皆归冲脉，而冲为五脏六腑之血海，故经言太冲脉盛，则月事以时下，此可见冲脉为月经之本也。"

（2）任脉："任"有妊养和担任的意思。任脉总任人体之阴经，主胞胎，有妊育胎儿的作用。任脉起于胞中，与肝、脾、肾三经相交会，主一身之阴，凡精、血、津液为任脉总司。任脉下出会阴，过阴器，上毛际，沿腹部正中线上行，至咽喉，上行至承浆穴，绕过口唇，分左右两支上行，循经面部，上至眼下，为"阴脉之海"。

冲任二脉同出于胞中（内生殖器），过宗筋（外生殖器），内属于肾，外则循行于躯体之间，与乳房、喉结、唇、口等位置相连属。天癸产生以后，冲任二脉渐次充盛，内外生殖器及女子乳房、男子喉结等方面开始呈现特异性变化，并使人体有了生育能力。天癸功能正常，脏腑、气血、经络三方面的功能也正常，才能使月经按期来潮。

《临证指南·调经》批注云："经带之疾，全属冲任。"月经病是女性整体疾病在生殖系统的具体反应，但各种病因、病机必须影响到冲任二脉后方可发病。因此，月经病的产生与冲任功能的失调关系非常密切。冲任失调形成的月经病，有脏腑、气血和经络的病变而影响冲任机能，也有各种致病因素直接使冲任损伤，转而影响脏腑、气血和其他经络而发病。

4. 胞宫涵养，藏泻有时，经孕出焉

张介宾《类经·藏象类·奇恒脏腑藏泻不同》云："女子之胞，子宫是也。亦以出纳精气而成胎孕者为奇。"

（1）奇恒之腑，形如合钵，定期藏泻：胞宫一词源流已久，《神农本草经》别称"子宫"，《素问》有"女子胞"之谓，《伤寒论》又名"子脏"及"血室"。"女子胞"一词出自《黄帝内经》，属奇恒之腑之一。《素问·五脏别论》中说："脑、髓、骨、脉、胆、女子胞，此六者，地气所生也，皆藏于阴而象于地，故藏而不泻，名曰奇恒之腑。"明代张介宾《景岳全书·妇人规·子嗣类·辨古》中引朱丹溪之言云："阴阳交媾，胎孕乃凝，所藏之处，名曰子宫，一系在下，上有两岐，中分为二，形如合钵，一达于左，一达于右。"明确指出子宫是一个倒置的三角形，一系向下（宫颈），其上角左右各有一组织（输卵管）向两侧延伸，即"上有两岐"。宫体是中空的，故曰"形如合钵"。

胞宫平时主藏，藏经血，故有血室之称；行经期主泻，按时排泄月经。孕育胎儿时，一方面汇聚阴血以养胎，主藏；当胎儿分娩时胞宫收缩，顺利排出胎儿和恶露等物质，主泻。前人因其有"藏"的功能，类似五脏，因其有"泻"的功能，类似六腑，似脏非脏，似腑非腑，故归属于"奇恒之府"。

唐宗海在《血证论·男女异同论》中说："女子胞中之血，每月换一次，除旧生新。"在正常情况下，女子二七以后，若阴阳交合，便可成孕。若女子已过二七，女子胞也已准备受孕，却未得种子，冲任二脉充盈于女子胞之气血就化为经水，按月排出体外。待经水排尽后，冲任二脉之气血又重新充注女子胞，继续为受孕做准备。

（2）冲任胞脉，脏腑心肾，经水相连：胞中为冲脉、任脉所起之处，后世因以女子胞专属女子，男子则以精室应之。《素问·五音五味》云："冲脉任脉皆起于胞中，上循背里为经络之海。"《类经》曰："中极，任脉穴名，在曲骨上一寸，中极之下，即胞宫之所。"张介宾注云："少腹，小腹也，胞宫之所居。"任脉起于中极之下，督脉起于少腹以下骨中央，俱源于胞宫。张景岳在《类经》中说："冲任为经络之海，其起脉之处，则在胞中而上行于背里。所谓胞者，子宫是也，此男女藏精之所，皆得称为子宫；惟女子于此受孕，因名曰胞。"

连属于胞宫的脉络，称为胞脉、胞络。《素问·评热病论》云："胞脉者，属心而络于胞中。"又云："月事不来者，胞脉闭也。"《素问·奇病论》云："胞络者，系于肾。"这些论述都说明了胞脉、胞络是联络脏腑、通行气血的经络，与月经的藏泻相关。唐宗海在《本草问答》亦指出："盖血生于后天，属任脉，下交胞宫。"又云："气生于先天，属肾脉，下交胞宫，合血变精达于冲任二脉。"三脉为气血运行之通道，胞宫为气血出入变化之地，三脉为病，则"不孕，癃痔，遗溺，嗌干"。

三、中医对月经周期阴阳五行属性的认识

（一）阴阳转化

《易传·系辞》云："一阴一阳之谓道。"《素问·阴阳应象大论》云："阴阳者，天地之道也，万物之纲纪，变化之父母，生杀之本始，神明之府也。"

阴阳学说是中国古代朴素唯物主义辩证法思想，它认为世间万物是一个物质性的统一整体，分为阴和阳相互对立的两部分，这两部分又是相互统一、相互依存的。阴阳学说认为：自然界任何事物或现象都包含着既相互对立、又互根互用的阴阳两个方面。阴阳是对相关事物或现象的相对属性或同一事物内部对立双方属性的概括。阴阳之间的对立制约、互根互用并不是处于静止和不变的状态，而是始终处于不断的运动变化之中。

1. 阴阳特性归类

凡属于相关的事物或现象，都可以用阴阳对其各自属性加以概括分析（见表1）。各种事物或现象的阴阳属性不是一成不变的，在一定条件下可相互转化。阴阳之中可再分阴阳。如：以天

而言，昼为阳，夜为阴。白昼又可再分，上午为阳中之阳，下午
为阳中之阴；黑夜亦可再分，前半夜为阴中之阴，后半夜为阴中
之阳。

表1　阴阳属性归类

阳	运动	外向	上升	温热	明亮	推进	温煦	兴奋
阴	静止	内守	下降	寒冷	晦暗	凝聚	滋润	抑制

《素问·宝命全形论》云："人生有形，不离阴阳。"正常的生
理活动，是人体内的"阳气"和"阴精"保持协调的结果。《素
问·生气通天论》中说："阴平阳秘，精神乃治；阴阳离决，精气
乃绝。"

2. 经水应月，盈亏涨落，气血盛衰，划分阴阳

《景岳全书》云："月属阴，水之精也，故潮汐之消长应月，
人之形体属阴，血脉属水，故其虚实浮沉，亦应于月。"现代科
学研究证实，月球引力、月球磁场和月光强弱会对地球上的生物
体产生相应的影响，这与中医学中"天人合一"的理论相呼应。
古代中医观察到人体气血活动与天时变化密切相关，联系到海水
受月球的影响而有涨有落，提出人体的气血活动亦随月象变化而
形成有规律的盛衰变化。

《素问·八正神明论》云："天温日明，则人血淖液而卫气
浮，故血易泻，气易行；天寒日阴，则人血凝泣而卫气沉。月始
生，则血气始精，卫气始行；月郭满，则血气实，肌肉坚；月
郭空，则肌肉减，经络虚，卫气去，形独居。"《灵枢·岁露》亦
云："人与天地相参也，与日月相应也。故月满则海水西盛，人
血气积，肌肉充，皮肤致，毛发坚，腠理郄，烟垢着。当是之
时，虽遇贼风，其入浅不深。至其月郭空，则海水东盛，人气血

虚，其卫气去，形独居，肌肉减，皮肤纵，腠理开，毛发残，腠理薄，烟垢落。当是之时，遇贼风，则其入深，其病人也卒暴。"

从阴阳转化角度来看，朔为阴，望为阳，月相由朔月始由缺渐盈，重阴转阳，至上弦月阳气渐长，阴气渐消，望月时重阳转阴，下弦月阴长阳消，月相的周期性变化就是阴阳消长的过程。《类经》云："女子经水按月而至，其盈虚消长应于月相。"这让我们重新审视人体气血的变化规律。

国外学者曾对 312 名妇女的月经情况进行研究，发现月经周期接近 1 个太阴月（29.5 天）的妇女和月经不调的妇女往往在每个月的朔月时期前后排卵。罗颂平对 120 例健康妇女的研究表明，行经期多发生在朔月附近。徐小林研究发现，行经高峰期位于望月前后，月经病好发于朔月前后。

3. 雌、孕激素的阴阳属性

现代医学研究发现，在女性生殖系统中起到重要作用的两种激素是雌、孕激素，而这两种激素对女性生殖系统靶器官（如外阴、阴道、子宫、输卵管和卵巢）的作用会表现出明显的阴阳属性。如雌激素可促使子宫发育、肌层增厚、血管增生，使子宫内膜呈增生性改变，宫颈分泌透明稀薄黏液并便于精子通过，又可使人体内水钠潴留，而且雌激素具有滋养和濡润的功能。从这个角度来看，雌激素属性为阴，类似于阴精、阴液的作用。

孕激素使子宫内膜出现分泌现象，宫颈黏液变得黏稠，使精子不易通过。同时孕激素有升高基础体温作用，能通过中枢神经系统使体温升高约 0.5℃，促使体内钠和水排出。从这个角度来看，孕激素属性为阳，对机体产生类似温化的作用。

4. 月经周期的阴阳属性

现代医学以卵巢周期为准，将月经划分为四期，即卵泡期、排卵期、黄体期、月经期。在月经周期不同阶段体内雌激素和孕激素均表现出周期性分泌现象。由于两种激素在体内水平的高低不同，会使人体出现特征性临床表现。结合中医阴阳学说之阴阳互根、消长的理论，可以将月经各期进行阴阳属性归类。月经期、卵泡期阳消阴长，至排卵期、黄体期阴消阳长，直至下一个月经期。阴阳序贯，如环无端，维持月经周期的正常循环。

月经期（月经第 1 ~ 4 天）：雌、孕激素水平开始快速下降，基础体温降低，血海由满而溢，血室正开，胞宫泻而不藏，经血下泄。此时期重阳必阴，发生阴阳转化。

卵泡期（月经第 5 ~ 13 天）：冲任、胞脉气血相对空虚，阴血不足。卵泡逐渐发育，优势卵泡出现，雌激素水平明显升高。此时期阳消阴长，胞宫藏而不泻。

排卵期（月经第 14 ~ 15 天）：卵泡增大，开始排卵，同时黄体形成，雌激素高峰出现。在肾中阳气的鼓动下，阴精化生阳气。此时期重阴必阳，出现氤氲之候。

黄体期（月经第 16 ~ 28 天）：孕激素水平升高，基础体温上升，阴精与阳气皆充盛，胞宫、胞脉气血满盈。此时期阴充阳长，以阳为主，逐渐达到重阳状态。

（二）五行归类

根据月经周期不同阶段的特征现象，可将月经周期按五行划分。

1. 月经期属金

金曰从革。月经来潮，胞宫发挥传化物而不藏的功能，泻有余之血，以通为顺，以降为和。基础体温下降，标志着新的月经周期开始，亦有除旧迎新之意，这符合金肃杀、变革的特性。同时，经水来潮自然停止，而不会崩漏淋漓，体现了金性收敛节制的特征。因此月经期宜通顺为和，忌气血阻滞、固涩。

2. 卵泡期属水

水曰润下。在月经后期阴血亏虚，人体不断储备水谷精微，化生气血，充盈经脉，濡润脏腑。胞宫得养，雌激素水平升高，子宫内膜渐渐增厚，胞宫趋于饱满，阴道分泌物增加，此时藏而不泄，符合水的滋润特性。因此卵泡期宜滋阴养血，忌耗血伤精之举。

3. 排卵期属木

木曰曲直。排卵期是受孕时期，也是生命的诞生时期。《白虎通·嫁娶》引《易》说："天地氤氲，万物化淳。"意思是说天地由湿热的混沌之气演化而成，然后天气下降，地气上升，二气相交则有万物的化生，故排卵期又称为"氤氲"之时。这个时期是重阴必阳的转化时间，阴阳二气在此时交汇融合，呈亦阴亦阳的状态，符合肝脏体阴而用阳的特点。此外肝脏藏血而疏泄，变化无穷，生机勃勃，伴随着排卵和黄体形成，机体升发气血，由阴至阳进行转换。木气疏泄与情绪密切相关，因此宜保持良好的心情。

4. 黄体期属火

火曰炎上。黄体期由于孕激素升高，带动基础体温上升，人体出现高温相，各项机能处于旺盛阶段，符合火的特征。因此黄体期宜保暖，忌寒凉，应补益气血，鼓动血脉。受寒则有碍气血运行，胞脉闭阻，月经不能按时来潮。

5. 土载四行

土爱稼穑。月经周期各个阶段都不能忽视固护脾胃的中土功能，后天之本乃是气血生化之源，而月经以血为用，故各个月经时期均离不开水谷精微的资助。中土健运，水谷精微生生不息。

四、月经病

月经是一种正常的生理过程，也不会影响生活和工作。如果每次月经时都会出现较为严重的不适感，如乳胀、发热、头痛、身痛、泄泻、浮肿等，则是病理现象。月经病是指月经周期、经期、经量、经色、经质的异常改变，或有月经的非生理性停闭，或伴随月经周期及经断前后所出现有关症状，如月经先期、月经后期、闭经、痛经、崩漏、经前期综合征、绝经前后诸证等。

中医文献中还记载有一些特殊现象。女性每2个月行经1次而能孕育者，称为"并月"；每3个月行经1次者而能孕育者，称为"季经"，又称"居经"；每1年行经1次而能孕育者，称为"避年"；每到夏天即月经停闭不行而能孕育者，称为"歇夏"；终身不行经而能孕育者，称为"暗经"；女性月经至49岁左右自然终止，称为"绝经"。这些特殊的现象均不按月经病论处。

李祥云月经病临证经验

一、治疗思路及用药风格

（一）四诊详尽，辨证辨病，着重虚实

月经病范围广，分型多，应根据月经的期、量、色、质及伴随的症状，结合舌苔、脉象，精准辨证，要注意分辨月经病的寒热虚实。

一般来说，月经提前，经量过多，经色偏深，质地稠厚，伴口干便干者，多属热；月经后期，经量过少，经色紫黯，质地稍稠，伴形寒肢冷者，属寒；月经或前或后，经量或多或少，经色淡、质稀伴短气乏力者，属虚；月经过期或先后不定期，经色黯红夹有血块，经行不畅，伴口唇紫绀者，属实。根据寒热虚实，再从中辨别属于何型，选方用药并随证加减，每易取得疗效。

辨证与辨病、整体与局部相结合，着重改善人体全身的功能，又要注意调节冲任，纠正卵巢局部的功能紊乱，处理好脏腑与冲任的相互关系。功能性月经失调患者虽绝大多数有脏腑阴阳失调的病理基础，但不一定都有临床征象，有的甚至无其他明显症状，因此实验室检查为治疗提供了重要依据。检查数据的客观解读可以作为辨病与辨证结合、宏观辨证与微观辨证结合的切入点。

（二）紧扣经典，五脏用药，阶段差异

李祥云教授在治疗月经病时，应用《黄帝内经》及后世妇科经典著作所确立的基础理论，重视肝、脾、肾三脏在月经病的发生、发展中的重要作用，并在临证中分别调治。《素问·上古天真论》曰："女子七岁，肾气盛，齿更发长；二七而天癸至，任脉通，太冲脉盛，月事以时下。"《傅青主女科》曰："经水出诸肾。"月经病以补肾填精为要，常用方药有右归丸、左归丸等。补肾时还应注意阴阳互补，因为孤阴不生，独阳不长，只有使肾中阴平阳秘，才能精血俱旺，月经自调。除上述治疗外，补肾时还应注意先后天互补，肝肾同源，精血互补，共同达到填精生血的目的。

李祥云教授尊崇刘河间的观点。《素问·病机气宜保命集》曰："妇人童幼天癸未行之间，皆属少阴；天癸既行，皆从厥阴论之；天癸已绝，乃属太阴经也。"临床上根据年龄来用药：青春期重在补肾；育龄期肝肾同治，重在调肝；围绝经期脾肾兼顾，重在健脾。叶天士云："女子以肝为先天。"调肝以养肝疏肝为主，使肝疏泄条达为用。脾为后天之本，气血生化之源，脾气旺盛则运化水谷功能正常，后天水谷之精微更可充养天癸，使天癸成熟，更好地发挥作用。脾气宜升，故治疗上应以健脾升阳为主，使脾气充足，能生血统血。肾为先天之本，肾藏精，精血同源，精可化血。肾主宰天癸，只有肾气盛，才能天癸至，肾气盛才能任通冲盛，月经正常。

（三）中西结合，中药周期，顺势利导

李祥云教授调整月经周期时，应用现代中西医结合的一项创

新疗法——中药人工周期疗法。该疗法是根据中医学和现代医学对月经产生与月经失调机制的共同认识，以中医学辨证论治为基础，按"异病同治""同病异治""治病必求于本""月满无补，月生无泻"的原则，结合现代医学有关月经的内分泌周期调节理论，针对月经周期各个不同阶段的生理变化制定相应治则的一种治疗方法。其中以月经周期阴阳转化为主要依据，同时以内分泌活动的变化为参考，调整脏腑气血阴阳正常水平的动态平衡，以恢复肾－天癸－冲任－胞宫生殖轴（类似于下丘脑－垂体－卵巢轴）的功能，从而治疗因功能失调而致的各种月经病。

1. 经后期（卵泡发育期）

月经周期的第5～10天为经后期。此时期随着卵泡的发育，雌激素分泌逐渐增加，子宫内膜在相关内分泌激素的作用下完成子宫内膜的增生修复，为排卵做好准备。中医学认为，月经来潮后，精血耗伤，血海空虚，此时为阴血的恢复和滋长期。"经本于肾""经水出诸肾"。肾为经水之源，肾精为经水来潮的物质基础，肾中精气充实，血海渐盈，月经才能按时来潮。因此经后期应以填补阴精、滋养冲任为主，同时兼顾肾气，多采用经验方培元育卵汤加减，从而促使卵泡发育和子宫内膜增生，为经间期排卵创造良好的物质条件。

2. 经间期（排卵期）

月经周期的第14天左右为经间期。随着卵泡的发育成熟，雌激素分泌形成高峰，从而促使垂体分泌大量LH，引起成熟卵泡破裂、排卵。中医学认为，此时是肾之阴精发展到一定程度而转化为阳的时期，即阴阳交替、重阴转阳的阶段。此时可出现白带突增且质稀透明、少腹隐痛、性欲增强、基础体温由低转高等现象。掌握好本期的变化和治疗时机是中药人工周期疗法的关键，所以本期的调治重点是因势利导，在排卵前 3 天左右（约在月经周期的第 11～14 天）以温阳通络、行气活血为主法，可以促进排卵，多采用经验方活血顺经汤合助黄汤加减。

3. 经前期（黄体形成和退化期）

排卵后至下次月经来潮前为经前期，此时期是黄体成熟和退化阶段。成熟的卵泡破裂排卵后形成黄体，黄体细胞分泌大量的孕激素和雌激素，使子宫内膜由增生期进入分泌期，并继续增厚，分泌功能也逐渐旺盛，为受孕着床做好准备。中医学认为，此阶段阴充阳长，肾之阳气渐旺，胞宫温暖待孕。当经间期男女二精媾合成孕，则脏腑气血在肾阳作用下汇聚冲任，濡养胎元。反之，未孕则脏腑气血下注血海，月经应时来潮。排卵以后，基础体温上升，呈双相者可认为是阳长为主的依据。因此，此时期的治疗原则是务必恢复以阳为主的生理特点。但在以补阳为主治疗的同时，尚须配合"阴中求阳""血中补阳"等方法，使阴阳达到新的平衡，黄体发育良好，功能健全，多采用经验方补肾助黄汤加减。

4. 经行期（月经期）

月经的来潮，标志着新的月经周期的开始，此时期是由于体内性激素水平骤降，子宫内膜得不到性激素的支持，从而出血坏死，逐渐脱落，形成月经。中医学认为，此时期阳气至重，是重阳转阴的阶段。由于体内阳气日盛，血海按期满盈，在肾阳作用下，血液下泄排出而使经血来潮。之后新的月经周期来临，周而复始。经血能否顺利排出，关键在于是否"通"，旧血不去则新血不生，因此本期的治疗重点是通因通用，采用行气、活血、调经之法，以推动气血运行，胞宫排经得以通畅，多采用经验方活血顺经汤加减。

以上就是分期立法用药的一般原则，但临床上还须结合具体病情，适当配合其他法则灵活运用，审因治本，决不可拘泥于一方一法。

（四）调经养血，推崇四物，长于发挥

李祥云教授推崇应用《太平惠民和剂局方》四物汤的加减变方来治疗月经病。《医方集解》曰："当归甘温入心脾，能养营活血，为血中之气药，能通血滞，补血虚，生血为君；生地黄甘寒入心肾，滋血养阴为臣；芍药酸寒入肝脾，敛阴为佐；川芎辛温入手足厥阴，润肝燥而补肝阴，升清阳而开诸郁，通上下而行血中之气为使也。"而且方中四物搭配合理，动静结合，活血和营，能共奏补血调经之功。血为月经的主要成分，血的寒热虚实所致月经病均可以四物汤为基础方加减变化进行治疗，如血虚者用四物汤加人参、黄芪组成圣愈汤，或加四君子汤（党参、白术、茯苓、甘草）组成八珍汤；血瘀者加桃仁、红花组成桃红四物汤，或加益母草组成四物益母丸；血实热者加黄芩、黄连组成芩连四物汤；虚热者加地骨皮、牡丹皮组成地骨皮饮子；血寒者去生地黄加人参、肉桂、莪术、牛膝、牡丹皮、甘草组成温经汤，或加艾叶、吴茱萸、肉桂、香附、续断、黄芪组成艾附暖宫丸等。这样通过四物汤的加减变化，对于月经病的寒热虚实之证均可治疗。

（五）重视肾气，灵活滋补，常用龟鹿

青春期少女所出现的月经不调多因肾气未充，冲任不足，故治疗应采用补肾益冲之法。常用生地黄、熟地黄、菟丝子、山茱萸、怀山药、枸杞子。如果治疗收效不显，应加入血肉有情

之品，如龟甲、鹿角胶、紫河车等；如经行量多，可加海螵蛸、生茜草等。如此补肾益精，填补冲任，多能奏效。女性"二七"后，肾气渐充，天癸成熟，任脉通，冲脉盛，月事来潮。在女性的生理特点中，月经的周期性变化最为重要。李祥云教授在治疗月经病时，会根据月经周期用药。他认为行经期应顺经而下，宜行宜温，多用温经活血、行气止痛之法，常选用附子、桂枝、乌药、小茴香、桃仁、红花等，使经行通畅；卵泡期宜充养发育，补益因经行血下所致的气血不足，此时多用健脾、补肾、养血之法，常选用怀山药、黄精、石楠叶、淫羊藿、香附、鸡血藤等；在氤氲时（排卵期）宜补肾活血，促进排卵，常选用熟地黄、枸杞子、肉苁蓉、菟丝子、淫羊藿、鸡血藤、红花、肉桂、香附等；黄体期宜填补因卵子排出后的空虚，多填精补肾，健脾调经，常选用菟丝子、肉苁蓉、锁阳、淫羊藿、巴戟天、怀山药、鸡血藤等，并且根据不同的病情辨证施治，灵活用药，并且时刻要注意顾护肾气。除了注重月经各个不同时期的用药，同时还应强调经期重治标，以缓解其症状；经后重治本，通过恢复脏腑功能达到调整月经的目的，使月经周期、经期、经量、经色、经质恢复正常。

血肉有情之品是与草木无情之品相对而言的，主要指来源于动物及人体，具有滋补强壮、填精益血功能的中药，如龟甲、鹿角胶等。它们可以补助精、气、神三宝，填补人体之下元，达到调整阴阳、补益气血、补益冲任之目的。李祥云教授在滋补肾精过程中常辨证应用。

（六）标本缓急，重内外因，调经治本

治疗月经病时还要注意急则治其标，缓则治其本。首先纠正

紊乱的月经情况，再调整月经周期，即恢复排卵和增强黄体功能。如痛经剧烈时应先止痛以治标，待疼痛缓解后再辨证分型而治之；在出现症状时期，即月经失调标象阶段，应纠正月经紊乱，除个别特殊情况之外，一般治标与治本相结合。如崩漏下血，多"塞流"与"澄源"同用；血崩大出血时急当补气摄血，或回阳固脱，先用"塞流"法以治标；待出血减少或停止后，再"澄源""复旧"，辨证施治以调经治本。再如血虚闭经，只能缓治补血治本，切记不能速攻破血以通经，以免犯虚虚实实之弊。

月经病的发生是受多种因素所影响的，有内因、外因及不内外因。外因有外感六淫，即风、寒、暑、湿、燥、火，其中妇科病以寒、热（暑、火）、湿尤为重要。内伤有七情即喜、怒、忧、思、悲、恐、惊之内伤。不内外因有劳倦过度、饮食不节、房劳损伤，或先天肾气不足、跌仆外伤等，这些因素都可伤及气血、脏腑、经络而产生病变。所以调经当分清病因，辨明标本。经不调而后生诸病者，当先调经；因他病而后致经不调者，当先治他病。

（七）针灸并用，内外合治，不拘一法

李祥云教授治疗月经病不拘一法，除了内服中药外，他还善于结合药物外敷、灌肠、针灸、耳穴、理疗等多种方法。如采用中药保留灌肠法，将口服中药多煎150mL进行药液灌肠，并保留1小时，经期停用。此法用于治疗输卵管堵塞及子宫内膜异位症可以起到事半功倍的效果。中药灌肠旨在通过药液的温热效应，使药液被肠黏膜吸收，进入盆腔组织，药力直达病所。如此可提高局部病变组织的药物浓度，有利于药物的吸收和粘连组织的消散。子宫内膜异位症经中药灌肠治疗后，在加强消炎和改善内异灶粘连方面有显著效果。

中药外敷疗法是将加热好的中药药包（内有药渣）置于下腹部，通过药包的热蒸气作用，使局部的毛细血管扩张，加快血液循环，并利用其药效和温度达到清热利湿、化瘀通络的目的。

此外，在行经时可配合王不留行籽贴耳穴，多用内分泌、子宫、交感等，再加上针刺气海、关元、三阴交等穴位，止痛效果非常明显，有事半功倍之能。崩漏可以针刺冲脉、关元、中极、三阴交等穴位，以调整月经周期；耳穴可取子宫、内分泌、皮质下，用于各型崩漏的止血；还可用艾条灸隐白穴，治疗崩中出血。其他方面，如月经先期加太冲、太溪，月经后期加天枢、归来，月经先后不定期加肾俞、脾俞、足三里，均可针、灸并用。平日可自行调养，如推拿足三里、三阴交、隐白等穴，起到强身调经的作用；此外推拿三阴交、合谷可以治疗痛经，艾灸至阴可防止月经过多，艾灸关元、足三里可治月经过少，等等。

（八）自我保健，食疗验方，治病防病

李祥云教授在治疗疾病的同时经常告诫病人："管住嘴，迈开腿，勤锻炼，畅心扉。"对于月经病应当及时治疗，避免精神刺激，保持乐观情绪，正确看待疾病。如增强体质，重视锻炼，增加营养，注意食疗。身体虚弱、气血不足者，应多食用瘦肉、猪肝、鸡蛋、红枣、牛奶等。阴虚内热者，多食用黑木耳、百合、藕、梨等。脾胃虚弱、经行腹泻者，多食用山药、白扁豆、莲子、芡实等。痛经患者除了注意保暖、忌食生冷外，平时可以常饮当归生姜羊肉汤。月经过多的患者除了注意休息外，可以常服用阿胶瘦肉粥、艾叶煮鸡蛋等。此外注意冷暖气候变化，勿赤足，勿涉冷水，防寒邪侵袭致病。节制饮食，勿过食生冷及辛辣刺激、膏粱厚味之物，保护脾胃功能。注意经期卫生，适当休

息，劳逸结合。

二、治疗月经病经验药对

（一）滋补肝肾类

1. 血肉有情，补人三宝——龟甲、鹿角胶、紫河车

龟甲，味甘、咸，性寒，归肝、肾、心经，功能滋阴潜阳，益肾健骨，固经止血，养血补心，治疗阴虚内热、发育不良、崩漏、月经过多、心悸、失眠等。《本草通玄》云："龟甲咸平，肾经药也，大有补水制火之功，故能强筋骨，益心智，止咳嗽，截久疟，去瘀血，止新血。"

鹿角胶是雄鹿已骨化的鹿角经水煮熬，浓缩制成固体胶。呈黄棕色或红棕色，半透明，上部有黄白色泡沫层。鹿角胶入药历史有两千多年，始载于《神农本草经》中，古时称其为"鹿角仙胶"。鹿角胶具有滋补肝肾、填精止血的功效，可用于治疗虚劳羸弱、腰膝酸痛、夜梦遗精、崩漏带下等病症。

紫河车[①]，味甘、咸，性温，无毒，功能温肾补精，益气养血。《本草经解》云："气温，味甘咸，无毒。主血气羸瘦，妇人劳损，面皮黑，腹内诸病。渐瘦瘁者以五味和之，如法与食之，勿令知。紫河车气温，禀天春生之木气，入足厥阴肝经；味甘咸无毒，得地中北土水之味，入足太阴脾经、足少阴肾经。气味升多于降，阳也。脾者统血之脏，肾者藏气之经，肝者生生之脏，以生气血之经，甘咸益脾肾，气温畅肝气，所以主血气羸瘦也。"

龟甲配鹿角，二药为龟鹿二仙胶的主要组成，其功效为阴阳

---

① 在 2020 年版《中国药典》中，紫河车未被收录，此处仅作参考。

双补，可补前胸之任脉、后背之督脉，以及肾阴和肾阳。《历代名医良方注释》云："鹿角得龟甲，则不虑其浮越之过升，龟甲得鹿角，则不患其沉沦之不返。"中医认为精、气、神为人之三宝，精充、气足、神全为健康的根本。李祥云教授重视补肾，用此三味药为用药基础，形成鼎足之势，补人三宝。

常用剂量：龟甲 9～18g，鹿角胶 6～9g，紫河车粉 6～9g。

临床应用：李祥云教授针对多囊卵巢综合征、卵巢早衰等各种原因引起的卵泡发育不良、排卵异常、卵子质量不佳等，凡辨为肾精亏虚之证，可在辨证基础上使用此药对。

2. 补肾填精，根本用药——生地黄、熟地黄

生地黄功能清热凉血，养阴生津。《神农本草经》曰："主折跌绝筋，伤中。逐血痹，填骨髓。"《名医别录》云："主男子五劳七伤，女子伤中，胞漏下血。"《日华子本草》云："治惊悸劳劣，心肺损，吐血、鼻衄。妇人崩中血晕。助筋骨。"

熟地黄功能补血滋阴，益精填髓。《本草纲目》云："填骨髓，长肌肉，生津血，补五脏内伤不足，通血脉，利耳目，黑须发。"《珍珠囊》云："主补血气，滋肾水，益真阴。"《本草正》云："阴虚而神散者，非熟地黄之守，不足以聚之；阴虚而火升者，非熟地黄之重，不足以降之；阴虚而躁动，非熟地黄之静，不足以镇之；阴虚而刚急者，非熟地黄之甘，不足以缓之。"

生地黄偏重于清热养阴，熟地黄偏重于养血滋阴。生地黄无补之功，长于生津清热之效；而熟地黄具有补精益髓之功，是补血滋阴之要药。这是由于炮制后药物的性能和功效改变所致。两者配伍而用，可补肾、清热、滋阴。

常用剂量：均为 9～15g。

临床应用：二地黄为填补肾精的基础药对，月经后期常配伍使用，用以促进卵泡生长发育。若患者脾胃亏虚，不能耐受，常单独使用熟地黄。

3. 补肾温润，阴阳互根——石楠叶、黄精

石楠叶，味辛、苦，性平，有小毒，归肝、肾经，功能祛风湿，通经络，补肝肾，止痒。《神农本草经》云："养肾气，内伤阴衰，利筋骨皮毛。"《名医别录》云："疗脚弱，五脏邪气，除热。"

黄精，味甘，性平，归脾、肺、肾经，功能补脾润肺，生津止渴。《日华子本草》云："补五劳七伤，助筋骨，生肌，耐寒暑，益脾胃，润心肺。"《本草纲目》云："补诸虚……填精髓。"

石楠叶配伍黄精，一润一燥，补肾填精而不滋腻。

常用剂量：均为 9 ～ 12g。

临床应用：应用于排卵障碍及黄体功能不全，如月经后期、月经过少、闭经时，常伴有头晕、腰膝酸软、须发早白等症。

4. 肝肾同补，滋阴养血——女贞子、桑椹子、枸杞子

女贞子，味甘、苦，性凉，归肝、肾经，功能滋补肝肾，乌须明目。女贞子性偏寒凉，能补益肝肾之阴。《本草纲目》云："强阴，健腰膝，变白发，明目。"《本草备要》云："益肝肾，安五脏，强腰膝，明耳目，乌须发，补风虚，除百病。"

桑椹子，味甘、酸，性寒，归肝、肾经，功能滋阴补血，生津润燥。桑椹子补益肝肾之阴，兼能凉血退热。《新修本草》云："主消渴。"《滇南本草》云："益肾脏而固精，久服黑发明目。"《本草经疏》云："为凉血补血益阴之药。"

枸杞子，味甘，性平，归肝、肾经，功能滋补肝肾，益精明目。枸杞子能滋肝肾之阴，为平补肾精肝血之品。《本草经集注》云："补益精气，强盛阴道。"《药性论》云："补益精，诸不足，

易颜色，变白，明目……令人长寿。"《本草经疏》云："为肝肾真阴不足，劳乏内热补益之要药……故服食家为益精明目之上品。"

三者配伍，肝肾同补，滋阴补血，有助于月经后期的气血恢复。

常用剂量：均为9～12g。

临床应用：肝肾阴虚所致的月经过少、月经过多、闭经、崩漏等，或伴有目暗不明、视力减退、须发早白、眩晕耳鸣、失眠多梦、腰膝酸软、遗精、消渴及阴虚内热之潮热、心烦等病症。

5. 温肾助阳，滋养精血——肉苁蓉、锁阳

肉苁蓉，味甘、咸，性温，归肾、大肠经，功能补肾助阳，润肠通便。《神农本草经》云："主五劳七伤，补中，除茎中寒热痛，养五脏，强阴，益精气，多子，妇人，久服轻身。"《日华子本草》云："治男绝阳不兴，女绝阴不产，润五脏，长肌肉，暖腰膝，男子泄精，尿血，遗沥，带下阴痛。"《本草经疏》云："白酒煮烂顿食，治老人便燥闭结。"

锁阳，味甘，性温，归肝、肾、大肠经，功能补肾助阳，润肠通便。《本草衍义补遗》云："大补阴气，益精血，利大便。虚人大便燥结者。啖之可代苁蓉，煮粥弥佳；不燥结者勿用。"《本草从新》云："益精兴阳，润燥养筋，治痿弱。滑大肠。泄泻及阳易举而精不固者忌之。"

二者配伍，补肾阳而温润，使下焦暖而不燥。

常用剂量：均为9～12g。

临床应用：肾阳亏虚、精血不足之月经后期、月经过少，伴有少腹冷、腰膝酸痛、痿软无力。本组药对味甘能补，甘温助阳，质润滋养，咸以入肾，为补肾阳、益精血之良药。

6. 温补命门，助阳化气——胡芦巴、阳起石

胡芦巴，味苦，性温，归肾经，功能温肾助阳，散寒止痛。《嘉祐本草》云："主元脏虚冷气。得附子、硫黄，治肾虚冷，腹胁胀满，面色青黑，得苘香子、桃仁，治膀胱气甚效。"《本草纲目》云："治冷气疝瘕，寒湿脚气，益右肾，暖丹田。"又云："元阳不足，冷气潜伏，不能归元者宜之。"《本草求真》云："胡芦巴，苦温纯阳，亦能入肾补命门。"又云："功与仙茅、附子、硫黄恍惚相似，然其力则终逊于附子、硫黄，故补火仍须兼以附、硫、茴香、吴茱萸等药同投，方能有效。"

阳起石，味咸，性温，归肾经，功能温肾壮阳。《神农本草经》云："主崩中漏下，破子脏中血，癥瘕结气，寒热腹痛，阴痿不起，补不足。"《名医别录》云："疗男子茎头寒，阴下湿痒，去臭汗，消水肿。"《药性论》云："补肾气精乏，腰疼膝冷，湿痹，能暖女子子宫久冷，冷癥寒瘕，止月水不定。"

二者配伍补肾益精，有兴阳起痿之功。

常用剂量：均为 9～12g。

临床应用：治肾阳不足，包括命门火衰之排卵障碍，女性性功能低下，黄体不足之月经量少、闭经、崩中漏下等，常伴有腰膝酸痛，以及寒凝肝脉、气血凝滞之经行腹痛诸症。

7. 酸涩入肾，补精敛精——山茱萸、五味子

山茱萸味酸、涩，性微温，归肝、肾经，功能补益肝肾，收敛固涩。《神农本草经》云："主心下邪气，寒热，温中，逐寒湿痹，去三虫。"《药性论》云："止月水不定，补肾气，兴阳道，添精髓，疗耳鸣，止老人尿不节。"《汤液本草》云："滑则气脱，涩剂所以收之，山茱萸止小便利，秘精气，取其味酸涩以收滑之。"

五味子味酸、甘，性温，归肺、心、肾经，功能收敛固涩，

益气生津，补肾宁心。《神农本草经》云："主益气，咳逆上气，劳伤羸瘦，补不足，强阴，益男子精。"《本草备要》云："性温，五味俱全，酸咸为多，故专收敛肺气而滋肾水，益气生津，补虚明目，强阴涩精，退热敛汗，止呕住泻，宁嗽定喘，除烦渴。"《医林纂要》云："宁神，除烦渴，止吐衄，安梦寐。"

二者配伍，入于下焦，能补肝肾、固冲任以止血，收敛阳气以安神。

常用剂量：均为 6 ～ 9g。

临床应用：肝肾亏损、冲任不固之崩漏、月经过多者，或伴有腰膝酸软、头晕、耳鸣、心悸、失眠等症状。

（二）活血化瘀类

1. 养血活血，散瘀调经——当归、川芎

当归味甘、辛，性温，归肝、心、脾经，功能补血调经，活血止痛，润肠通便。《神农本草经》云："主咳逆上气，温疟寒热洗洗在皮肤中。妇人漏下绝子，诸恶疮疡，金疮。"《日华子本草》云："主治一切风，一切血，补一切劳，破恶血，养新血及主癥癖。"《医学启源》云："当归，气温味甘，能和血补血，尾破血，身和血。"《本草纲目》云："治头痛，心腹诸痛，润肠胃、筋骨、皮肤，治痈疽，排脓止痛，和血补血。"

川芎味辛，性温，归肝、胆、心包经，功能活血行气，祛风止痛。《神农本草经》云："主中风入脑头痛、寒痹，筋脉缓急，金疮，妇人血闭无子。"《本草汇言》云："上行头目，下调经水，中开郁结，血中气药。尝为当归所使，非第治血有功，而治气亦神验也……味辛性阳，气善走窜而无阴凝黏滞之态，虽入血分，又能去一切风，调一切气。"《本草新编》云："川芎……血闭者能

通，外感者能散，疗头风其神，止金疮疼痛。此药可君可臣，又可为佐使，但不可单用……倘单用一味以补血，则血动，反有散失之忧。若单用一味以止痛，则痛止，转有暴亡之虑。"

二者配伍可以养血活血，祛瘀调经。

常用剂量：当归 9～12g，川芎 6～9g。川芎性燥，走而不守，故李祥云教授用药剂量较轻。

临床应用：用于血虚、血瘀之月经不调、经闭、痛经等，为妇科活血化瘀基础用药。

2. 凉血活血，清血瘀热——丹参、牡丹皮

牡丹皮，味苦、甘，性微寒，归心、肝、肾经，功能清热凉血，活血祛瘀。《神农本草经》云："主寒热，中风瘛疭、痉、惊痫邪气，除癥坚，瘀血留舍肠胃，安五脏，疗痈疮。"《名医别录》云："下水，止烦渴，散颈下核，痈肿。"《本草纲目》云："滋阴降火，解斑毒，利咽喉，通小便血滞。"

丹参，味苦，微寒，归心、心包、肝经，功能活血调经，祛瘀止痛，凉血消痈，除烦安神。《日华子本草》云："养血定志，通理关节，治冷热劳，骨节烦痛，四肢不遂；排脓止痛，生肌长肉；破宿血，补新生血；安生胎，落死胎；止血崩带下，调妇人经脉不匀，血邪心烦；恶疮疥癣，瘿赘肿毒，丹毒；头痛、赤眼；热病犯闷。"《滇南本草》云："补心定志，安神宁心。治健忘怔忡，惊悸不寐。"《本草便读》云："丹参，功同四物，能祛瘀以生新，善疗风而散结，性平和而走血……味甘苦以调经，不过专通营分。丹参虽有参名，但补血之力不足，活血之力有余，为调理血分之首药。其所以疗风痹去结积者，亦血行风自灭，血行则积自行耳。"

丹参功擅活血祛瘀，性微寒而缓，能祛瘀生新而不伤正，善调经水，为妇科调经常用药。牡丹皮辛行苦泄，有活血祛瘀之功，二者合用祛瘀而无辛燥，清热而无留瘀。

常用剂量：均为 9 ～ 12g。

临床应用：治疗多囊卵巢综合征、子宫内膜异位症、慢性盆腔炎等疾病，凡瘀阻日久，化热凝结，引起痛经、崩漏、闭经等，均可辨证加减使用。

3. 清热活血，炎症要药——红藤、败酱草

红藤，味苦，性平，归大肠、肝经，功能清热解毒，活血，祛风，止痛。《本草图经》云："攻血，治血块。"《简易草药》云："治筋骨疼痛，追风，健腰膝，壮阳事。"

败酱草，味辛、苦，性微寒，归胃、大肠、肝经，功能清热解毒，消痈排脓，祛瘀止痛。《名医别录》云："除痈肿，浮肿，结热，风痹不足，产后疾痛。"《本草纲目》云："败酱，善排脓破血，故仲景治痈，及古方妇人科皆用之。"《本草正义》云："此草有陈腐气，故以败酱得名。能清热泄结，利水消肿，破瘀排脓。惟宜于实热之体。"

二药均可清热解毒，又可消痈排脓，且能活血止痛，辛散行滞，破血行瘀，有通经止痛之功。

常用剂量：均为 15 ～ 30g。

临床应用：可用于子宫内膜异位症、慢性盆腔炎，凡瘀血日久，化热凝结，引起痛经、崩漏等，患者热重于瘀，均可辨证加减使用。

4. 活血破血，消癥首选——三棱、莪术

三棱，味辛、苦，性平，归肝、脾经，功能破血行气，消积止痛。《日华子本草》云："治妇人血脉不调，心腹痛，落胎，消恶血，补劳，通月经，治气胀，消扑损瘀血，产后腹痛，血晕并宿血不下。"《本草经疏》云："三棱，从血药则治血，从气药则治气，老癖癥瘕积聚结块，未有不由血瘀、气结、食停所致，苦能泄而辛能散，甘能和而入脾，血属阴而有形，此所以能治一切凝结停滞有形之坚积也。"《医学衷中参西录》云："三棱气味俱淡，微有辛意；莪术味微苦，亦微有辛意，性皆微温，为化瘀血之要药。若细核二药之区别，化血之力三棱优于莪术，理气之力莪术优于三棱。"

莪术，味辛、苦，性温，归肝、脾经，功能破血行气，消积止痛。《日华子本草》云："治一切血气，开胃消食，通月经，消瘀血，止扑损痛，下血及内损恶血等。"《本草经疏》云："蓬莪术行气破血散结，是其功能之所长，若夫妇人小儿，气血两虚，脾胃素弱而无积滞者，用之反能损其真气，使食愈不消而脾胃益弱，即有血气凝结、饮食积滞，亦当与健脾开胃、补益元气药同用，乃无损耳。"《药品化义》云："蓬术味辛性烈，专攻气中之血，主破积消坚，去积聚癖块，经闭血瘀，扑损疼痛。与三棱功用颇同，亦忽过服。"

三棱常与莪术相须，辛散温通，既入血分，又入气分，能破血散瘀，消癥化积，行气止痛。

常用剂量：均为 9～12g。

临床应用：适用于气滞血瘀、日久而成的癥瘕积聚，以及气滞、血瘀、寒凝所致的诸般痛症。

5. 活血散积，散有形邪——水蛭、土鳖虫

水蛭，味咸、苦，性平，有小毒，归肝经，功能破血通经，逐瘀消癥。《神农本草经》云："主逐恶血，瘀血，月闭，破血逐瘀，无子，利水道。"《名医别录》云："堕胎。"《本草衍义》云："治折伤。"

土鳖虫，味苦，性微寒，有小毒，归肝经，功能破血逐瘀，散积消癥。《神农本草经》云："逐瘀血，破下血积，坚痞，癥瘕，寒热，通利血脉及九窍。"《名医别录》云："女子月水不通，积聚，除贼血在胸腹五脏者，及喉痹结塞。"《日华子本草》云："堕胎。"

水蛭常与土鳖虫配伍使用，活血化瘀之力强，长于消除癥块。

常用剂量：均为 9 ～ 12g。

临床应用：子宫内膜异位症、子宫腺肌症、盆腔炎、盆腔包块等，但凡引起痛经，多用本组药物治疗。

6. 活血止痛，消肿生肌——乳香、没药

乳香，味辛、苦，性温，归心、肝、脾经，功能活血行气，消肿止痛，生肌。《本草纲目》云："消痈疽诸毒，托里护心，活血定痛，治妇人难产，折伤。"又云："乳香香窜，能入心经，活血定痛，故为痈疽疮疡、心腹痛要药……产科诸方多用之，亦取其活血之功耳。"《本草汇言》云："乳香，活血祛风，舒筋止痛之药也……又跌仆斗打，折伤筋骨，又产后气血攻刺，心腹疼痛，恒用此，咸取其香辛走散，散血排脓，通气化滞为专功也。"

没药，味辛、苦，性平，归心、肝、脾经，功能活血止痛，消肿生肌。《医学入门》云："此药推陈出新，故能破宿血，消肿止痛，为疮家奇药也。"《本草纲目》云："散血消肿，定痛生肌。"又云："乳香活血，没药散血，皆能止痛消肿生肌，故二药每每相兼而用。"《医学衷中参西录》云："乳香、没药，二药并用，为宣通脏腑、流通经络之要药，故凡心胃胁腹、肢体关节诸疼痛皆能治之。又善治女子行经腹疼，产后瘀血作痛，月事不能时下。其通气活血之力，又善治风寒湿痹，周身麻木，四肢不遂及一切疮

疡肿疼，或其疮硬不疼。外用为粉以敷疮疡，能解毒消肿，生肌止痛。虽为开通之药，不至耗伤气血，诚良药也。"

二药均味苦，通泄入血，既能散瘀止痛，又能活血消痈，祛腐生肌。二药辛散走窜，味苦通泄，既入血分，又入气分，能行血中气滞，化瘀止痛；内能宣通脏腑气血，外能透达经络。

常用剂量：均为6g。

临床应用：常用于一切气滞血瘀之妇科痛证，多因经闭不畅、癥瘕积聚所致。如子宫内膜异位症、子宫腺肌症、盆腔炎等引起的痛经及盆腔包块亦可。

7. 活血调经，顺经下行——益母草、川牛膝

益母草，味辛、苦，性微寒，归心、肝、膀胱经，功能活血调经，利水消肿，清热解毒，为妇产科要药，故名益母。《本草纲目》云："活血，破血，调经，解毒。治胎漏难产，胎衣不下，血晕，血风，血痛，崩中漏下，尿血，泻血，疳，痢，痔疾，打扑内损瘀血，大便小便不通。"《本草正》云："益母草，性滑而利，善调女人胎产诸证，故有益母之号。然惟血热血滞及胎产艰涩者宜之。若血气素虚兼寒及滑陷不固者皆非所宜，不得以益母之名，谓夫人所必用也。盖用其滑利之性则可，求其补益之功则未也。"

川牛膝，味苦、甘、酸，性平，归肝、肾经，功能活血通经，补肝肾，强筋骨，利水通淋，引火（血）下行。《神农本草经》云："主寒湿痿痹，四肢拘挛，膝痛不可屈伸，逐血气，伤热火烂，堕胎。"《本草纲目》云："治久疟寒热，五淋尿血，茎中痛，下痢，喉痹，口疮，齿痛，痈肿恶疮，伤折。"又云："牛膝乃足厥阴、少阴之药，大抵得酒则能补肝肾，生用则能去恶血。"《医学衷中参西录》云："（牛膝）原为补益之品，而善引气血下

注，是以用药欲其下行者，恒以之为引经。故善治肾虚腰疼腿疼，或膝疼不能屈伸，或腿痿不能任地。兼治女子月经闭枯，催生下胎。又善治淋疼，通利小便，此皆其力善下行之效也。"

益母草苦泄辛散，主入血分，善于活血调经，祛瘀通经，配伍川牛膝活血祛瘀力增强，因川牛膝性善下行，长于活血通经，其活血祛瘀作用有疏利降泄之特点。

常用剂量：益母草 15 ～ 30g，川牛膝 9 ～ 12g。

临床应用：行经期常用药对，多用于月经闭阻、血瘀崩漏、经行腹痛等病症。

8. 清热活血，祛瘀生新——鬼箭羽、凌霄花

鬼箭羽，味苦，性寒，归肝经、脾经，功能行血通经，散瘀止痛。《神农本草经》云："主女子崩中下血，腹满汗出。"《名医别录》云："主中恶腹痛，去白虫，消皮肤风毒肿，令阴中解。"《药性论》云："破陈血，落胎。主中恶腰腹痛。"《唐本草》云："疗妇人血气。"《日华子本草》云："通月经，破癥结，止血崩、带下，杀腹脏虫，及产后血绞肚痛。"

凌霄花，味辛，性微寒，归肝、心包经，功能破瘀通经，凉血祛风。《神农本草经》云："主妇人产乳余疾，崩中，癥瘕，血闭，寒热羸瘦。"《本草纲目》云："行血分，能去血中伏火，故主产乳崩漏诸疾及血热生风之证也。"《本经逢源》云："凌霄花，癥瘕血闭，血气刺痛，疠风恶疮多用之，皆取其散恶血之功也。"

常用剂量：均为 9 ～ 12g。

临床应用：此二药为李祥云教授在治疗经行期疾病时的常用组合，功能活血化瘀，祛瘀止痛，改善经行不畅、经期延长、淋漓不尽的症状。

（三）清热类

1. 消抗祛痘，功效多面——金银花、生甘草

金银花，味甘，性寒，归肺、心、胃经，功能清热解毒，疏散风热。《本草拾遗》云："主热毒、血痢、水痢，浓煎服之。"《本草纲目》云："一切风湿气，及诸肿毒、痈疽疥癣、杨梅诸恶疮。散热解毒。"《本经逢原》云："金银花，解毒去脓，泻中有补，痈疽溃后之圣药。但气虚脓清，食少便泻者勿用。"

甘草，味甘，性平，归心、肺、脾、胃经，功能补脾益气，祛痰止咳，缓急止痛，清热解毒，调和诸药。《本草汇言》云："和中益气，补虚解毒之药也。"《本草正》云："味至甘，得中和之性，有调补之功，故毒药得之解其毒，刚药得之和其性……助参芪成气虚之功。"

常用剂量：金银花 9 ~ 12g，生甘草 3 ~ 6g。

临床应用：金银花配伍生甘草是李祥云教授常用药对，在治疗因免疫系统功能紊乱而出现致病性抗体阳性，影响月经规则及受精卵着床时常用，同时亦可用于治疗女性面部痤疮、黑斑聚集。

2. 清热抗纤，消炎通络——蒲公英、紫花地丁

蒲公英，味苦、甘，性寒，归肝、胃经，功能清热解毒，消肿散结，利湿通淋。《本草衍义补遗》云："化热毒，消恶肿结核，解食毒，散滞气。"《新修本草》云："主妇人乳痈肿。"《本草备要》云："专治痈肿、疔毒，亦为通淋妙品。"

紫花地丁，味苦、辛，性寒，归心、肝经，功能清热解毒，凉血消肿。《本草纲目》云："治一切痈疽发背，疔疮瘰疬，无名肿毒，恶疮。《本草正义》云："地丁专为痈肿疔毒通用之药。"又云："然辛凉散肿，长于退热，惟血热壅滞，红肿焮发之外疡宜

之，若谓通治阴疽发背寒凝之证，殊是不妥。"

常用剂量：均为 15～30g。

临床应用：蒲公英配伍紫花地丁，二者均清热解毒，善治痈肿，妇科痛症常有炎症因素参与，盆腔炎也会引起卵巢排卵功能异常，李祥云教授常常用于治疗妇科炎症引起的子宫粘连、疼痛等症。

3. 清肝泻热，平衡雌雄——龙胆草、山慈菇

龙胆草，味苦，性寒，归肝、胆经，功能清热燥湿，泻肝胆火。《药品化义》云："胆草专泻肝胆之火，主治目痛颈痛，两胁疼痛，惊痫邪气，小儿疳积，凡属肝经热邪为患，用之神妙。其气味厚重而沉下，善清下焦湿热，若囊痈、便毒、下疳，及小便涩滞，男子阳挺肿胀，或光亮出脓，或茎中痒痛，女人因癥作痛，或发痒生疮，以此入龙胆泻肝汤治之，皆苦寒胜热之力也。"

山慈菇，味甘、微辛，性凉，归肝、脾经，功能清热解毒，消痈散结。《本草新编》云："山慈菇，玉枢丹中为君，可治怪病。大约怪病多起于痰，山慈菇正消痰之药，治痰而怪病自除也。或疑山慈菇非消痰之药，乃散毒之药也。不知毒之未成者为痰，而痰之已结者为毒，是痰与毒，正未可二视也。"

二药均入肝经，为清热、解毒、散结之力较强的药物，配伍用于清肝降火解毒。

常用剂量：龙胆草 3～6g，山慈菇 9～12g。

临床应用：李祥云教授在临床上常用于治疗多囊卵巢综合征、高雄激素血症。二药配伍使用，取其清肝解毒之功，改善患者体内上热下寒的状态，平衡雌激素和雄激素比例失调，疗效显著。

4. 清热软坚，消瘤散结——夏枯草、浙贝母

夏枯草，味辛、苦，性寒，归肝、胆经，功能清热泻火，明

目，散结消肿。《神农本草经》云："主寒热，瘰疬鼠瘘，头疮，破癥，散瘿结气，脚肿湿痹。"《本草纲目》云："夏枯草治目疼，用砂糖水浸一夜用，取其能解内热，缓肝火也。楼全善云，夏枯草治目珠疼，至夜则甚者，神效，或用苦寒药点之反甚者，亦神效。盖目珠连目本，肝系也，属厥阴之经。夜甚及点苦寒药反甚者，夜与寒亦阴故也。夏枯禀纯阳之气，补厥阴血脉，故治此如神，以阳治阴也。"《重庆堂笔记》云："夏枯草，微辛而甘，故散结之中，兼有和阳养阴之功，失血后不寐者服之即寐，其性可见矣。陈久者尤甘，入药为胜。"

浙贝母，味苦，性寒，归肺、心经，功能清热化痰，散结消痈。《本草正》云："大治肺痈、肺痿、咳喘、吐血、衄血，最降痰气，善开郁结，止疼痛，消胀满，清肝火，明耳目，除时气烦热，黄疸，淋闭，便血，溺血；解热毒，杀诸虫及疗喉痹，瘰疬，乳痈发背，一切痈疡肿毒……较之川贝母，清降之功，不啻数倍。"《本草纲目拾遗》云："解毒利痰，开宣肺气，凡肺家夹风火有痰者宜此。"《本经逢原》云："同青黛治人面恶疮，同连翘治项上结核。皆取其开郁散结，化痰解毒之功也。"

常用剂量：均为 9～12g。

临床应用：二药均可软坚散结，李祥云教授针对子宫内膜异位症、子宫腺肌症等类癌样疾病的病理特点，在补肾活血的基础上，根据病情严重程度，于侵犯面积较大者多采用此配伍组合，对于改善盆腔包块、炎症、粘连，以及痛经症状严重者有显著效果。

5. 清热解毒，抗瘤首要——重楼、白花蛇舌草

重楼，味苦，性微寒，有小毒，归肝经，功能清热解毒，消肿止痛，凉肝定惊。《神农本草经》云："主惊痫，摇头弄舌，热气在腹中，癫疾，痈疮，阴蚀，下三虫，去蛇毒。"《本草汇言》云："蚤休，凉血去风，解痈毒之药也。但气味苦寒，虽为凉血，不过为痈疽疮疡血热致疾者宜用，中病即止。又不可多服久服。"

白花蛇舌草，味微苦、甘，性寒，归胃、大肠、小肠经，功能清热解毒，利湿通淋。《广西中草药》云："清热解毒，活血利尿。治扁桃体炎，咽喉炎，阑尾炎，肝炎，痢疾，尿路感染，小儿疳积。"近代医家多因其解毒消肿之功，单用或制成各种制剂，广泛用于食管癌、胃癌、直肠癌、肝癌、宫颈癌、绒毛膜癌、膀胱癌、鼻咽癌、肺癌、淋巴肉瘤以及白血病等恶性肿瘤疾病，可使临床症状得到改善或消失。

常用剂量：均为 12 ～ 15g。

临床应用：二药均可清热解毒，现代多应用于抗肿瘤方面，有很好的疗效。李祥云教授临床针对子宫内膜异位症、子宫腺肌症等类癌样病理特点，在补肾活血的基础上，根据病情严重程度，于侵犯面积较大者多采用此配伍组合，对于改善盆腔包块、炎症、粘连，以及痛经症状严重者同样有显著效果。

（四）收涩类

1. 收涩重镇，安神固脱——煅龙骨、煅牡蛎

龙骨，味甘、涩，性平，归心、肝、肾经，功能镇惊安神，平肝潜阳，收敛固涩。《神农本草经》云："龙骨味甘平，主治……咳逆，泄利脓血，女子漏下，癥瘕坚结，小儿热气惊痫。齿主小儿大人惊痫癫疾狂走。"《本草纲目》云："益肾镇惊，止阴疟，收湿气，脱肛，生肌敛疮。"《本草从新》云："龙骨，甘涩平……能收敛浮越之正气，涩肠，益肾，安魂镇惊，辟邪解毒，治多梦纷纭、惊痫、疟、痢、吐衄崩带、滑精、脱肛、大小肠

利。固精、止汗、定喘、敛疮，皆涩以止脱之义。"

牡蛎，味咸，性微寒，归肝、胆、肾经，功能重镇安神，潜阳补阴，软坚散结。《神农本草经》云："惊恚怒气，除拘缓，鼠瘘，女子带下赤白。"《海药本草》云："主男子遗精，虚劳乏损，补肾正气，止盗汗，去烦热，治伤寒热痰，能补养安神，治孩子惊痫。"《本草备要》云："咸以软坚化痰，消瘰疬结核，老血疝瘕。涩以收脱，治遗精崩带，止嗽敛汗，固大小肠。"

常用剂量：均为 15 ～ 30g。

临床应用：龙骨与牡蛎均有重镇安神、平肝潜阳、收敛固涩的作用，均可用于治疗心神不安、惊悸失眠、阴虚阳亢、头晕目眩及各种滑脱证。李祥云教授常常将二药配伍，用于妇科崩漏、带下等脱证。

2. 通阳化湿，止血止带——白芷、椿根皮

白芷，味辛，性温，归肺、胃、大肠经，功能解表散寒，祛风止痛，通鼻窍，燥湿止带，消肿排脓。《神农本草经》云："主女人漏下赤白，血闭阴肿，寒热，风头侵目泪出，长肌肤，润泽。"《滇南本草》云："祛皮肤游走之风，止胃冷腹痛寒痛，周身寒湿疼痛。"《本草纲目》云："治鼻渊、鼻衄、齿痛、眉棱骨痛，大肠风秘，小便出血，妇人血风眩运，翻胃吐食；解砒毒，蛇伤，刀箭金疮。"

椿根皮，味苦、涩，性寒，归大肠、肝经，功能清热燥湿，收敛止带，止泻，止血。《本草拾遗》云："主赤白久痢，疳虫，去疥匿，主下血。"《日华子本草》云："主女子血崩，产后血不止，赤带，肠风泻血不住，肠滑泄，缩小便。"《新修本草》云："椿木叶，味苦有毒，主洗疮疥，风疽，水煮叶汁调之。皮主甘。"

常用剂量：均为 9～12g。

临床应用：根据李祥云教授血水同治的理论，白芷、椿根皮配伍具有收敛、燥湿、止带的作用，对于各种带下量加减应用，疗效显著，亦可用于崩漏下血，起到收涩止血的效果。

3. 清热燥湿，收敛冲任——鸡冠花、墓头回

鸡冠花，味甘、涩，性凉，归肝、大肠经，功能收敛止带，止血，止痢。《滇南本草》云："止肠风下血，妇人崩中带下，赤痢。"《本草纲目》云："治痔漏下血，赤白下痢，崩中，赤白带下，分赤白用。"《玉楸药解》云："清风退热，止衄敛营。治吐血，血崩，血淋诸失血证。"

墓头回，味辛、苦，性微寒，功效与败酱草相似，可止血、止带，多用于治疗崩漏下血、赤白带下等证。《本草原始》云："墓头回根色黑，气臭，用此草干久益善。"《山西中药志》云："敛肝燥湿，止血。治妇人髋疽，赤白带下。"

常用剂量：均为 9～12g。

临床应用：根据李祥云教授血水同治理论，鸡冠花配伍墓头回具有清热收敛、燥湿止带的作用，除应用于带下量多的治疗以外，对于崩漏下血等病症同样具有燥湿清热、收涩止血之效。

4. 清热凉血，止血散瘀——大蓟、小蓟

大蓟，味甘、苦，性凉，归心、肝经，功能凉血止血，散瘀解毒消痈。《名医别录》云："主女子赤白沃，安胎，止吐血，鼻衄，令人肥健。"《本草经疏》云："大蓟根，陶云有毒，误也。女子赤白沃，血热所致也，胎因热则不安，血热妄行，溢出上窍则吐衄。大蓟根最能凉血，血热解，则诸证自愈矣。"《本草新编》云："大蓟，破血止血甚奇，消肿安崩亦效，去毒亦神。但用于初起之血症大获奇功，而不能治久伤之血症也。盖性过于凉，非胃所善，可以降火，而不可以培土故耳。"

小蓟，味甘、苦，性凉，归心、肝经，功能凉血止血，散瘀解毒消痈。《日华子本草》云："小蓟根凉，无毒，治热毒风并胸膈烦闷，开胃下食，退热，补虚损。苗，去烦热，生研汁服。小蓟力微只可退热，不似大蓟能补养下气。"《本草纲目拾遗》云："清火、疏风、豁痰，解一切疔疮痈疽肿毒。"《医学衷中参西录》云："鲜小蓟根，味微辛，气微腥，性凉而润。为其气腥与血同臭，且又性凉濡润，故善入血分，最清血分之热，凡咳血、吐血、衄血、二便下血之因热者，服者莫不立愈。又善治肺病结核，无论何期，用之皆宜，即单用亦可奏效。并治一切疮疡肿疼、花柳毒淋、下血涩疼，盖其性不但能凉血止血，兼能活血解毒，是以有以上种种诸效也。其凉润之性，又善滋阴养血，治血虚发热；至女子血崩赤带，其因热者用之亦效。"

常用剂量：均为 9～12g。

临床应用：二药功效相似，功能凉血止血，散瘀解毒消痈，多用于各种出血之证。李祥云教授常常将二药配伍用于瘀热在内之崩漏下血、小便淋沥涩痛。

（五）止痛类

1. 温阳散寒，镇痛效佳——川乌、附子

川乌，味辛、苦，性热，有大毒，归心、肝、肾、脾经，功能祛风湿，温经止痛。《神农本草经》云："主中风恶风，洗洗出汗，除寒湿痹，咳逆上气，破积聚寒热。"《长沙药解》云："乌头，温燥下行，其性疏利迅速，开通关腠，驱逐寒湿之力甚捷，凡历节、脚气、寒疝、冷积、心腹疼痛之类并有良功。"《本草正义》云："乌头主治，温经散寒，虽与附子大略相近，而温中之力

较为不如，且专为祛除外风外寒之响导者。"

附子，味辛、甘，性大热，有毒，归心、肾、脾经，功能回阳救逆，补火助阳，散寒止痛。《神农本草经》云："主风寒咳逆邪气，温中，金疮，破癥坚积聚，血瘕，寒湿踒躄，拘挛膝痛，不能行步。"《本草汇言》云："附子，回阳气，散阴寒，逐冷痰，通关节之猛药也。诸病真阳不足，虚火上升，咽喉不利，饮食不入，服寒药愈甚者，附子乃命门主药，能入其窟穴而招之，引火归原，则浮游之火自熄矣。凡属阳虚阴极之候，肺肾无热证者，服之有起死之殊功。"《本草正义》云："附子，本是辛温大热，其性善走，故为通十二经纯阳之要药，外则达皮毛而除表寒，里则达下元而温痼冷，彻内彻外，凡三焦经络，诸脏诸腑，果有真寒，无不可治。"

常用剂量：均为 6～9g。

临床应用：李祥云教授常用于治疗子宫内膜异位症、盆腔炎性疾病引起的原发性痛经，辨证为寒凝血瘀，症见经行时腹痛剧烈，在少腹冷痛、得温痛减时尤为适宜。

2. 祛风止痛，通身可及——羌活、独活

羌活，味辛、苦，性温，归膀胱、肾经，功能解表散寒，祛风胜湿，止痛。《药性论》云："治贼风，失音不语，多痒血癞，手足不遂，口面㖞邪，遍身顽痹。"《珍珠囊》云："太阳经头痛，去诸骨节疼痛。"《本草品汇精要》云："主遍身百节疼痛，肌表八风贼邪，除新旧风湿，排腐肉疽疮。"

独活，味辛、苦，性微温，归肾、膀胱经，功能祛风湿，止痛，解表。《名医别录》云："疗诸贼风，百节痛风无新久者。"《本草正》云："专理下焦风湿，两足痛痹，湿痒拘挛。"《本草求真》云："独活，辛苦微温，比之羌活，其性稍缓，凡因风干足少阴肾经，伏而不出，发为头痛，则能善搜而治矣，以故两足湿痹，不能动履，非此莫痊，风毒齿痛，头眩目晕，非此莫攻……因其所胜而为制也。且有风自必有湿，故羌则疗水湿游风，而独则疗水湿伏风也……羌有发表之功，独有助表之力。羌行上焦而上理，则游风头痛、风湿骨节疼痛可治，独行下焦而下理，则伏风头痛、两足湿痹可治。"

常用剂量：均为 9 ～ 12g。

临床应用：二药配伍，常应用于经行腹痛、经行头痛等妇科痛症。

3. 行气止痛，痛症首选——延胡索、白芷

延胡索，味辛、苦，性温，归心、肝、脾经，功能活血，行气，止痛。《雷公炮炙论》云："心痛欲死，速觅延胡。"《本草纲目》云："延胡索，能行血中气滞，气中血滞，故专治一身上下诸痛，用之中的，妙不可言。盖延胡索活血化气，第一品药也。"《本草经疏》云："产后血虚，或经血枯少不利，气虚作痛者，皆大非所宜。"

白芷，味辛，性温，归肺、胃、大肠经，功能解表散寒，祛风止痛，通鼻窍，燥湿止带，消肿排脓。《神农本草经》云："主女人漏下赤白，血闭阴肿，寒热，风头侵目泪出，长肌肤，润泽。"《滇南本草》云："祛皮肤游走之风，止胃冷腹痛寒痛，周身寒湿疼痛。"《本草纲目》云："治鼻渊鼻衄，齿痛，眉棱骨痛，大肠风秘，小便出血，妇人血风眩运，翻胃吐食。解砒毒，蛇伤，刀箭金疮。"

常用剂量：均为 9 ～ 12g。

临床应用：二药配伍，功能行气止痛，对于妇科经行腹痛、经行头痛有明显疗效。

4. 平肝安神，头痛要药——珍珠母、石决明

珍珠母，味咸，性寒，归肝、心经，功能平肝潜阳，安神，定惊明目。《本草纲目》云："安魂魄、止遗精白浊，解痘疗毒。"《饮片新参》云："平肝潜阳，安神魂，定惊痫，消热痞，眼翳。"

石决明，味咸，性寒，归肝经，功能平肝潜阳，清肝明目。《医学衷中参西录》云："石决明味微咸，性微凉，为凉肝镇肝之要药。肝开窍于目，是以其性善明目。研细水飞作敷药，能治目外障；作丸、散内服，能消目内障。为其能凉肝，兼能镇肝，故善治脑中充血作疼作眩晕，因此证多系肝气，肝火挟血上冲也。"

常用剂量：均为 15～30g。

临床应用：二药配伍多用于经行头痛，围绝经期综合征之头晕乏力、睡眠障碍等。

5. 祛风止痛，头痛引经——藁本、蔓荆子

藁本，味辛，性温，归膀胱经，功能祛风散寒，除湿止痛。《神农本草经》云："主妇人疝瘕，阴中寒，肿痛，腹中急，除风头痛。"《医学启源》云："治头痛，胸痛，齿痛。"《本草正义》云："藁本味辛气温，上行升散，专主太阳太阴之寒风寒湿，而能疏达厥阴郁滞，功用与细辛、川芎、羌活近似。"

蔓荆子，味辛、苦，性微寒，归膀胱、肝、胃经，功能疏散风热，清利头目。《神农本草经》云："主筋骨间寒热，湿痹拘挛，明目，坚齿，利九窍，去白虫。"《名医别录》云："去长虫，主风头痛，脑鸣，目泪出。益气，令人光泽脂致。"《医林纂要》云："散热，祛风，兼能燥湿。"

常用剂量：均为 9～12g。

临床应用：二药配伍经行头痛，恶风可以起到祛风止痛之功效。

6.搜风通络，头风要药——全蝎、蜈蚣

全蝎，味辛，性平，有毒，归肝经，功能息风镇痉，攻毒散结，通络止痛。《开宝本草》云："疗诸风瘾疹及中风半身不遂，口眼㖞斜，语涩，手足抽掣。"《本草从新》云："治诸风掉眩，惊痫抽掣，口眼㖞斜……厥阴风木之病。"《本草求真》云："全蝎，专入肝祛风，凡小儿胎风发搐，大人半身不遂，口眼㖞斜，语言謇涩，手足抽掣，疟疾寒热，耳聋，带下，皆因外风内客，无不用之。"

蜈蚣，味辛，性温，有毒，归肝经，功能息风镇痉，攻毒散结，通络止痛。《医学衷中参西录》云："蜈蚣，走窜主力最速，内而脏腑，外而经络，凡气血凝聚之处皆能开之。性有微毒，而转善解毒，凡一切疮疡诸毒皆能消之。"其性尤善搜风，内治肝风萌动，癫痫眩晕，抽掣瘛疭，小儿脐风；外治经络中风，口眼歪斜，手足麻木。

常用剂量：均为 3～6g。

临床应用：二药配伍，对于妇科经行头痛重症患者，起到搜风止痛之功效。

（六）化痰开窍类

化痰开窍，调经促排——石菖蒲、青礞石

石菖蒲，味辛、苦，性温，归心、胃经，功能开窍醒神，化湿和胃，宁神益志。《神农本草经》云："主风寒湿痹，咳逆上气，开心孔，补五脏，通九窍，明耳目，出音声。久服轻身，不忘，不迷惑，延年。"《本草纲目》云："治中恶卒死，客忤癫痫，下血崩中，安胎漏，散痈肿。"《本草从新》云："辛苦而温，芳香而散，开心孔，利九窍，明耳目，发声音，去湿除风，逐痰消积，

开胃宽中，疗噤口毒痢。"

青礞石，味咸，性平，归肺、肝经，功能坠痰下气，平肝镇惊。《嘉祐本草》云："治食积不消，留滞在脏腑，食积癥块久不差。"《本草纲目》云："治积痰惊闲，咳嗽喘急。"又云："治惊利痰……然止可用之救急，气弱脾虚者不宜久服。"《本草备要》云："能平肝下气，为治惊利痰之圣药。"

常用剂量：均为 9 ～ 12g。

临床应用：二药配伍，可化痰开窍，促进排卵，对于痰湿型闭经、月经后期、月经量少，以及现代医学中的多囊卵巢综合征患者具有较好作用，李祥云教授常用于治疗以月经病为主要表现的代谢综合征。

（七）健脾止泻

1. 健脾止泻，助运滋补——山药、白扁豆

山药，味甘，性平，归脾、肺、肾经，功能补脾养胃，生津益肺，补肾涩精。《神农本草经》云："补中，益气力，长肌肉。"《本草纲目》云："益肾气，健脾胃。"《本草正》云："第其气轻性缓，非堪专任，故补脾肺必主参、术，补肾水必君茱、地，涩带浊须破故同研，固遗泄伐菟丝相济。"

白扁豆，味甘，性微温，归脾、胃经，功能补脾和中，化湿。《本草纲目》云："止泄痢，消暑，暖脾胃。"《本草新编》云："味轻气薄，单用无功，必须同补气之药共用为佳。"

常用剂量：均为 9 ～ 12g。

临床应用：本组药物以滋肾养血为主要功效。部分补虚药过于滋腻，容易影响脾胃运化功能，尤其是脾虚不运的患者，容易出现大便溏薄症状，使得气血及精微物质难以补充，故而增加健

脾止泻类药物是取得较好疗效的关键。

2. 温肾涩肠，收敛精气——肉豆蔻、补骨脂

肉豆蔻，味辛，性温，归脾、胃、大肠经，功能涩肠止泻，温中行气。《开宝本草》云："主温中消食，止泄，治积冷心腹胀痛，霍乱中恶。"《本草经疏》云："肉豆蔻辛味能散能消，温气能和中通畅，其气芬芳，香气先入脾，脾主消化，温和而辛香，故开胃，胃喜暖故也。"《药性论》云："能主小儿吐逆不下乳，腹痛；治宿食不消，痰饮。"

补骨脂，味苦、辛，性温，归肾、脾经，功能补肾壮阳，固精缩尿，温脾止泻，纳气平喘。《药性论》云："治男子腰疼膝冷囊湿，逐诸冷顽痹，止小便利，腹中冷。"《开宝本草》云："治五劳七伤，风虚冷，骨髓伤败，肾冷精流及妇人血气堕胎。"《本草经疏》云："补骨脂，能暖水脏，阴中生阳，壮火益土之要药也。"

常用剂量：均为 9 ～ 12g；

临床应用：肾阳不足，下焦虚寒，不仅会出现月经失调、经量减少或过多等症状，同时容易因温化水谷功能失常，出现大便溏薄的症状。因此李祥云教授常采用补肾法，选用收涩大肠精气的药物，为取得较好疗效的关键。

3. 涩肠清热，利湿生精——白头翁、秦皮

白头翁，味苦，性寒，归胃、大肠经，功能清热解毒，凉血止痢。《神农本草经》云："主温疟狂易寒热，癥瘕积聚，瘿气，逐血止痛，金疮。"《药性论》云："止腹痛及赤毒痢，治齿痛，主项下瘤疬。"《本草汇言》云："凉血，消瘀，解湿毒。"

秦皮，味苦、涩，性寒，归肝、胆、大肠经，功能清热燥湿，收涩止痢，止带，明目。《本草纲目》云："秦皮，色清气寒，味苦性涩，乃是厥阴肝、少阳胆经药也。故治目病、惊痫，取其

平木也；治下痢、崩带，取其收涩也；又能治男子少精、益精有子，皆取其涩而有补也。"

临床应用：二药配伍，常应用于肠道湿热，症见腹泻、便溏，亦可用于患者难以耐受滋阴养血药物等情况。

三、治疗月经病常用虫类药

清代吴鞠通曾云："以食血之虫，飞者走络中气分，走者走络中血分，可谓无微不入，无坚不破。"清代叶天士对仲景治络病使用虫类药亦给予了高度评价："考仲景于劳伤血痹诸法，其通络方法，每取虫蚁迅速飞走诸灵，俾飞者升，走者降，血无凝着，气升宣通，与攻积除坚，徒入脏腑者有间。"指出虫类药搜剔疏拔，有"追拔沉混气血之邪"的独特疗效。李祥云教授继承先人理论，根据病情灵活使用虫类药，既可单独使用，也可复方使用，从而使血脉通畅，恢复脏腑正常功能，每每达到事半功倍的效果。

1. 水蛭

【性味归经】

味咸，性寒，有小毒，归肝、膀胱经。

【功效主治】

功能破血逐瘀。因峻猛而不伤阴，故内服外敷均可。可治疗血瘀经闭，癥瘕积聚，蓄血，损伤，瘀血作痛，痈肿丹毒等。

《神农本草经》曰："主逐恶血、瘀血、月闭，破血积聚，无子，利水道。"张锡纯曰："水蛭，味咸，色黑，气腐，性平。为其味咸，故善入血分；为其原为噬血之物，故善破血；为其气腐，其气味与瘀血相感召，不与新血相感召，故但破瘀血而不伤新血；且其色黑下趋，又善破冲任中之瘀，盖其破瘀血者乃此物之良能，非其性之猛烈也……凡破血之药，多伤气分，惟水蛭味咸专入血分，于气分丝毫无损。"妇女以血为本，肝藏血，肝气疏泄不及则气滞血瘀，结聚不散，日久则生癥瘕积聚，因瘀块盘踞坚牢，阻碍气血运行而成顽疾。针对癥瘕形成的机理，在辨证处方中选水蛭入药，取其入肝经血分，善穿透入络，消癥除瘕，临床收效颇佳。

现代动物实验证明，水蛭内含有水蛭素，能抗凝，还具有扩血管、降低血液黏稠度的作用，是迄今为止世界上发现最强的凝血酶特效抑制剂。这完全符合水蛭的"吸血"之功。李祥云教授善将其与土鳖虫、三棱、莪术等配伍，治疗子宫内膜异位症、腺肌瘤等；配伍夏枯草、浙贝母等，治疗卵巢囊肿、子宫肌瘤；配伍紫花地丁、红藤、皂角刺等，治疗输卵管炎性阻塞；配伍桃仁、红花等，治疗月经过少、闭经；配伍当归、川芎、赤芍、凌霄花等，用于未破卵泡黄素化综合征、人流术后宫腔粘连等，收效显著。常用剂量为 9～12g。

李祥云教授还根据《名医别录》中"堕胎"记载，常将水蛭用于稽留流产、宫外孕保守治疗等。

2. 土鳖虫

【性味归经】

味咸，性寒，有小毒，归肝经。

【功效主治】

功能下瘀血，消癥瘕，疗折伤，散瘀止痛。主治血瘀经闭，产后瘀阻腹痛，跌打损伤及癥瘕肿块，另外可续筋接骨、疗伤止痛。

《本草纲目》言其"行产后血积，折伤瘀血，重舌，木舌，口疮，小儿腹痛夜啼"，《药性论》言其"治月水不调，破留血积聚"。现代研究表明它对低切迹下的全血比黏度、血细胞比容、血浆比黏度等各项血液流变学指标有明显改善作用，对血小板聚集性、黏附性也有明显抑制作用。在妇科治疗范围内其功效与水蛭相似，专入血分，李祥云教授在治疗子宫内膜异位症见宫腔粘连时，常配用水蛭、威灵仙；盆腔炎腹痛，常配用红藤、皂角刺；经闭不行，常配用桃仁、红花；产后腹痛，常配用益母草、炮姜、山楂等。土鳖虫破血逐瘀力强，取效快，临床发现它对瘀滞引起的疼痛也有一定的止痛效果。常用剂量为 9 ～ 12g。

3. 蜈蚣

【性味归经】

味辛，性温，归肝经。

【功效主治】

功能息风止痉，解毒散结，通络止痛。主治急慢惊风，破伤风，疮疡肿痛，风湿痹痛，头痛等。

《名医别录》言蜈蚣"疗心腹寒热结聚，堕胎，去恶血"。蜈蚣虽有毒，但搜剔通络、散结力强，并能化瘀通络、解痉止痛。

现代临床研究蜈蚣还具有杀胚、抗惊厥、抗肿瘤、镇痛抗炎、促进消化等多种药理活性。李祥云教授常配伍水蛭、土鳖虫治疗宫外孕（保守治疗）有较好疗效。与乳香、没药配伍，用于治疗子宫内膜异位症引起的顽固性痛经，短期内即有奇效。对瘀血内阻引起的其他疼痛也有良好止痛效果，如经行头痛加白芷、蔓荆子，若头痛剧常配伍全蝎。常用剂量为 6g，一般见效停用，目的是防止久用邪毒内蕴，损伤正气。常用剂量为 6g。

4. 地龙

【性味归经】

味咸，性寒，归肝、脾、膀胱经。

【功效主治】

功能清热息风，平喘，通络，利尿。主治壮热惊风，抽搐，痰鸣喘息，关节红肿热痛等。

《本草纲目》云："性寒而下行，性寒故能解诸热，下行故能利小便……通经络也。"地龙喜下行、善通络、利湿热，并能通过其主入肝经的药性引诸药归经入络，祛肝经之瘀滞湿热，同时辅佐其他药物共奏通络止痛、清热除湿的作用，李祥云教授常常配伍红藤、败酱草、紫花地丁等治疗盆腔炎、输卵管炎性病变等。

现代药理研究发现地龙含有蚓激酶，能激活纤溶酶原，使纤维蛋白溶解，可防止血栓形成和溶解血栓。李祥云教授与三棱、莪术、红藤等配用，能治疗输卵管阻塞不通；与夏枯草、海藻、海带合用，能治疗卵巢囊肿；与皂角刺、赤芍、露蜂房伍用，可治疗子宫肌瘤；配伍丝瓜络、桃仁、赤芍等治疗妊娠高血压疾病之后的肢体偏瘫、活动受限；对产后四肢关节活动不利配伍千年健、羌活、独活、鸡血藤等也常能奏效。这归功于地龙能使瘀去络通，并有引药入病所之效。常用量为 9 ～ 12g。

5. 露蜂房

【性味归经】

味甘，性平，有小毒，入肝、肺经。

【功效主治】

功能祛风，攻毒，杀虫。主治惊痫，风痹，瘾疹瘙痒，乳痈，疔毒，瘰疬，蜂螫肿疼等。

李祥云教授在治疗外阴白斑、外阴湿疹时常以露蜂房配伍明矾、蛇床子、白鲜皮等外洗，配伍通草、王不留行籽治疗乳痈，加铁刺苓、莪术等治疗妇科恶性肿瘤。李祥云教授还常常在治疗男性性功能障碍上使用露蜂房，多配伍蚕茧、黄芪、红花、阳起石等。常用剂量为 9 ～ 12g。

6. 蝉蜕

【性味归经】

味甘，性寒，归肺、肝经。

【功效主治】

功能疏风散热，透疹止痒，明目退障。主治风热感冒，咽痛喑哑，麻疹不退，风疹瘙痒，目赤翳障，惊风抽搐等。

现代研究其有阻断上交感神经节传导和降低横纹肌紧张度的作用，使副交感神经兴奋，逼尿肌收缩，膀胱括约肌松弛，促使排尿。李祥云教授在临床上常用于治疗产后尿潴留及保胎时过度使用黄体酮造成的尿潴留等，还可配伍白鲜皮、赤芍等治疗经行皮疹或妊娠皮疹，配伍椿根皮治疗带下，配伍荆芥、防风还可治疗经行头痛、产后痉病等。常用剂量为 6 ～ 9g。

7. 白僵蚕

【性味归经】

味咸，性平，微温，有小毒，归心、肝、脾、肺经。

【功效主治】

功能祛风解痉，化痰散结。主治中风失音，惊痫，头风，喉风喉痹，瘰疬结核，风疮瘾疹，丹毒，乳腺炎等。

《本草纲目》云："散风痰结核，瘰疬，头风，风虫齿痛，皮肤风疮，丹毒作痒，痰疟癥结，妇人乳汁不通，崩中下血，小儿疳蚀鳞体，一切金疮，疔肿风痔。"

李祥云教授常配伍白鲜皮、炒荆芥治疗经行疱疹、经前瘾疹，配伍金银花、蒲公英治疗急性乳腺炎等。常用剂量为 6 ～ 9g。

四、治疗月经病经验方

1. 培元育卵方

【验方组成】

生地黄 12g　　熟地黄 12g　　山药 12g　　　紫石英 15g (先煎)

白术 9g　　　　菟丝子 12g　　川楝子 12g　　香附 12g

川芎 6g　　　　鸡血藤 15g

【药味解析】

培元育卵方具有滋肾水、安心神、顺肝气、促血运的功能，其中又以滋肾水最为关键。李祥云教授在"天癸 – 冲任 – 胞宫"理论的临床应用中，尤其重视肾精、肾水对月经的作用。《傅青主女科》云"经水出诸肾"，提示补肾为滋养经水源头。从中西医结合的角度来说，滋养肾水可以促进女性月经周期卵泡的生长及发育成熟。

滋肾水：药用生熟地黄、山药、菟丝子，取法六味地黄丸之补肾填精。《本草纲目》载熟地黄具有"填骨髓，长肌肉，生精血"的功用。陶弘景《本草经集注》记载，熟地黄味甘、无毒，主治折跌、绝筋、伤中，可逐血痹，填骨髓，长肌肉，作汤可除寒热、积聚、除痹，对男子五劳七伤，女子伤中、胞漏下血均有效果。除此以外，本品还可破恶血、溺血，利大小肠，去胃中宿食，饱力断绝，补五脏内伤不足，通血脉，益气力，利耳目。生地黄甘寒，治妇人崩中血不止，及产后血上薄心闷绝，伤身胎动下血，胎不落，堕坠，腕折，瘀血，留血，衄鼻，吐血，皆捣饮之，久服轻身不老。山药可以补肾气，兼能滋养肾阴，对肾脾俱虚者，其补后天亦有助于充养先天。适用于肾气虚之腰膝酸软、夜尿频多或遗尿、滑精早泄、女子带下清稀及肾阴虚之形体消瘦、腰膝酸软、遗精等症。菟丝子禀气中和，既可补阳，又可益阴，具有温而不燥、补而不滞的特点，为平补肝、脾、肾之良药。因其有益精、明目、止泻、固胎之功，故适用于肾虚阳痿、腰痛遗精及肝肾不足的目暗不明、脾肾不足之便溏泄泻，以及肾阳虚损之胎动不安、月经不调等病症。

安心神：《名医别录》记载，紫石英，味甘、辛，性温，归心、肝、肺、肾经，质重而降，上能镇心，中以去怯，下能益肝。故心神不安、肝血不足及女子血海虚寒不孕者宜之，为女子暖宫要药。功效镇心定惊，温肺降逆，散寒暖宫。李祥云教授常常与地黄配伍起到温肾水、交通心肾的作用。

顺肝气：药用川楝子、香附。川楝子苦寒沉降，主要入肝经，疏泄肝热，行气止痛，治气郁而有热之证尤宜。香附味辛、微苦、微甘，性平，归肝、脾、三焦经。行气解郁，调经止痛。用于肝郁气滞，胸胁脘腹胀痛，消化不良，胸脘痞闷，寒疝腹痛，乳房胀痛，月经不调，经闭痛经。川楝子配伍香附，二者皆入肝经有理气止痛之功。但川楝子苦寒泄热，香附辛甘气平擅疏肝理气，相伍为用共奏疏肝解郁、行气止痛之功效，用于治疗肝郁气滞之胸胁胀闷不舒、善太息、乳房胀痛以及月经不调等。

促血运：药用川芎，鸡血藤。川芎辛散温通，既能活血化瘀，又能行气止痛，为"血中之气药"。鸡血藤味苦、甘，性温，归肝、肾经，功能补血活血、通络，用于月经不调，血虚萎黄，麻木瘫痪，风湿痹痛。二者配伍调气活血，全方共奏补而不滞之功效。

【主要功效】

补肾养血，安神育卵，疏肝调冲。

【临证心得】

本方常常用于月经净后，即卵泡期阶段。此时期阴血亏虚，肾精不足，组方以培补阴血为主，并促进卵泡发育，对子宫内膜增殖可以起到促进作用。临床应用时，如气血两虚严重，加黄芪、党参补冲任元气；肾虚明显，加淫羊藿、巴戟天、山萸肉、锁阳温补肾阳；夜寐不安者，加合欢皮、夜交藤养心安神；肝郁明显，加柴胡、郁金疏肝理气。

2. 补肾助黄汤

【验方组成】

熟地黄 12g　　枸杞子 12g　　肉苁蓉 12g　　菟丝子 12g

香附 12g　　肉桂 3g　　红花 9g　　当归 9g

鸡血藤 15g

【药味解析】

补肾填精：熟地黄甘温，入足少阴肾经，可益精填髓，故张元素谓其有"封填骨髓，滋肾水，益真阴"之功。《景岳全书·本草正》云熟地黄"滋肾水，填骨髓，益真阴"，后世本草亦多持此说，如《得配本草》载熟地黄"补肾阴，填骨髓"，《本草从新》云熟地黄"滋肾水，封填骨髓"，在补肾阴、填骨髓方面，熟地黄为必用之品。枸杞味甘，性平，具有补肝益肾、益精养血、明目的作用。熟地黄与枸杞均归肝肾二经，两者共用，肝肾同补、益精填髓，大补肝肾精血，主治一切精血亏虚之证。熟地黄配枸杞，肝肾同补，益精补血，共治精血不足、营卫不充诸症。肉苁蓉最早载于《神农本草经》。其性温，味甘、咸，归肾、大肠经，其基本功效为补肾助阳、润肠通便，多用于肾阳亏虚、精血不足之阳痿早泄、宫冷不孕、腰膝酸痛、痿软无力。肉苁蓉味甘能补，甘温助阳，质润滋养，咸以入肾，为补肾阳、益精血之良药，常配伍菟丝子、川续断、杜仲同用，治男子五劳七伤，阳痿不起，小便余沥。《神农本草经》指出："（肉苁蓉）主五劳七伤，补中，除茎中寒热，养五脏，强阴益精气，多子。"李时珍在《本草纲目》中记载，本品"峻补精血"，主治"男子绝阳不兴，女子绝阴不产""男子泄精，女子阴痛"。

温经活血：肉桂味辛、甘，性温，功能补火助阳，散寒止痛，温经通脉，引火归元，用治寒凝血滞之闭经、痛经。肉桂长于温里寒，用治里寒证；又能补火助阳，引火归元，用治肾阳不足、命门火衰之阳痿宫冷、下元虚衰。红花味辛，性温，归肝、心经，功能活血通经，祛瘀止痛，多用于血瘀经闭、痛经、产后瘀痛等痛症。红花辛散温通，少用活血，多用祛瘀，为治瘀血阻滞之要药，尤为妇女调经所常用。鸡血藤，最早载于《本草纲目拾遗》，其性温，味微甘、苦，归肝、肾经，其基本功效为行血补血、调经、舒筋活络，用于月经不调、痛经、闭经。鸡血藤苦而不燥，温而不烈，行血散瘀，调经止痛，性质和缓，同时又兼补血作用，凡妇人血瘀及血虚之月经病证均可应用。其活血化瘀之效可以促进黄体期子宫内膜血管增生，温经散寒之效有助于维持黄体期功能。

【主要功效】

补肾助黄，阴中求阳，活血调经。

【临证心得】

本方常常用于月经前期，相当于卵泡期阶段，此时期人体基础体温上升，可看作从阴转阳，因此用药多温补肾精，以活血调冲为主，从而促进黄体功能健全，为妊娠提供较好的宫腔环境。临床应用时，如气血两虚明显加黄芪、党参补冲任元气，肾虚明显加淫羊藿、巴戟天、制首乌、阳起石、胡芦巴等温补肾阳，夜寐不安者加合欢皮、夜交藤养心安神，肝郁明显加柴胡、郁金疏肝理气，乳房胀痛加预知子、娑罗子、橘叶、橘核等疏肝消胀。

3. 加味龟鹿方

【验方组成】

龟甲 18g(先煎)　鹿角胶 9g(烊化)　紫河车粉 9g(冲服)　党参 15g

黄芪 15g　　　枸杞子 9g　　　海螵蛸 12g　　　生茜草 4.5g

煅龙骨 30g(先煎)　　　　　　煅牡蛎 30g(先煎)

【药味解析】

填真元：龟甲性寒味甘咸，入肝、肾、心经。功能滋阴潜阳，益肾健骨，养血补心，固经止血。《本草通玄》载龟甲"大有补水制火之功，故能强筋骨，益心智，止咳嗽截久疟，去瘀血，止新血"。现代研究表明，龟甲含动物胶质蛋白质、脂肪以及多种氨基酸和钙、磷等成分。本品可使血浆黏度明显降低，有双向调节 DNA 合成的作用，并可补血、解热镇静。

鹿角，入药为鹿角片或鹿角粉，性味咸温，入于肝肾二经。具有温补肝肾、强健筋骨、活血消肿的功效，是治疗肾阳不足、畏寒肢冷、阳痿遗精、腰膝酸软、崩漏及乳痈初期之要药。鹿角胶功能与鹿角相仿，温肾阳、生精血、托疮生肌、补阳的作用较鹿角为胜。龟鹿二药合用，可有补益任督、滋阴扶阳、壮骨强筋之功效。

紫河车为健康产妇的胎盘，其性温，味甘咸，入肺、肝、肾经。功能补气养血，温肾益精。《本经逢原》载紫河车"能峻补营血，用以治骨蒸羸瘦，喘嗽虚劳之疾"。现代研究表明，紫河车富含蛋白质，包括多种氨基酸类激素、酶、抗体及干扰素，还含有多糖钙等成分，可增强机体的抗病能力，有效预防流行性感冒、麻疹、肝炎及过敏性疾病，亦可促进乳腺、子宫、阴道、卵巢、睾丸的发育。

复原气：黄芪、党参为临证常用的补中益气、生津养血药对。黄芪为豆科植物蒙古黄芪或膜荚黄芪的根，性微温，味甘，归肺、脾经，具有健脾补中、升阳举陷、益卫固表、利尿、托毒生肌之功效。党参为桔梗科多年生草本植物党参及同属多种植物的根，性平，味甘，归脾、肺经，有补脾肺气、补血、生津的功效。黄芪、党参配伍使用，见于《脾胃论》之"补中益气汤"。党参甘温补中，能和脾胃，促健运，益气生血。主治脾胃虚弱，食少便溏，四肢乏力，肺虚喘咳，气短自汗，气血两亏诸证。《本草从新》云："（能）补中益气，和脾胃。"黄芪甘温，能补气升阳，温分肉，实腠理，益卫固表，托毒生肌，利水消肿。主治脾胃气虚及中气下陷诸证，肺气虚及表虚自汗、气虚外感诸证，脾虚水肿、气血亏虚诸证，以及气虚血滞所致的肢体麻木、半身不遂等病症。党参补中气，擅长止泻；黄芪固卫气，擅长敛汗。党参偏于阴而补中，黄芪偏于阳而实表。两药相配合，一里一表，一阴一阳，相互为用，其功益彰，共奏扶正补气之功效。

固冲任：龙骨、牡蛎二者皆入冲脉。张锡纯谓："龙骨，味淡，性平。质最黏涩，具有翕收之力，故能收敛元气，固涩滑脱。牡蛎味咸而涩。二药配伍，敛正而不敛邪，故凡心气耗散，肺气息贲，肝气浮越，肾气滑脱。用之皆有捷效。"又言："龙骨善化瘀血，牡蛎善消坚结。二药并用，能使血之未离经者，永安其宅，血已离经者，尽化其滞。"李时珍《奇经药考》认为："时珍龙骨治带脉为病，概带下日久，非固托不能奏效。"龙骨的现代药理研究多选用含龙骨的汤剂及龙骨水煎液，其药理作用主要有镇静安神、抗抑郁等。牡蛎多糖对小鼠的非特异性免疫和细胞免疫功能有较显著的免疫增强作用，牡蛎的现代药理研究则多集中在抗病毒、抗氧化、抗肿瘤、抗衰老、降血糖等方面。二者配伍固冲任之滑脱，收敛气血之耗散。

茜草配海螵蛸即为《黄帝内经》四乌贼骨一芦茹丸，为冲任虚损要药，李祥云教授常在带下病临证配伍使用。海螵蛸，又名乌贼骨，其性咸温下行，《本草经疏》云："乌贼鱼骨，味咸，气微温无毒，入足厥阴、少阴经。厥阴为藏血之脏，女人以血为主，虚则漏下赤白，或经汁血闭，寒热癥瘕；少阴为藏精之脏，主隐曲之地，虚而有湿，则阴蚀肿痛，虚而寒客之则阴中寒肿；男子肾虚，则精竭无子，女子肝伤，则血枯无孕；咸温入肝肾，通血脉而祛寒湿，则诸证除，精血足，令人有子也。"肾为水火之宅，水火既济其功能方可正常。海螵蛸可涵养肾水，助肾闭藏，收涩止带，而血肉有情之品亦可补助精血之不足，其微温之性还可振奋元阳，促进精血的化生。

芦茹，即茜草，其性甘寒，可柔肝凉血止血、活血化瘀。《本草纲目》李时珍云："芦茹味酸入肝，而咸走血，专于行血活血。俗方治女子经水不通，以一两煎酒服之，一日即通，甚效。"茜草甘寒之性可入肝养血止血，行血之力又可活血化瘀，从功能上恢复肝之"体阴用阳"。二味合用，一则补养肝肾精血，二则恢复肝肾藏泄，固冲止带，三则化瘀调冲。

【主要功效】

补气益血，填精补髓，固涩止血。

【临证心得】

本方是李祥云教授为功能失调性子宫出血、无排卵性月经过多创制的经验方，取治本固崩之意。治疗月经过多，淋漓不尽，经期提前，经色淡红；面色白，舌淡。其他月经病如崩漏常用阿胶、海螵蛸，卵巢早衰导致的月经过少、闭经等常用龟甲、鹿角片、紫河车等。

4. 活血顺经方

【验方组成】

当归 9g　　　川芎 6g　　　熟地黄 12g　　红花 9g

桃仁 9g　　　丹参 12g　　　牡丹皮 12g　　香附 12g

延胡索 12g　　川楝子 12g

【药味解析】

活血化瘀：本方以桃红四物汤为基础方。熟地黄甘温味厚，质柔润，长于滋阴养血，为君药。当归补血养肝，和血调经，为臣药。佐以白芍养血柔肝和营，川芎活血行气，调畅气血。其中地、芍为阴柔之品，与辛温之归、芎相配，则补血而不滞血，和血而不伤血。四药配合，功能养血和血，可使营血调和，因此血虚者可用之以补血，血瘀者用之以行血，构成既能补血、又能活血调经之方剂。此外增加桃仁、红花，活血化瘀之力倍增，经期引血下行用之。

关于四物汤的药物剂量，原书为各等份。《谦斋医学讲稿》认为："一般用作养血的用量，熟地黄、当归较重，白芍次之，川芎又次之；在不用熟地黄时，白芍的用量往往重于当归。这是用四物汤平补血虚的大法。"《蒲辅周医疗经验》中说："此方为一切血病通用之方。凡血瘀者，俱改白芍为赤芍；血热者，改熟地黄为生地黄。"李祥云教授认为临床使用川芎量宜小，应少于当归，大约为地黄半量。这些经验对本方的运用具有指导意义。

疏肝理气：以金铃子散为基础方。方中金铃子即川楝子，味苦，性寒，入肝、胃、小肠经疏肝行气，泻气分之热而止痛，为主药。延胡索苦辛而温，能行血中气滞，气中血滞，尤长于止痛，以增强川楝子止痛之功，为辅药。药虽两味，既可疏肝清热，又善活血止痛，使气血畅，肝热清，则诸痛除。本方川楝子与延胡索合用，行气止痛之功倍增，又兼清热活血之效，对于肝郁化火、气机瘀滞尤其适合。

【主要功效】

活血化瘀，通经行气。

【临证心得】

本方为李祥云教授为行经期专设经方，每于行经期必加减使用。

女性经期，血海气血充盈，胞宫气血由满而溢，气血变化急骤，泻而不藏排出精血。《血证论》指出："月有盈亏，海有潮汐。女子之血，除旧生新，是满则溢、盈必亏之道。女子每月则行径一度，盖所以泻血之余也。"根据中医天人相应说，月经调节即与月相及潮汐相一致，当以由满而溢为贵，月经期使用活血化瘀药实为顺应天地之道。此外，月经期毕竟是女性的特殊时期，用药必须平和，不可"过寒过热，大辛大散"，月经期血室正开，经血以排出为畅，当活血化瘀、因势利导，李祥云教授应用活血顺经汤于经行期正符合经期机体"泄而不藏"的特点。

兼肝阴不足，舌红少苔者，可加白芍、枸杞以养阴柔肝；妇女气郁血滞，见痛经者，酌加益母草、川牛膝、苏木、鬼箭羽以活血调经止痛；少腹冷痛者，酌加小茴香、艾叶、紫石英；乳房胀痛者，加柴胡、预知子、娑罗子、橘叶、橘核、荔枝核等以行气散结止痛；偏于寒者，可加用附子、桂枝以温肝散寒而止痛。本方具有活血下行之性，孕妇慎用。桃仁润肠，有些患者对桃仁不耐受，容易出现腹泻，临床需慎重使用。

5. 内异消方

【验方组成】

| 三棱 9g | 莪术 9g | 水蛭 12g | 土鳖虫 12g |

苏木 9g　　　　夏枯草 12g　　　浙贝母 9g　　　　巴戟天 12g

菟丝子 12g　　　肉苁蓉 12g　　　淫羊藿 30g

【药味解析】

活血散结：方中三棱配莪术是李祥云教授治疗子宫内膜异位症的常用药对。三棱、莪术理气又活血散瘀，合用增强攻逐之力。《本草经疏》曰："三棱，从血药则治血，从气药则治气……血属阴而有形，此所以能治一切凝结停滞有形之坚也。"《药品化义》云："莪术味辛性烈，专攻气中之血，主破积消坚，去积聚癖块，经闭血瘀，扑损疼痛。"三棱苦平辛散，入肝、脾经且入血分，为血中气药，长于破血中之气；莪术苦辛温香，入肝、脾经且入气分，为气中血药，善破气中之血。两药合用，破血祛瘀，通经消结，对癥瘕积聚有良好的治疗作用。现代药理研究，两者可减少血小板数，抑制血小板功能，对体外血栓形成有抑制作用。针对瘀血阻滞冲任效果良好，尤其适肾虚血瘀，还可加入土鳖虫、水蛭增强活血化瘀之力。

补肾益气:《黄帝内经》云："病久入深，营卫之行涩，经络时疏故不通。"《临证指南医案》云："初起结在经，久则血伤入络。"久病及肾，久病则瘀；虚可致瘀，瘀可致虚。故应用菟丝子、淫羊藿、巴戟天、肉苁蓉补肾阳。肉苁蓉又称"沙漠人参"，性温质润，补阳不燥，补阴不腻，"养五脏、益精气"，治"男子绝阳不兴，女子绝阴不产"；菟丝子补虚养血，"补而不峻，温而不燥""虚可以补，实可以利，寒可以温，热可以凉"，为益脾、肾、肝三经之要药；巴戟天微温甘辛，治宫冷不孕、月经不调，又常与肉苁蓉组成药对，增强温肾壮阳、补益精血的功效；淫羊藿味辛甘，性温，可补肾壮阳、温经通络。除此以外，方中的锁阳、熟地黄补肾益精，滋阴养血，同时有均衡营养、调节生理机能、促进血液循环的药理作用；夏枯草、浙贝母软坚散结，与活血药相须为用，对子宫内膜异位症所出现的瘀血结节也有治疗消解作用。

【主要功效】

活血化瘀，消癥散结，益气止痛。

【临证心得】

内异消方为李祥云教授治疗子宫内膜异位症而创制的经典方剂，具有活血补肾、祛瘀消癥之功，适用于子宫内膜异位症、子宫腺肌症、痛经、输卵管梗阻、盆腔炎、癥瘕积聚等。子宫内膜异位症属顽症，非一般活血化瘀药所能奏效，李祥云教授因此加入搜剔通络、破瘀散结之虫类药，以增强疗效。关于临证加减，气虚则加黄芪、党参；症状较重则加大水蛭用量；以痛经为主者重在祛瘀止痛，加血竭、乳香、没药、艾叶、白芷、羌活、独活、小茴香等温通祛瘀，理气止痛；月经不调或不孕者配合调经、助孕；有癥瘕结块则散结消癥，可结合桂枝茯苓丸，加鳖甲、海藻、海带等软坚散结，祛瘀消癥；如瘀久化热，李祥云教授常加用清热解毒之品，如蒲公英、紫花地丁、红藤、败酱草等。

6. 疏肝消胀方

【验方组成】

柴胡 9g	郁金 9g	预知子 12g	娑罗子 12g
橘叶 12g	橘核 12g	鹿角片 9g	

【药味解析】

疏肝气：柴胡辛散，疏肝解郁，宣畅气血；郁金辛苦寒，气味芳香，苦寒清降，辛香开泄，善凉血清心，行气解郁，祛瘀止痛，利胆退黄。二药配对，升降并用，肝脾同调，疏肝助升脾气，导积滞助肝气条达，相辅相成，共奏疏肝导滞、升清降浊之功。此外，柴胡升发少阳之气，透半表之邪外出，配郁金清心解郁、行气活血，以助柴胡通阳达郁，使郁于胸胁之阳气外达于四末，走趋于胃肠。

预知子味苦，性平，归肝、胃经，功能疏肝理气散结。娑罗子又名开心果，味甘，性温，归肝、胃经。功能疏肝理气，宽中和胃。临床多用于肝胃气滞所致的胸闷胁痛、胃痛腹胀，以及妇女经前乳房胀痛等病症。李祥云教授常将本组药物用于女性经行前后乳房胀痛的治疗。

橘核味辛、苦，性平。功能行气、散结、止痛，用于疝气痛、睾丸肿胀作痛。橘叶味辛、苦，性平。功能舒肝解郁散结，用于胸胁疼痛、乳房胀、乳腺炎等。二药配伍，疏肝消胀，软坚散结，对乳房胀痛、乳腺增生可以收效。

温肾阳:《神农本草经》记载:"鹿角，主恶疮痈肿，逐邪恶气，留血在阴中。"提示鹿角具有活血消肿之功效。后世医家发现鹿角还可温补肾阳、强筋壮骨，如《千金要方·食治》提到鹿角能"益气力，强骨髓，补绝伤"。《本草经疏》云:"鹿角，生角则味咸气温，惟散热，行血消肿，辟恶气而已。咸能入血软坚，温能通行散邪，故主恶疮痈肿，逐邪恶气，及留血在阴中，少腹血结痛，折伤恶血等证也。肝肾虚，则为腰脊痛，咸温入肾补肝，故主腰脊病。气属阳，补阳故又能益气也。"因此，鹿角具有温补肝肾、强健筋骨、行血消肿的功效，可用于肾阳不足、乳痈初起、瘀血肿痛、阳痿遗精、腰脊冷痛等病症。

【主要功效】

疏肝理气，温阳散结。

【临证心得】

本方为李祥云教授专为临床主诉有乳房胀痛，及体检发现乳腺增生的患者而设。乳腺小叶增生该病属中医学"乳癖"范畴。《外科真诠·乳癖》认为本病"总由形寒，加以气郁痰饮流入胃络，积聚不散所致"。本病皆系情志内伤，肝郁气滞，痰凝寒结而成，故一般治疗多采用疏肝解郁、调摄冲任、活血祛瘀、化痰散结之法。冲任二脉发起于胞宫，上循行于乳房，各种原因所致的肾虚引起冲任失调，气机不畅而郁，不通则痛，见乳房胀痛。乳腺增生病的本质是本虚标实，本虚表现为肾虚。李祥云教授认为部分患者表现为气血虚弱、寒痰凝结，证属阴寒，此时宜按"阴寒则气凝""温通则气行"的原则，应用温补气血、通阳开腠、化痰散结之法。方以温肾助阳药鹿角片为基础，配伍仙茅、淫羊藿、肉苁蓉、巴戟天。气血亏虚加用黄芪、熟地黄、当归温补气血，郁结甚者加三棱、莪术、桃仁、丹参、海藻、山慈菇活血通络、软坚散结。

7. 更年静心汤

【验方组成】

生地黄 12g	熟地黄 12g	制首乌 12g	麦冬 9g
知母 9g	黄柏 9g	黄芩 9g	肉苁蓉 12g
淮小麦 30g	煅龙骨 30g (先煎)	煅牡蛎 30g (先煎)	

【药味解析】

滋肾降火：知母、黄柏为临证常用的清热燥湿、滋阴降火药对。知母为百合科植物知母的干燥根茎。性寒，味苦、甘，入肺、胃、肾经，具有清热泻火、滋阴润燥的功效。黄柏为芸香科植物黄皮树（川黄柏）或黄檗（关黄柏、东黄柏）的除去栓皮的干燥树皮，性寒，味苦，归肾、膀胱经，具有清热燥湿、泻火除蒸、解毒疗疮的功效。

知母味甘性寒，能滋阴润燥，清热泻火，善治便秘、骨蒸潮热、虚烦不眠、消渴淋浊等症。《本草约言》称其："泻肾火，滋肾之水。润肺燥，清肺之金。退邪气不解之烦热，虚劳有汗之骨蒸……故肾虚火动而消渴烦渴，及虚火干肺而嗽者，皆当用之。"黄柏苦寒坚阴，沉阴下降，清热燥湿，善退虚热。故两药相配为伍，相互促进，相须为用，使滋阴清热退热。

润肺降燥：麦冬能起到滋阴润燥、益肺养肾的作用。中医认为，麦冬养阴生津，润肺清心，善于养肺胃之阴，亦可清心经之热，临床可用于肺燥干咳、虚劳咳嗽、津伤口渴、心烦失眠、内热消渴、肠燥便秘等。制首乌能固精益肾，健筋骨，有美髯之王的美誉。中医治疗须发早白，首选制何首乌。其味甘、苦、涩，性温，善入肝、肾之经，故能用于治疗肝肾亏虚所致的须发早白、腰膝酸软、筋骨不健等。

养心安神：淮小麦养心气，安心神而和肝气，配以甘草、大枣益心脾，和中缓急，仍遵从《黄帝内经》"肝苦急，急食甘以缓之"之旨，再加以滋补肝肾、调理冲任之品而取效。龙骨、牡蛎二者均有敛阴潜阳、镇惊安神、收敛固涩之功。龙骨甘涩性平，主入肝经，功擅镇惊安神，平肝潜阳，收敛固脱，在益阴之中能潜上越之浮阳。牡蛎咸涩性凉，入肝、肾经，长于重镇安神，潜阳补阴，软坚散结，在益阴之中能摄下陷之沉阳。二药伍用，调和阴阳，其镇惊敛阴潜阳、固涩止血止带之效更著。

【主要功效】

滋肾降火，润肺降燥，养心安神。

【临证心得】

本方是李祥云教授为绝经前后诸病而设的经验方，重在滋阴降火，收敛精气，补益肾气，调理阴阳。辨证为肾阳虚者，则用右归饮（《景岳全书》）加减，常加熟附子、川桂枝温煦阳气，振奋脏腑。溲频加覆盆子、益智仁，便溏加肉豆蔻、炒扁豆，关节疼痛加威灵仙、片姜黄，或选用二仙汤阴阳双调、补养冲任。

8. 灌肠方

【验方组成】

三棱 12g	莪术 12g	赤芍 9g	蒲公英 30g
苏木 9g	皂角刺 12g	露蜂房 9g	

【药味解析】

散瘀结：三棱、莪术二者均有破血行气、消积止痛之功效。三棱辛苦，功擅破血中之气，破血之力大于破气，破血以通经；莪术苦泄、辛散、温通，既入血分，又入气分，长于破气中之血，破气之力大于破血，破气以消积。二药相伍为用，其辛散、苦泄、温通之功效更显著。

清瘀热：蒲公英味苦、甘，性寒，归肝、胃经，功能清热解毒、消肿散结、利尿通淋，对于各种痈肿疔毒、热淋涩痛、湿热黄疸、咽痛等均可建功。

散痈肿：皂角刺为豆科植物皂荚的干燥棘刺，又名皂角针。其味辛，性温，归肝、胃经，功能消肿托毒、排脓、杀虫，适用于痈疽初起。蜂房，味甘，性平，归胃经，具有攻毒、杀虫、止痒，祛风止痛之功效。《本草从新》中记载蜂房不但能益肾温阳，而且可以解毒疗疮，消肿定痛，还能调理冲任。本品常用于攻毒杀虫，攻坚破积，为外科常用之品。

【主要功效】

活血化瘀，清热散结，消肿止痛。

【临证心得】

本方为李祥云教授为子宫内膜异位症、输卵管炎，盆腔炎性疾病设立的外用灌肠方，能够有效地改善黏膜炎症及盆腔包块情况。灌肠时可随症加减：带下量多色黄，加红藤、椿根皮；伴发热者，加紫花地丁、败酱草。本方具有清热解毒、活血消癥、行气止痛之功，适用于子宫内膜异位症、输卵管不通所致不孕症、盆腔炎症、肠粘连、盆腔内癥瘕肿块等。一般将导管插入肛门15cm左右，灌入温度适中的中药药液150mL，以保留时间超过1小时为宜（尽量保留而不要排出），灌肠时避免气体灌入，经期停止灌肠治疗。配合内服药一起应用，疗效更加理想。

五、常见月经病诊治

痛　经

本病常常发生在育龄期女性，系指行经期间，或者在月经期前后数日内，出现下腹部痉挛性疼痛，并伴有全身不适，严重影响日常生活。痛经的症状表现为：行经期下腹部呈痉挛痛或胀痛，可放射至腰骶部、大腿内侧及肛门周围。有些患者还出现背部痛、恶心、呕吐、腹泻、头痛及乏力。部分患者症状很重，需卧床数小时及数天，严重者甚至可发生晕厥。

痛经可按疼痛的程度分为三种。①轻度：有疼痛，但不影响日常活动，无全身症状，很少用镇痛药。②中度：疼痛影响日常活动，很少有全身症状，需用镇痛药，用药后有效。③重度：疼痛使日常活动及工作受到严重影响，全身症状明显，镇痛药效果不明显。

（一）中医认识

痛经，中医妇科称为"经行腹痛"，为常见病之一。本病早在东汉张仲景所著《金匮要略·妇人杂病脉证并治》中即有载述。历代医家对该病的病机、证候已有了相当的了解，认为多由劳伤气血、体质虚弱、气滞血瘀，或风寒之气外袭、伤及冲任等所致。

痛经按照中医辨证可分虚、实两大类。妇女在经期及月经前后，冲任二脉的气血较平时变化急骤，此时若有情志所伤或六淫为害，病邪与气血相干，以致冲任、胞宫的气血运行不畅，则"不通则痛"；或致冲任、胞宫失于濡养，即"不荣则痛"。实证多因气滞血瘀，或寒湿、湿热导致胞脉气血运行不畅而作痛；虚证多因气血不足或肝肾两亏，导致胞脉失于濡养而作痛。临床证型可分为气滞血瘀和气血不足两型。明代张介宾在所著《景岳全书·妇人规》中指出："凡妇人经行作痛，挟虚者多，全实者少，即如可按拒按及经前经后辨虚实，固其大法也，然有气血本虚而血未得行者，亦每拒按，故于经前亦常有此证，此以气虚血滞，无力流通而然。"

本病的病位在胞宫，即女子胞，属奇恒之腑。冲、任、督三脉同起于胞宫，一源而三歧，且妇科之病皆责之于冲、任、督、带，多归于冲任失调。冲脉为血海，又为十二经脉之海，任脉为阴经之海，所以胞宫的状况与全身的气血（尤其是阴脏气血状况）相关。气血充沛，气顺血和，经行畅通，自无疼痛之苦。若情志不舒、气滞血瘀或者寒凝血瘀，经血受阻而致胞脉运行不利，不通则痛；或素体亏虚，气虚血少，则经行不畅，不荣则痛。

中医治疗痛经基于辨证与辨病相结合的原则，不仅仅关注证，还要从痛经发生的机制出发加以治疗。对于功能性痛经应用古方加减治疗，疗效显著；对于器质性痛经也多有缓解症状之效。必要时可辅以西医治疗，中药既能减轻西药的不良反应，又能增强西药的疗效。

（二）西医认识

痛经可分为原发性痛经和继发性痛经。

原发性痛经是指患者出现月经周期性腹痛，但没有器质性病变。原发性痛经经常发生于有排卵的月经，因此一般在初潮后1～2年内不会出现症状或仅有轻度不适。严重的痉挛性疼痛多发生于初潮1～2年后的青少年女性，如初潮即出现规律性痛经或迟至25岁左右发生严重痛经，应考虑有其他异常情况存在。痛经大多开始于月经来潮时或阴道出血前数小时，常为痉挛性绞痛，历时0.5～2小时。在剧烈腹痛发作后，转为中度阵发性疼痛，约持续12～24小时，经血外流畅通后疼痛逐渐消失，亦偶有疼痛至卧床2～3天者。疼痛部位多在下腹部，重者可放射至腰骶部或股前内侧区。约有50%以上患者伴有胃肠道及心血管症状，如恶心、呕吐、腹泻、头晕、头痛及疲乏感，偶有晕厥及虚脱。原发性痛经常在分娩后自行消失，或在婚后随年龄增长逐渐消失。

继发性痛经是指病人经检查发现盆腔器官有病变者，常因病变临床表现不明显而误诊为原发性痛经。因此对痛经始于初潮后3年以上者，应考虑继发性痛经的可能，从而进一步检查。青年女性继发性痛经的较常见原因为子宫内膜异位症，同时要考虑子宫肌瘤、盆腔炎症性疾病、子宫腺肌病、子宫内膜息肉和月经流出通道梗阻等。它与原发性痛经症状极为相似，如果患者有进行性痛经或子宫内膜异位症家族史（母亲或姐妹中有患此病者），应早做腹腔镜检查以明确诊断，及早进行积极治疗，以保存生育能力。

继发性痛经常伴有其他妇科症状，如性交困难、排尿困难、异常出血、子宫肌瘤及不孕等。原发性痛经与继发性痛经相比，常在月经来潮后即开始，而疼痛特点并无明显不同，因此原发性痛经的诊断只有在排除了器质性病变后才可确认。原发性痛经最常见于 20～30 岁女性，发病率随着年龄的增长逐渐下降，而继发性痛经却逐渐增多。

针对原发性痛经的病因还不完全清楚，也没有特效疗法，故多采用综合性措施，主要是对症治疗，即缓解疼痛。可选用一般的镇静、解痉、止痛药物，也可选用前列腺素抑制剂及激素类药物，对于部分痛经患者还可采用宫颈扩张术。多数患者往往不能治本。

对于继发性痛经，其关键在于治疗原发病。应根据可引起痛经的不同疾病，给予相应的治疗。如子宫腺肌症引起的痛经多采用丹那唑、GnRH 等药物治疗，或采用手术。这些方法存在不良反应多、难以完全治愈的问题，且临床疗效存在个体差异。此外手术治疗的复发率很高，且会在一定程度上影响生育。

（三）李祥云教授诊治经验

1. 辨病辨证，审因论治

李祥云教授在临床治疗痛经过程中首先明确辨病，即先从西医角度明确诊断原发性或者继发性痛经，从而确定治疗方向。原发性痛经多去追溯患者幼年生活习惯，寻找可能引起冲任"不通则痛""不荣则痛"的病因。若不避生冷、久居湿地、饮食寒凉等，多有寒凝经脉的病理基础；若情志不遂，郁郁寡欢，肝气不疏等，多有气滞血瘀的表现；饮食不规律，刻意减肥，体重减轻，四肢不温等，多存在气血亏虚的表现。继发性痛经则根据发病原因审因论治。如子宫内膜异位症或者盆腔炎引起的经行腹痛，李祥云教授多以内异消方为基础方，以活血化瘀、消瘤散结

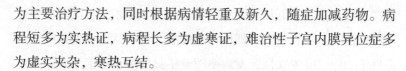

为主要治疗方法，同时根据病情轻重及新久，随症加减药物。病程短多为实热证，病程长多为虚寒证，难治性子宫内膜异位症多为虚实夹杂，寒热互结。

2. 寒热并用，阶段用药

《素问·至真要大论》云："寒者热之，热者寒之。"又云："治热以寒，治寒以热。"李祥云教授治疗多数较轻症患者，可以通过中医辨证明确寒热属性，因而采用对因治疗，即可取得疗效。由于临床疾病病因、病机复杂，患者体质各有差异，单用寒性或热性药难以达到驱邪治病之功。在继发性痛经中，子宫内膜异位症或者慢性盆腔炎等发病原因多样，病情机制复杂，非简单寒热可以达病本。故李祥云教授根据多年临床经验，总结出了独特的寒热并用法。寒热并用法虽源自《内经》，但李祥云教授临床多有发挥，对于子宫内膜异位症患者以肾虚为本的情况，多治以补肾温阳，温通血脉则多用巴戟天、附子、肉桂、桂枝、干姜等温热之品。同时考虑子宫内膜异位症的病理机制类似于肿瘤播散、种植特征，并且激发机体炎症因子，故而同时选用蒲公英、紫花地丁、半枝莲、重楼、白花蛇舌草等清热解毒类药物，兼治"癥瘕"特征，临床改善疼痛症状，缩小病灶，取得很好的疗效。

虽然寒热之药必须同用，但是在月经周期不同阶段，李祥云教授依然会针对月经周期阴阳属性的变化随期加减。经行期多用温通药物，以达到活血、通经、止痛的目的，常用附子、艾叶、小茴香、吴茱萸等增强活血化瘀之功。非经期常在内异消方的基础上增加清热解毒的药物，配伍消瘤散结的药物，缩小病灶。

3. 反药配伍，经方止痛

李祥云教授在治疗痛经及伴有消化系统不适的患者时，多用附子与半夏配伍。关于附子与半夏的配伍使用问题，《中国药典》

中明确指出附子不宜与半夏同用，二者属于"十八反"中所载的配伍禁忌，然而古今医家对此多有异议。有调查表明，附子与半夏的配伍使用频率几乎占反药同方配伍的一半，而二者临床配伍的使用最早见于被尊为方书之祖《伤寒杂病论》中的附子粳米汤、赤丸及竹叶汤中。

《伤寒杂病论》云："腹中寒气，雷鸣切痛，胸胁逆满，呕吐，附子粳米汤主之。"本条乃中焦虚寒并水饮内停的腹满证治。脾胃阳气虚弱，不能运化水湿，寒饮留滞肠胃，所以雷鸣切痛；寒气上逆则胸胁逆满、呕吐，《素问·举痛论》所云"寒气客于肠胃，厥逆上出，故痛而呕也"即为此义。总为阳虚寒盛、饮阻气逆之证，故用附子粳米汤散寒降逆、温中止痛。方中附子温中散寒以止腹痛，半夏化湿降逆以止呕吐，粳米、甘草、大枣补益脾胃。

"寒气厥逆，赤丸主之。"腹痛乃因阳虚阴盛、寒饮上逆所致，该病既有寒又有水气，治当散寒止痛、化饮降逆，方用乌头温散独盛之寒以止痛，半夏降泄逆上之气以止呕，二者相反相激，同用以攻坚积、去沉寒，此为妙哉！

《神农本草经》称附子"主风寒咳逆邪气，温中，金疮，破癥坚积聚，血瘕，寒湿踒躄，拘挛膝痛，不能行走"。《名医别录》称"疗脚疼冷弱，腰脊风寒，心腹冷痛，霍乱转筋，下利赤白，坚肌骨，强阴，又堕胎"。前者"破癥坚积聚，血瘕"，后者"堕胎"，破瘀通血的作用可谓一目了然。古人用附、桂的目的，主在破瘀逐血，开结通痹，非止后人所谓温阳散寒。说到附子则不得不提到肉桂。《神农本草经》云其"主上气咳逆，结气，喉痹，吐吸，利关节，补中益气"，《名医别录》则治"心痛、胁风、胁痛，温筋通脉，止烦出汗"，且"能堕胎，坚骨节，通血脉"。古人在辨证论治时以辨病为前提，治病则每有主药，凡大证而有瘀血者必投以附、桂，体质之辨则在其次。

中医理论认为寒性收引，寒瘀关系密切，寒侵易致瘀阻，如《素问·调经论》"寒独留则血凝泣，凝则脉不通"。然而当瘀结成为器质性病变后，即上升为主要矛盾，寒邪就易位为从属病机。附子、肉桂在此更多用于活血化瘀，并且可以统领活血、破血、通络之药味组合。

古人因半夏味辛辣、麻舌而刺喉将其列为有毒中药。现代药理研究表明，其含有的草酸钙针晶、凝集素蛋白可引起黏膜或组织的刺激性炎症反应，中毒的靶器官主要是肝、肠和肾脏，但一般不会引起各脏器明显的病理形态学改变。附子历来被列为大毒之品，其毒性主要作用于中枢神经系统、心脏和肌肉组织，药效也体现在强心、抗炎、镇痛等方面。故有学者认为，附子本身主要活性成分既是毒理成分也是药理成分。体现了"有病病受之，无病人受之"的思想。针对腹冷痛、胃脘不适的情况，李祥云教授在处方中应用附子温阳破血通脉，同时配伍半夏和胃降逆，符合经方附子粳米汤与赤丸立意思想，故而临床效如桴鼓。

4. 疏肝调心，用药归经

李祥云教授调经多注重情志因素对月经的影响，尤其是痛性疾病。妇人行经期气血由阳转阴，由满而溢，肝肾精血外溢冲任胞宫，月经来潮。患者平素气血不足，肝肾阴虚，或肝气郁结，值逢经期，肝血下注，经脉涩滞不畅，影响冲任气血流畅，故而出现经行腹痛。肝气横逆，克土伤脾，清气不升，浊气不降，腹泻呕吐，中气不运，故而伴随消化系统表现。临床治疗勿忘疏肝养肝，解郁调气，多采用柴胡、郁金、预知子、娑罗子、白芍、白术等。

《黄帝内经》云："诸痛痒疮，皆属于心。"王冰注："百端之起，皆自心生，妇科各种痛痒疮疡生于心也。"因此对妇科痛症，从心论治多可达病本。李祥云教授温补心阳多以桂枝、甘草配伍；清心安神多丹参、檀香配伍，取法丹参饮；养心降气多采用半夏、竹茹、茯苓配伍，取法温胆汤，从而改善痛经患者的消化不适症状。

5. 灌肠疗法，增强疗效

李祥云教授创制痛经灌肠方，针对盆腔炎患者灌肠取得很好的疗效。中医灌肠疗法应用历史悠久，自张仲景在《伤寒论》中记载"导"法治疗阳明病以来，历代医家都非常重视灌肠疗法的应用。灌肠疗法的作用部位在大肠，其理论基础主要基于大肠生理功能以及手阳明大肠经与手太阴肺经的相互络属关系。《素问·灵兰秘典论》中说："大肠者，传道之官，变化出焉。"大肠具有传化糟粕、吸收部分水液的功能，为传道之官，在病理状态下通过灌肠泻下可消除积滞，排泄热毒，引邪外出，以此起到治疗作用。

（四）验案分析

1. 痛经（卵巢囊肿）

吴某，女，27岁，已婚。2011年7月23日初诊。

主诉：痛经加重1年，欲生育二胎。

现病史：患者13岁月经初潮，每次行经都伴随少腹隐痛，时轻时重。2006年妇科超声检查发现双侧卵巢多囊样改变。曾于2009年剖宫产一男孩。目前孩子两岁，欲生育二胎。2010年底复查超声发现左侧卵巢囊肿，直径25mm×20mm，目前随访中。平素善太息，乳房胀痛，畏寒肢冷，四肢倦怠，腹满纳少，遇冷则少腹隐痛不适，大便溏薄。近几个月出现经行腹痛症状加重，每月行经均有腹痛，故而求诊中医以备孕二胎。刻下患者舌质暗淡，边有齿痕、苔薄白，脉沉弦细。

月经史：13，6～7/35[①]，量少，痛经，伴有乳房胀痛、腰酸、四肢不温，末次月经2011年6月23日—2011年6月30日。

生育史：1-0-0-1[②]，曾于2009年剖宫产一男孩。

辅助检查：外阴已婚式，阴道无异常，宫颈轻糜，宫体前位，正常大小，后壁触及结节。附件检查左侧触及鸡蛋大小块物，右侧（-）。

中医诊断：痛经。证属肝郁气滞，寒凝经脉，瘀血阻滞。

西医诊断：痛经，卵巢囊肿？

治法：活血化瘀，温经通脉，散寒止痛。

处方：

丹参12g	牡丹皮12g	当归9g	川芎6g
熟地黄12g	红花9g	桃仁9g	延胡索12g
川楝子12g	香附12g	泽兰9g	泽泻9g
苏木9g	羌活9g	独活9g	艾叶6g
小茴香6g	娑罗子12g	橘叶9g	橘核9g
白芷9g	川乌9g		

二诊（2011年7月29日）：患者2011年7月28日行经，腹痛明显减轻，畏寒减轻，大便成形，舌苔薄白，脉细。

---

① 月经史：包括初潮年龄、月经周期及经期长短。本案患者初潮13岁，持续6～7天，周期30天。

② 生育史：包括足月产、早产、流产及现存子女数。本案患者1次足月产，无早产，无流产，现有1个孩子。

治法：益气补血，活血化瘀，温经通脉，散寒止痛。

处方：

党参 12g	黄芪 15g	熟地黄 12g	丹参 12g
牡丹皮 12g	当归 9g	川芎 6g	香附 12g
延胡索 12g	川楝子 12g	红花 9g	桃仁 9g
川乌 9g	羌活 9g	独活 9g	白芷 9g
狗脊 12g	杜仲 12g		

三诊（2011 年 8 月 19 日）：患者服药后腹痛明显改善，末次月经 7 月 28 日—8 月 3 日，量中等，无乳房胀痛，无腰酸。舌苔薄，脉细。目前自测基础体温已经升高 4 天。

治法：补肾益气，填精固本，助阳化气。

处方：

黄芪 12g	党参 12g	龟甲 18g (先煎)	鹿角胶 9g (烊化)
紫河车粉 9g (冲服)	菟丝子 12g	熟地黄 12g	肉苁蓉 12g
枸杞子 12g	胡芦巴 12g	巴戟天 12g	红花 9g
香附 12g	当归 9g	肉桂 3g	鸡血藤 15g
紫花地丁 30g	皂角刺 12g		

四诊（2011 年 8 月 30 日）：患者末次月经 7 月 28 日，今日月经过期，自测尿妊娠试验阳性。双侧小腹隐痛，腰酸，神疲乏力，舌苔薄，脉细。

治法：补肾益气，固摄安胎。

处方：

党参 10g	黄芪 10g	白术 10g	白芍 10g
黄芩 9g	苎麻根 10g	菟丝子 12g	续断 10g
桑寄生 10g	狗脊 10g		

随访患者 2012 年 2 月顺产 1 子，母子平安。

按语：

本案患者初潮即出现痛经，检查未见器质性病变，并且已经生育一个孩子，故而痛经和卵巢囊肿的关系值得探讨。虽然西医诊断不是特别明确，但是中医辨证可以因人而异发挥，辨证审因而治。

李祥云教授了解病情后，发现患者长期郁郁不乐，性格内向，无器质性疾病，且有生育史，痛经无法缓解，因此判断患者长期的痛经多由情绪引起。肝主疏泄，心主神志，疏泄不畅，气机瘀滞，不通则痛。《素问·至真要大论》的"病机十九条"中提到"诸痛痒疮，皆属于心"，其中"心"既指"血肉之心"又指"神明之心"。因此治疗当从神志、情绪入手。

本案患者治疗重在"从心论治"。"痛属于心"的病机可以从心主血与心主神志这两个主要层面进行分析。心为阳中之太阳，而主血脉，心之阳气具有推动和保持血流在脉中周流不息并濡养全身的功能。且心主胞宫，"胞脉者，属心而络于胞中"，如心之阳气鼓动气血之力不足，可致冲任气血涩滞不行而致"不通则痛"；气血运行不畅，营血失于布散，冲任胞宫失于濡养，而致"不荣则痛"。"不通"与"不荣"均是由于心主血的功能失常所致，故诸痛多属于心。心藏神为君主之官，《灵枢·天年》云："血气已和，荣卫已通，五脏已成，神气舍心。"《素问·五常政大论》曰："其发痛，其脏心。"后代医家王冰释义为"痛由心所生"，更进一步从心的"寂""躁"揭示了痛痒与心神机能状态的紧密联系。他说："心寂则痛微，心躁则痛甚，百端之起，皆自心生，诸痛痒疮，故属于心。"

李祥云教授初诊时，治疗上基于《黄帝内经》从心而治的理论，少阴心肾相通，心主血脉，肾主生殖，用活血化瘀之法通少阴之脉，用温阳散寒之法祛少阴之寒。处方采用桃红四物汤、丹参饮、金铃子散、四逆汤加味治疗。其中四逆辈要药附子是纯阳之体，生附子具有大毒，经过炮制后毒性大大减弱。生附子色白，肺在色为白，所以偏于走上，回阳救逆效果非常强。而炮附子毒性减弱，药力也变得缓和。炮附子色黑，肾在色为黑，所以更偏于走中焦和下焦，尤其是走下焦而温元阳，所以补肾阳、温中阳多用炮附子，而救逆多用生附子。附子生品及其几种炮制品具有显著的镇痛活性，其镇痛的作用机制可能与介导中枢阿片受体有关，实验通过敲除阿片受体基因和使用纳洛酮可以减弱其镇痛作用，温阳作用增强，但是药性过于行散。服药后患者痛经症状改善，进而增加益气补血之法，防散血耗血之弊，排卵期改为补肾助阳化气之法，有助于优势卵泡生长。本患者仅仅三诊后即成功妊娠。

2. 痛经（子宫肌腺症）

陆某，女，25岁，已婚。2017年11月10日初诊。

主诉：痛经进行性加剧已6年。

现病史：患者近6年来经行腹痛，进行性加剧，每次经前即出现腰骶部酸痛，经行时腰部以下有冷感，腰酸，少腹冷痛，难以正常上班工作，需要卧床保暖方可缓解。经行色黯红，多血块。患者近1年来伴有性交痛，婚后2年未孕，经过超声检查发现子宫增大，诊断为子宫肌腺症。患者平时烦躁易怒、情绪不稳定，非经期也常常出现眩晕头胀，肛门坠胀，腰酸乏力。苔薄，脉细小弦。

月经史：13，4/30，经量多，色黯，夹血块。末次月经11月1日，4天净。

生育史：0-0-0-0。

辅助检查：外阴已婚式，阴道无异常，宫颈轻糜，宫体后位，正常大小，活动。后穹隆触及多个黄豆大小结节，触痛（＋），附件（－）。

中医诊断：痛经，不孕症。证属寒凝冲任，胞宫瘀阻，癥瘕内聚。

西医诊断：子宫腺肌症，原发性不孕。

治法：活血化瘀，温经散寒，消瘤散结。

处方：

当归 12g	川芎 6g	附子 6g (先煎)	桂枝 3g
香附 12g	川楝子 12g	鸡血藤 15g	淫羊藿 15g
三棱 9g	莪术 9g	路路通 12g	土鳖虫 12g
肉苁蓉 12g	菟丝子 12g	苏木 9g	夏枯草 12g
浙贝母 9g			

嘱中药多煎 150mL，睡前保留灌肠，经期停用灌肠。

二诊（2017年12月12日）：患者服药后头晕腰酸症状有所改善，怕冷畏寒缓解，末次月经2017年12月5日—2017年12月8日，痛经程度较前减轻，腰膝酸软，神疲乏力，基础体温上升迟缓，2017年12月1日（经前期）B超：子宫57mm×53mm×44mm，子宫肌层回声不均，子宫内膜9mm，左卵巢大小20mm×30mm×30mm，右卵巢大小21mm×29mm×30mm，提示子宫腺肌症。苔薄，脉细。

治法：补肾调冲，活血化瘀，消瘤散结。

处方：

熟地黄 12g	巴戟天 12g	锁阳 12g	龟甲 18g (先煎)
鹿角胶 9g (烊化)	当归 12g	川芎 6g	附子 6g (先煎)
桂枝 6g	香附 12g	桃仁 9g	红花 9g

土鳖虫 12g　　　莪术 9g

三诊（2018 年 3 月 12 日）：患者坚持服药和灌肠治疗，末次月经 2018 年 2 月 1 日—2018 年 2 月 5 日，少腹坠胀减轻，腰膝酸软改善，基础体温缓慢上升，带下色白，舌淡，苔薄，脉细。

治法：补肾调冲，活血化瘀，消瘤散结。

处方：

三棱 9g	莪术 9g	赤芍 9g	丹参 12g
牡丹皮 12g	香附 12g	土鳖虫 12g	路路通 9g
夏枯草 12g	苏木 9g	附子 9g（先煎）	淫羊藿 15g
肉苁蓉 12g	菟丝子 12g。		

按上述三诊方药随证加减变化调理，至 2018 年 5 月 22 日，基础体温高相 17 天，测尿 HCG（＋），随访孕期顺利，经剖宫产，母子平安。

按语：

子宫腺肌病是指子宫肌层内出现子宫内膜腺体和间质，在激素的影响下发生出血，肌纤维结缔组织增生，形成了弥漫性病变或局限性病变。本病确切发生机制尚不清楚，城市职业女性多发，可能与精神紧张劳累或受免疫功能影响等因素有关，所以称为妇女现代病。

中医无子宫腺肌病的病名，依据其有痛经、性交痛、月经不调、不孕、盆腔结节的临床表现，归属于"痛经""月经不调""癥瘕""不孕"范畴。

《诸病源候论》云："妇人月水来腹痛者，由劳伤血气，以致体虚，受风冷之气客于胞络，损伤冲任。"《景岳全书·妇人规》云："瘀血留滞作癥，惟妇人有之，其证则或由经期，或由产后，凡内伤生冷，或外受风寒，或恚怒伤肝，气逆而血留，或积劳积弱，气弱不行，总有血动之时，余血未尽而一有所逆，则留滞日积而渐以成癥矣。"说明肝郁气滞、寒湿凝滞、冲任损伤等都是形成子宫腺肌症的病因。

本案患者有进行性痛经史，表明瘀血内阻的存在；眩晕头胀、烦躁易怒乃为肝气不疏、肝阳上亢之证；肛门坠胀、腰酸乏力为肾气亏虚、中气下陷之证。B超提示子宫腺肌症，妇科检查可及触痛结节。因此整体辨证属肾虚肝郁，瘀阻气滞，血滞胞宫，中气不升。

肾为天癸之源、冲任之本、气血之根，与胞宫相连，患者肾虚肝郁，情怀不畅，冲任不充，不摄精成孕，故婚后无嗣。治疗以补肾调冲为主。

3. 痛经（盆腔炎）

叶某，女，31岁，已婚。2017年12月29日初诊。

主诉：经行腹痛2年余。

现病史：患者婚后渐渐出现经行腹痛，疼痛伴有腰酸怕冷，需要热敷缓解。婚后两年开始备孕，半年时间仍未成功，每于精神紧张时痛经更加明显。因平素月经周期不规则，30～60天一行，遂赴某保健院进行相关检查。性激素六项与甲状腺激素检查未见特殊异常。行子宫输卵管造影（HSG）检查示：左侧输卵管通而不畅，右侧输卵管闭塞宫角。患者始终坚持外院中医补肾调经治疗1年余，月经尚可规律来潮，但一直未能受孕，经介绍慕名而来李祥云教授门诊求治。即刻HSG读片：右侧输卵管未显影，左侧输卵管造影剂残留，通而欠畅。刻下：月经周期的第7天，少腹右侧胀痛，手足不温，腰酸，乳房胀痛，大便正常，胃脘不适，胃纳可。舌苔薄白，脉细。

月经史：13，7/30～60。量少，色红，伴有少量血块，经行腹痛，腰酸，乳房胀痛。末次月经 2017 年 12 月 22 日，7 天净。

生育史：0-0-0-0。

辅助检查：外阴已婚式，阴道无异常，宫颈尚光。宫体为前位，偏右侧，大小尚可。附件右侧增厚，伴压痛酸胀；左侧（－）。

2016 年 5 月 16 日外院检查：FSH：4.4IU/L，LH：11.1IU/L，E_2：569pmol/L，孕酮：26.4nmol/L，睾酮：1.7nmol/L，PRL：16.3mIU/L，TSH：1.7808mIU/L。

2017 年 6 月 24 日 B 超检查：子宫：46mm×36mm×43mm，子宫内膜：11mm，左侧卵巢：25mm×15mm，右侧卵巢：24mm×18mm。

中医诊断：痛经。证属瘀热阻滞，冲任不调，胞脉不畅。

西医诊断：盆腔炎（输卵管不通），不孕症。

治法：破血化瘀，理气通络，攻坚散结，和胃益气。

处方：

紫花地丁 30g	红藤 30g	败酱草 30g	蒲公英 30g
丹参 12g	牡丹皮 12g	路路通 9g	鸡血藤 30g
香附 12g	赤芍 9g	三棱 9g	莪术 9g
皂角刺 12g	水蛭 12g	土鳖虫 12g	乳香 6g
没药 6g	威灵仙 12g	浙贝母 9g	姜半夏 9g
煅瓦楞 30g(先煎)	黄芪 12g	党参 12g	穿山甲粉[1]5g(冲服)

嘱口服药多煎 150mL，睡前保留灌肠。

二诊（2018 年 1 月 12 日）：患者腹胀腰酸症状仍有，月经第 7 天复查性激素水平：FSH：5.89IU/L，LH：5.3IU/L，E_2：60pmol/L，

---

[1] 在 2020 年版《中国药典》中，穿山甲未被收录，此处仅作参考。

孕酮：0.7nmol/L，睾酮：1.09nmol/L，PRL：226.06mIU/L，TSH：2.02mIU/mL，抗心磷脂抗体（＋），白介素 –2：245.3ng/L。

治法：温阳益气，破血化瘀，清热止痛。

处方：

附子 9g (先煎)	肉桂 6g	淫羊藿 30g	杜仲 15g
肉苁蓉 12g	党参 12g	黄芪 12g	土茯苓 30g
金银花 12g	蒲公英 30g	生甘草 6g	丹参 12g
牡丹皮 12g	路路通 9g	鸡血藤 30g	红藤 30g
败酱草 30g	香附 12g	赤芍 9g	三棱 9g
莪术 9g	水蛭 12g	土鳖虫 12g	蜂房 9g
穿山甲粉 5g (冲服)			

三诊（2018 年 1 月 26 日）：患者测量基础体温呈双向型，今日体温下降，经水将行，右下腹明显疼痛，有刺痛感，乳房胀痛 7 天，腰酸，胃脘不适，胀满疼痛，畏寒四肢不温，夜寐安。舌苔薄白，脉细。

治法：温阳益肾，行气止痛，化瘀通络，和胃。

处方：

当归 9g (先煎)	川芎 6g	熟地黄 12g	红花 9g
桃仁 9g	丹参 12g	牡丹皮 12g	益母草 30g
苏木 9g	川牛膝 12g	凌霄花 9g	鬼箭羽 12g
附子 9g (先煎)	杜仲 15g	小茴香 6g	陈皮 9g
大腹皮 9g	香附 12g	延胡索 12g	川楝子 12g
姜半夏 9g	煅瓦楞 30g (先煎)		甘松 9g

四诊（2018 年 2 月 9 日）：末次月经 2018 年 1 月 26 日，6 天净。量中等，色鲜红，夹小血块，经行腹痛较前改善，腰酸、乳房胀痛均有缓解。刻下畏寒，胃脘不适于服药后明显缓解，大

便调，夜寐安。经前 5 天查 B 超提示子宫内膜 13mm，月经净后复查子宫内膜 5mm。

治法：破血化瘀，温肾散寒，通络止痛，和胃益气。

处方：

丹参 12g	牡丹皮 12g	路路通 9g	鸡血藤 30g
红藤 30g	败酱草 30g	香附 12g	赤芍 9g
三棱 9g	莪术 9g	黄芪 12g	淫羊藿 30g
肉苁蓉 12g	水蛭 12g	土鳖虫 12g	紫花地丁 30g
皂角刺 12g	附子 9g (先煎)	桂枝 6g	姜半夏 9g
煅瓦楞 30g (先煎)		甘松 9g	

五诊（2018 年 3 月 9 日）：患者测量基础体温上升 16 天，无特殊不适症状，舌苔薄白，脉细滑。急查尿妊娠试验：（+）。胃纳可，大便畅，夜寐安。

治法：益气补肾，安胎。

处方：

党参 9g	黄芪 9g	炒白芍 9g	炒白术 9g
杜仲 12g	续断 12g	黄芩 9g	苎麻根 12g
南瓜蒂 15g			

医嘱：①继续测量基础体温。②预防感冒。③随访血绒毛膜促性腺激素，孕酮水平。④如有腹痛或者阴道出血及时就诊。

六诊（2018 年 3 月 30 日）：停经 64 天，今行 B 超检查：宫内妊娠，孕囊大小 41mm×24mm×39mm，胚芽 17mm，测及胎血管搏动。血 HCG：272600mIU/mL；孕酮：76nmol/L。无特殊不适。

治法：益气补肾，安胎。

处方：

党参 9g　　　黄芪 9g　　　炒白芍 9g　　　炒白术 9g

杜仲 12g　　续断 12g　　　黄芩 9g　　　苎麻根 12g

南瓜蒂 15g

随访患者足月顺产，母子平安。

按语：

盆腔炎是由致病菌引发的女性生殖器官感染性疾病，主要致病菌有G⁺和G⁻细菌、支原体以及真菌。分析感染途径，我们认为可能与下列因素有关。①不洁性行为和经期性交因素：这种因素比较普遍，多发生于青年和中年女性。当性关系混乱时易发生性传播疾病，如临床较常见的淋病、梅毒等；另外，经期性交给致病菌的入侵提供了感染的机会，最终导致盆腔炎发生。②邻近脏器感染扩散因素：外科急性化脓性阑尾炎及胃肠穿孔等并发的泛发性腹膜炎可直接引起盆腔炎。③妇科各种手术后并发因素：常见于人流和取放宫内节孕环后。由于手术器械和手术区域性消毒不严密以及术者操作时造成的局部组织损伤而并发感染。④其他因素：一些不良的生活习惯，如经期进行盆浴、游泳、卫生纸不洁和其他致病菌感染，经阴道上行入宫内继而发生盆腔炎。

本案患者于婚后渐渐出现经行腹痛，李祥云教授问诊时常常会提及是否有经期性生活这一问题，以判断盆腔炎发生的可能性。患者无特殊手术病史，仍然考虑可能是经期卫生不洁，造成盆腔炎症，因此诱发痛经，导致腹痛及输卵管粘连不畅。当然婚后求子心切，情绪不稳定会成为疼痛加重的诱发因素。

本案患者以李祥云教授治疗盆腔炎并发输卵管不通的经验方峻竣煎为基础进行辨证加减。用峻竣煎治疗输卵管梗阻总有效率达到83.16%。就治疗时间而言，一般以3个月为1个疗程，往往经过3～4个疗程的治疗即能够受孕，治愈者极少发生宫外孕。峻竣煎能破血化瘀，理气通络，攻坚散结，补肾益精，以攻为主，攻补兼施，其药物组成有三棱、莪术、路路通、穿山甲、赤芍、丹参、牡丹皮。其中三棱、莪术、土鳖虫能破血化瘀，穿山甲配路路通能理气通络，丹参配牡丹皮、赤芍能清热活血散结，乳香、没药、土鳖虫、水蛭增强活血、通络、散瘀之效，威灵仙配伍浙贝母软坚散结，党参配伍黄芪扶正固本，半夏配伍煅瓦楞和胃降逆。本案患者因长期少腹患侧疼痛并伴有全身畏寒症状，辨证考虑患者长期求医无果，所欲不达导致肝气不疏，气机郁滞，治疗中多采用香附、延胡索、川楝子疏肝理气。同时下焦阳气不足，寒凝经脉，胞宫气血凝滞不通，无以温通经脉，治疗以附子、肉桂、淫羊藿、肉苁蓉、小茴香、杜仲温阳散寒、益肾。针对患者抗心磷脂抗体阳性，李祥云教授经验药对金银花、生甘草配伍在本案患者也发挥作用。

李祥云教授治疗输卵管梗阻性不孕喜用虫类药水蛭、土鳖虫，以虫类之善行之性为用，通经活络，祛瘀止痛。穿山甲性走散，消癥排脓祛瘀，《本草经疏》载其"性走，能行瘀血，通经络，故又有消痈毒，排脓血，下乳，和伤，发痘等用"。因穿山甲珍贵稀有，故嘱患者以粉剂冲服或吞服，充分利用药物功效，以防水煎浪费有效成分。水蛭破血消癥，土鳖虫活血逐瘀，两药配伍，效力更强。穿山甲经现代药理研究发现其具有减低血液黏度、延长凝血时间、升高白细胞、消肿排痛等药理作用。本案患者成功自然妊娠证明辨证用药准确，故可以直达病所，改善输卵管粘连状态。

4. 痛经（盆腔结核，子宫肌瘤）

洪某，女，34岁，已婚。2019年4月23日初诊。

主诉：反复下腹痛，经行加重 6 年。

现病史：患者 2013 年因肺结核并发结核性胸膜炎、右肾结核、盆腔结核，于 2014 年和 2015 年分别进行抗结核治疗。期间反复下腹痛，经期加重，痛经得热不减。自结婚 5 年来未避孕未孕。2017 年检查输卵管造影提示：双侧输卵管近端梗阻。2017 年 9 月和 2018 年 5 月两次试管婴儿均未成功受孕，紧接着发现既往子宫小肌瘤增大至 4cm，超声报告子宫肌瘤最大 45mm×41mm，伴有宫腔内高回声 6mm×5mm。患者平时多梦，睡眠不佳，面部痤疮，右下腹时有刺痛，小便无力感。舌苔薄，脉细。

月经史：12，4/30，量少，色黯红，无痛经，无乳房胀痛、腰酸；末次月经 2019 年 4 月 3 日，4 天净。

生育史：0-0-2-0。2005 年和 2009 年曾行 2 次人流术。

既往史：患者 2013 年因肺结核并发结核性胸膜炎，右肾结核，盆腔结核于 2014 年和 2015 年分别进行抗结核治疗。现胸部 CT 提示右肺体积缩小，左侧胸膜增厚，局部钙化。右肾多发低回声。

辅助检查：2017 年 6 月 15 日超声：双侧卵巢多囊样改变。

2017 年 6 月 19 日检查：LH：8.14IU/L，FSH：6.78IU/L，E_2：88.16pmol/L，睾酮：0.87nmol/L，孕酮：0.32nmol/L，PRL：6.39ng/mL。

西医诊断：痛经，肺结核，盆腔结核？子宫肌瘤，多囊卵巢？

中医诊断：痛经，癥瘕，肺痨。证属冲任瘀阻，癥瘕积聚，痨病互结。

治法：补肾活血，调冲通络，止痛抗痨。

处方：

枸杞子 12g	熟地黄 12g	肉苁蓉 12g	菟丝子 12g
淫羊藿 30g	制首乌 12g	红花 9g	香附 12g
当归 9g	肉桂 3g	鸡血藤 15g	鳖甲 15g (先煎)
牡丹皮 12g	丹参 12g	赤芍 9g	皂角刺 12g
胡芦巴 12g	夏枯草 12g	桃仁 9g	桂枝 6g
泽漆 12g	百部 15g	鹅管石 15g	功劳叶 15g

建议行子宫内膜诊刮，明确病理；复查超声。

二诊（2019 年 5 月 3 日）：末次月经 2019 年 5 月 2 日，至今未净，经量少，色黯红，少腹坠胀感。4 月 28 日外院复查 B 超：子宫 65mm×95mm×57mm，子宫内膜 10mm，左壁 58mm×56mm×53mm，右侧壁 12mm×2mm，前壁 40mm×23mm×24mm。右卵巢 25mm×23mm×24mm，左卵巢 28mm×13mm×15mm，内见 31mm×13mm×13mm 混合结构。外院建议进行手术治疗，患者惧怕手术，仍想保守治疗。舌苔薄白，脉细。

治法：补肾活血，消瘤散结，调冲止痛，抗痨。

处方：

三棱 9g	莪术 9g	土鳖虫 12g	夏枯草 12g
苏木 9g	巴戟天 12g	菟丝子 12g	肉苁蓉 12g
乳香 6g	没药 6g	血竭 6g	水蛭 12g
土鳖虫 12g	桂枝 6g	桃仁 9g	牡丹皮 12g
丹参 12g	鳖甲 15g (先煎)	泽漆 12g	百部 15g
鹅管石 15g	功劳叶 15g	浙贝母 9g	威灵仙 9g
重楼 15g			

嘱药物多煎煮灌肠 150mL，睡前灌肠。口服穿山甲粉 5g，每日 1 次。

三诊（2019年6月18日）：患者坚持服药和灌肠治疗，末次月经6月4日，4天净，痛经未作，经量少，色黯红，舌苔薄，脉细。2019年6月17日复查B超：子宫69mm×51mm×48mm，子宫内膜9mm，子宫右前壁肌层低回声57mm×54mm×48mm，其余肌层多个低回声。右侧卵巢30mm×27mm×19mm；左侧卵巢34mm×20mm×27mm，内见弱回声19mm×17mm×12mm、13mm×13mm×10mm。子宫肌层占位较前缩小。患者自觉精神转佳，体力恢复，腹痛未作，故而逐渐情绪稳定。坚持保守治疗。

处方：

党参12g	黄芪15g	三棱9g	莪术9g
土鳖虫12g	夏枯草12g	苏木9g	巴戟天12g
菟丝子12g	肉苁蓉12g	乳香6g	没药6g
血竭6g	水蛭12g	土鳖虫12g	桂枝6g
桃仁9g	牡丹皮12g	丹参12g	鳖甲15g（先煎）
泽漆12g	百部15g	鹅管石15g	功劳叶15g
浙贝母9g	威灵仙9g	重楼15g	蝉衣6g。

按语：

本案患者既往有肺结核及盆腔结核病史，并且经过两次抗结核治疗，目前检查盆腔及子宫发现包块。虽然影像学诊断无法明确子宫肌瘤、卵巢囊肿的具体性质，但是结核的诊断仍然不能排除。

盆腔结核是生殖道常见的炎症之一，全世界每年约有800万新发病例，其中腹盆腔结核发病率为0.1%～0.79%。尤其是在发展中国家和不发达国家，每年约两万人死于结核病。盆腔结核是一种少见类型的肺外结核，约占肺外结核的11.90%。近年来，随着全球结核病发病率的升高，女性盆腔结核的发病率也呈明显上升趋势。本病好发于育龄期女性，是肺或其他器官结核灶的继发病变，主要源于结核杆菌的血行传播感染，其次是直接蔓延。临床类型以输卵管结核最为常见，占85%～95%，且以输卵管壶腹部最多。据统计，慢性输卵管炎中5%～10%是结核性输卵管炎，其病变范围广，常常累及多个部位，临床表现复杂、缺乏特异性，病情隐匿，临床易造成误诊，且当病变形成包裹后，全身抗结核治疗效果差，给治疗带来困难。

盆腔结核患者全身中毒症状（如午后低热、盗汗等）多不明显，临床表现缺乏特异性。局部主要表现为腹痛、腹胀、腹部包块、不孕及月经改变，妇科检查多数有盆腔包块，大多为囊性，活动受限，部分患者有腹水征。老年患者往往表现为附件肿块伴腹水，常误诊为卵巢癌。患者CA125大多升高，且CA125还可作为观察结核活动以及治疗反应的指标。由于该疾病目前缺乏特异性的诊断手段，因此既往病史对于诊断尤其重要。

对于既往结核病史，痛经的出现首先要考虑是否与此因素有关，李祥云教授治疗首先要注重消瘤散结，不忘配合杀虫抗痨治疗同步进行，虽然仅仅治疗一个月，患者子宫及盆腔包块均有缩小，因此再次考虑包块性质与结核可能存在很大关联。

关于处方用药，李祥云教授以活血化瘀、消瘤散结的内异消方为基础，同时增加了抗痨经验性用药百部、功劳叶、鹅管石、泽漆。

百部为百部科植物直立百部、蔓生百部或对叶百部的干燥块茎，性平而味苦微甘，归肺经。功能润肺止咳，灭虱杀虫。主治肺痨咳嗽及其他多种咳嗽，又治蛲虫病、头虱、体虱及荨麻疹等。百部类药材抑制结核杆菌的实验结果表明它们对结核杆菌的抑菌作用比较稳定持久。

泽漆又名猫儿眼睛草、五朵云、一把伞等，为大戟科草本植物泽漆的地上部分，以全草入药，全国大部分地区均产，以江苏、浙江产量较多。据《中药大辞典》记载，其味辛、苦，性凉，有毒。它长期以来作为民间草药，有化痰、逐水、消肿、散结、杀虫等功效，可治瘰疬、结核性瘘管。早在汉代时泽漆已被用于临床，如张仲景在《金匮要略·肺痿肺痈咳嗽上气病脉证治》中载有"咳而脉沉着，泽漆汤主之"，即以泽漆为主药治疗顽固性肺部疾患。

十大功劳叶的名称首载于清代的《本经逢原》，其云："枸骨一名猫儿刺，俗名十大功劳。"十大功劳叶主要化学成分为小檗碱，是苄基异喹啉生物碱中原小檗型的一种，临床用于治疗细菌性痢疾、伤寒、肺结核、流行性脑脊髓膜炎、肺囊肿、高血压、布氏杆菌病、急性扁桃体炎、上颌窦炎、口腔颌面部炎等症，服用治疗量相当安全，不良反应很小，长期服用未见任何不良反应。

鹅管石为海产腔肠动物树珊瑚科栎珊瑚的石灰质骨骼矿物或钟乳石的细长尖端部分，味甘，性温，善于温肺化痰，通乳。煅鹅管石易于粉碎，因其温肾壮阳力强，用于肾虚气喘、阳痿不举、肺寒久嗽、梦遗滑精、腰脚冷痹、乳汁不通。其中生品善于温肺化痰，通利乳汁，多用于肺虚咳喘、乳汁不下。醋淬鹅管石易于粉碎，温肾壮阳力强，多用于肾虚气喘，阳痿不举。

我国结核病发病率呈逐年下降趋势，而近几年下降率明显变缓，其中可能的原因是结核病的耐药性在增加，尤其是对利福平等一线抗结核药的耐药性明显增加。2017年耐药人数增加了约558000人，其中有82%耐药。此外，由于结核病患者常合并感染 HIV，从而导致近几年结核病死亡率也下降缓慢，甚至有抬头的趋势。中医药在治疗结核病的过程中，尤其是针对耐药性结核病，应当可以发挥更大的优势作用。内异消方活血化瘀、消瘤散结，配合中药抗结核治疗，对于目前难治性盆腔结核及相关并发症可以起到一定作用，值得进一步研究。

5. 痛经（情志起病）

杨某，女，34岁，未婚。2018年12月22日初诊。

主诉：经行腹痛6年。

现病史：患者自述近6年因工作压力较大，经常容易"上火"，常吃冷饮等凉性食物，因而逐渐出现经行腹痛。每次经行少腹疼痛，手足冰冷，保暖热敷后可以减轻。经前患者容易情绪急躁，面部出现痤疮，口舌生疮，大便干结，乳房胀痛，舌苔薄，脉细小弦。自述曾于外院行妇科超声检查，未见异常，故而就诊求助中医治疗。

月经史：13，6～7/40，量中，痛经，伴有乳房胀痛、腰酸。末次月经2018年11月20日。

生育史：0-0-0-0。

西医诊断：痛经。

中医诊断：痛经。证属肝郁气滞。

治法：疏肝理气，活血化瘀，温经止痛。

处方：

丹参 12g	牡丹皮 12g	当归 9g	川芎 6g
熟地黄 12g	香附 12g	延胡索 12g	川楝子 12g
红花 9g	桃仁 9g	小茴香 6g	炮姜 9g
白芷 9g	羌活 9g	独活 9g	艾叶 6g
阿胶 9g (烊化)	川椒目 6g	失笑散 9g (包煎)	

二诊（2019年1月4日）：患者服药后末次月经2018年12月30日—2019年1月3日，经量中等，经色红，无血块，本次月经期稍有腹痛，可以忍受，较以往数年明显改善，无腰酸。刻下患者便秘依旧，痤疮略好转，舌苔薄，脉细。

治法：补肾温肾，清肝泻火，润肠通便。

处方：

生地黄12g	熟地黄12g	川芎6g	白术9g
山药12g	香附12g	菟丝子12g	川楝子12g
鸡血藤15g	紫石英15g（先煎）	党参12g	黄芪15g
淫羊藿30g	胡芦巴12g	锁阳9g	山栀9g
龙胆草6g	肉苁蓉12g	柴胡9g	郁金9g
川楝子9g			

三诊（2019年2月15日）：患者末次月经2019年2月5日—2019年2月10日，经量中等色红，无血块，痛经未作。患者本月痤疮情况较以往明显改善，大便较前通畅，情绪较以往稳定，舌苔薄，脉细。

治法：补肾温肾，清肝泻火，润肠通便。

处方：

熟地黄12g	枸杞子12g	肉苁蓉12g	淫羊藿30g
胡芦巴12g	锁阳9g	菟丝子12g	红花9g
当归9g	肉桂3g	鸡血藤15g	山栀9g
龙胆草6g	柴胡9g	郁金9g	香附12g
川楝子9g			

随访：患者月经周期较以往改善，经行腹痛明显改善，经行前后诸证明显改善。

按语：

本案患者为年轻白领，平时工作压力较大，引起气血失常，痛经反复，"上热下寒"为该患者重要特征。原发性痛经的高发人群以年轻女性为主，尤以年轻女学生、女白领多见。《金匮要略·妇人杂病脉证并治》有云："妇人之病，因虚、积冷、结气……在下未多，经候不匀，令阴掣痛，少腹恶寒；或引腰脊，下根气衔，气冲急痛，膝胫疼烦。"据此条文来看，妇人之病的病机总不离"虚""积冷"与"结气"三条，而"经候不匀，令阴掣痛，少腹恶寒，或引腰脊，下根气衔，气冲急痛，膝胫疼烦"的症状则与痛经十分相似。这主要与年轻女性患者的先天禀赋不足、气血较为虚弱有关。加之当今社会竞争激烈，学习、工作压力大，年轻女性精神负担较重，饮食、休息等容易被自身忽视，常有饮食不节、劳逸失度、七情失和等病因存在，故导致此证发生。

月经周期用药在本案中有特征体现。初诊患者正值经行前，故用药以温经散寒、活血化瘀、行气止痛为主要方案，用药也以经验方活血顺经汤配伍胶艾汤、失笑散加减。经后期采用培元育卵方为基础，针对患者肝郁气滞，郁久化热，增加疏肝理气、清热通便药物作为平时治疗。按照"急则治其标，缓则治其本"，该方法即解决发病之本。排卵期以经验方补肾助黄汤为基础，补肾调经，温经活血，同时增加疏肝理气、解郁散结的药物为辅助。

经过周期治疗后，本案患者不但痛经改善，而且月经周期也更规律。这也更证明了李祥云教授的经验心得。调经之本，非在见血止血，见痛止痛，而应恢复正常生理周期，纠正阴阳平衡，将不协调的阴阳转化给予校正，如此必然起到治病治本的效果。

（五）其他疗法

1. 外治保留灌肠法

灌肠是将药物自肛门灌入，并保留在直肠或结肠内，从而达到治疗目的。李祥云教授常用经验方（灌肠方）对于子宫内膜异位症、输卵管炎、盆腔炎性疾病可以起到改善黏膜炎症、缩小盆腔包块体积、减轻粘连及相关疼痛不适等症状的作用。在临床使用过程中，也经常会采用将患者口服药多煎煮 150mL 进行保留灌肠治疗。这样可节约患者治疗成本，同时也可提高疗效。

现代生理学发现，大肠肠壁是一种具有选择性吸收与排泄的半透膜，具有很强的吸收能力。肠道给药时，药物溶于肠道分泌液中，然后透过黏膜而被吸收。药物在直肠内的吸收大部分可以绕过肝脏而直接进入大循环，避免了肝脏的首过效应，减少了药物在肝脏的代谢，也能防止胃肠消化液对药物的破坏，使药物的生物利用度提高。对于妇科疾病，中药灌肠不仅可以通过渗透作用直接到达盆腔组织发挥药效，还使肠道内的药物经直肠黏膜静脉丛吸收利用后增加盆腔内的药物浓度，进而发挥抗炎、消肿的作用，促进炎症、包块的吸收。因为灌肠疗法的独特优势，有研究者针对中药灌肠疗效进行系统评价，结果发现中药灌肠治疗慢性盆腔炎的疗效优于单纯口服中药。

操作方法：准备肛管条、灌注器或 50mL 注射器、夹子、纸巾、橡胶布和橡胶布同大的棉布。患者左侧卧位，双膝屈曲，使臀部移近床沿，将橡胶布及棉布垫于臀下。肛管前端涂肥皂水润滑，放出少量液体，排出管内气体，用血管钳夹紧，分开臀部，显露肛门，将肛管轻轻插入，松开夹子，固定肛管，徐徐注入灌肠药物。如有便意，应减慢注入速度，并嘱患者深呼吸，以减轻腹压。

注意事项：药量不超过 200mL，药液温度 39 ～ 41℃。肛管稍细。做保留灌肠前嘱患者排便，以清洁肠道，便于药物吸收。患者在晚间睡眠前灌入为宜，灌肠时臀部应抬高 10cm，使液体易于保留，采用左侧卧位为宜。插入肛管要深，约 10 ～ 15cm 左右，溶液注入要慢。拔出肛管后，应以纸巾在肛门处轻轻按揉，嘱患者保留 1 小时以上，以利药物吸收。

2. 针灸疗法

针灸对原发性痛经具有较好的治疗效果，对于改善难治性子宫内膜异位症的症状也有较好的疗效。在中医的阴阳、脏腑、经络理论指导下，根据辨证分型及临床症状，选取相应的经穴，以任脉、督脉、带脉为主，兼取肝、肾、脾、胃及膀胱经穴进行治疗。针灸治疗可以调动、激发人体内的精气，达到调整阴阳、扶正祛邪、疏通经络的目的。

主穴：

（1）气滞血瘀：中极、气海、三阴交。

（2）气血两虚：关元、足三里、血海。

（3）寒湿凝滞：命门、带脉、归来。

配穴：肾俞、次髎、地机、天枢。

据所辨之证型取主穴，酌加配穴。用 28 号（2 寸）毫针迅速破皮，然后沿皮下刺入 1.5 寸。关于针刺的方向，腹背部穴均向下，四肢穴均向上。然后施行提插加小捻转的补泻手法，气滞血瘀型则用泻法，寒湿凝滞型则用平补平泻手法，气血两虚型则用补法但刺激宜轻。留针 20 ～ 30 分钟，每隔 3 ～ 5 分钟运针 1 次。

温针艾灸：关元、足三里及归来可以用艾卷作温和灸 15 分钟。每日 1 次，不计疗程，以愈为期。

3. 食疗方法

（1）山楂桂枝红糖汤

【原料】山楂肉 15g，桂枝 5g，红糖 30 ～ 50g。

【做法及用法】将山楂肉、桂枝装入瓦煲内，加清水 2 碗，用文火煎剩 1 碗时，加入红糖，调匀，煮沸即可。

【功效主治】温经通脉，化瘀止痛。适用于寒性痛经。

（2）艾叶姜枣茶

【原料】艾叶 6g，生姜、大枣、红糖各 10g。

【做法及用法】生姜切片，大枣去核，加红糖煎。喝汤，吃大枣。

【功效主治】温经散寒，适用于寒性痛经。

（3）红花酒

【原料】红花 30g，米酒 1 瓶。

【做法及用法】①将红花放入玻璃瓶中，加米酒浸泡。②每日振摇 1 次，1 周后可饮。每次 10mL，每日 1 ～ 3 次，加红糖调服。孕妇忌用。

【功效主治】活血通经，祛瘀止痛，适于妇女经行腹痛、月经不畅等病症。

（4）玫瑰花茶

【原料】玫瑰花 15g。

【做法及用法】沸水冲泡代茶。

【功效主治】活血散瘀，理气解郁，适用于经期腹痛、胀痛。

（5）当归茶

【原料】当归 6g，川芎 2g。

【做法及用法】沸水冲泡代茶。

【功效主治】补血活血，适用于经期腹痛、体质虚弱者。

（六）注意事项

（1）体质方面：平日注意锻炼身体，增强体质。

（2）情绪方面：保持轻松、愉快的心情，了解本病的防治知识，消除不必要的恐惧和紧张情绪。

（3）饮食方面：经期前后尽量少吃寒冷或刺激性食物，尤其不可以吃冷饮。保持阴部清洁，经行前后注意保暖，勿食生冷，勿用冷水洗脚、洗阴部。服药期间亦忌食生冷。

（4）经期卫生：不可游泳，也不宜用冷水洗澡或清洗阴部。注意保暖，特别要注意小腹部的保暖。痛经时卧床休息，可以热敷下腹部。经期及经行前后绝对不可性交，经期不应妇科检查，尽量减少妇产科手术。对子宫位置不正常、子宫颈狭窄、阴道瘢痕等易致经血外流不畅或经血潴留的因素应及早纠正。经期避免重体力劳动及远距离骑自行车。有子宫内膜异位症者经期应使用会阴垫，慎用阴道塞。

（5）医疗方面：不在经前、经期或刮宫后进行输卵管通气、通液，或子宫输卵管造影术。进行人工流产术时，动作应轻巧，吸宫时应避免突然降低宫腔内负压。剖宫取胎或剖宫产时，应手术细致，保护好腹壁切口，防止由于手术而引起子宫内膜种植。

闭　经

月经停止 6 个月以上称闭经，它可以看作是妇科疾病的一种常见症状，也可视为是一项独立的疾病。通常把闭经分为原发性和继发性两类，前者是指女性年满 18 岁或第二性发育成熟 2 年以上仍无月经来潮者；后者是指曾有规律的月经周期，后因某种病理性原因而月经停止 6 个月以上者。根据发生的原因，闭经又可分为生理性和病理性两类，凡青春期前、妊娠期、哺乳期和绝经期后的停经，均属生理性闭经。因下丘脑－垂体－卵巢轴性腺和靶器官子宫任何一个环节发生问题，导致的闭经为病理性闭经。

（一）中医认识

1. 实证

（1）血瘀证

①气滞血瘀证：《万氏女科》云："忧愁思虑，恼怒怨恨，气郁血滞，而经不行。"因情志抑郁，肝气郁而不达，血行不畅，胞脉受阻，经水不得下行。现代医学认为长期精神压抑、紧张忧愁思虑、环境改变、过度劳累等因素刺激引起神经内分泌障碍，导致闭经。此多属下丘脑性闭经及垂体性闭经。临床表现为月经数月不行，胸胁胀满，乳房胀痛，小腹胀痛拒按，舌质紫黯有瘀点，苔白，脉沉弦。情志不遂，郁怒伤肝，环境改变，精神紧张，突然刺激，致肝气郁结，气机不畅，血滞不行，冲任胞脉受阻。或邪毒感染，气血阻滞，发为气滞血瘀证。治宜理气行滞，化瘀通经。方宜膈下逐瘀汤主之。

②寒凝血瘀证：因经期、产后余血未尽，受寒饮冷，寒邪乘虚入胞，血为寒凝，冲任受阻，胞脉阻滞而致闭经。现代医学认为此证可能因寒冷等因素刺激，通过大脑皮层影响下丘脑，致使副交感神经兴奋，致内分泌异常，而使卵巢、子宫功能失调。临床表现为月经骤然停止，数月不行，形寒肢冷，小腹冷痛拒按，喜热恶冷，舌淡苔白，脉沉弦细或沉迟。治宜温经散寒，逐瘀通经。方宜温经汤或少腹逐瘀汤主之。

（2）痰湿阻滞证：妇人肥胖多痰湿，或患痰湿病证，或脾阳不运，湿聚成痰，痰湿下注，脂、痰、湿阻滞冲任，壅塞经脉而致月经不行。现代医学认为此证多见于垂体功能减退，甲状腺功能不足引起内分泌失调，体液代谢障碍所致的闭经，与多囊卵巢综合征、高雄性激素血症、脑垂体肿瘤等病变有关。临床表现为月经数月不行，形体肥胖，胸脘满闷，呕恶痰多，神疲体倦，面浮肢肿，或带下量多，色白，质黏稠，舌淡苔白腻，脉滑。治宜豁痰除湿，活血通经。方宜苍附导痰汤主之。

2. 虚证

（1）肾虚证：《妇人良方大全》云："肾气全盛，冲任流通，经血既盈，应时而下，否则不通也。"多因先天禀赋不足，肾气未充，精气亏虚，天癸未充，或先天不足，精亏血少，任脉不通，冲脉不盛，遂成经闭。妇女先天发育不良，内分泌不足或失调，如脑垂体、卵巢功能不足，甲状腺、肾上腺功能亢进或低下，或席汉综合征，卵巢早衰等，多属此类闭经。临床表现为月经初潮应至而未至，或潮后复闭，伴头晕耳鸣，腰酸腿软，小便频数，婚久不孕，舌淡，苔薄白，脉沉细。治宜补肾益气，调养冲任。方宜加减归肾汤主之。

（2）阴虚血燥证：素体阴虚，或失血伤阴，或久病阴血亏耗，或劳骨蒸或辛燥伤阴，阴虚火旺，灼伤营阴，冲任亏虚，血海干枯，发为闭经。此证多见于盆腔结核、子宫结核等病。临床表现为月经由量少渐至经闭，形体消瘦，潮热，五心烦热，咽干口燥，面颊潮红，盗汗或骨蒸劳热，咳嗽唾血，舌红苔少，脉细数。治宜滋阴清热，养血通经。方用秦艽鳖甲散主之。

（3）血虚证：《叶氏女科证治》云："心为气血之主，而脾为气血之本也，若忧虑伤心，心气虚耗，不能生血，脾乃心之子，脾失所养，则不嗜饮食，绝生化之源矣。"此证多因失血过多，或劳伤心脾，大病久病之后，营养亏损，冲任空虚，血海枯竭，无血下达胞宫，而致经闭。贫血、营养不良、维生素或微量元素缺乏均可导致闭经。临床表现为月经闭而不行，面色不荣，头晕心悸，神疲乏力，苔薄白，脉细弱。治宜益气养血，调补冲任。方用人参养营汤或归脾汤主之。

3. 虚实夹杂证

（1）肾虚血瘀证：肾主骨，生髓，髓生血。肾虚则精血不足，冲任亏损，血海瘀阻，导致经闭。多见于宫腔粘连，证见月经后期量少，渐至经闭，或有多次流产史，伴腰酸腿软，头晕耳鸣，性欲淡漠，带下量少，或无，阴道干涩疼痛，目眶黑晕，面部色素沉着，舌淡暗，有瘀点，苔白少，脉沉细或沉涩。治宜益肾养精，活血调经。方用四二五合方加炒桃仁、红花主之。

（2）肾虚肝郁证：肾藏精，肝藏血，肝肾同源。若肾虚肝郁则冲任亏损，肝失疏泄，致闭经。多见于堕胎、多产、房劳。症见月经后期量少，甚至经闭，腰膝酸软，头晕耳鸣，郁郁不乐，胸闷，善叹息，多愁易怒，胸胁、小腹胀痛，带下量少，性功能欠佳，舌质黯红，苔薄白，脉弦细或沉弦。治宜益肾养血，疏肝调冲。方用逍遥散合六味地黄丸主之。

（3）肾虚宫冷证：肾阳虚衰，脏腑失于温养，精血化生之源不足，冲任气血亏虚，胞宫虚寒致闭经。多见于内分泌失调，卵巢功能低下等致闭经。证见月经后期，经血量少，色淡暗，挟有血块，小腹冷痛喜热，渐至经闭。面色少华，腰酸背痛，胞宫冷痛，带下清冷不孕，小便清长，大便溏薄，舌淡苔薄，脉迟无力。治宜温肾暖宫，散寒调冲。方宜温胞饮主之。

（4）阴虚血瘀证：月经停闭，头晕目眩，腰膝酸软，潮热心烦，失眠多梦，面部潮红，咽干口燥，溲黄便干，舌红有裂纹，或舌苔花剥，脉细数或细弦。多见于子宫发育不良，雌激素水平偏低，或无排卵。治宜养阴清热，化瘀通经。方宜一阴煎主之。

（5）肾虚痰瘀证：月经稀发，数月一行，继发闭经不孕，肥胖，多毛，嗜睡，乏力，腰酸，质淡胖，边有齿痕，苔薄白，脉细。多见于 PCOS Ⅰ型，基础体温偏低。治宜温肾化湿，涤痰通经。方用肾气丸合苍附导痰汤主之。

（二）西医认识

正常月经周期的建立与维持依赖于下丘脑 – 垂体 – 卵巢轴的神经内分泌调节，以及靶器官子宫内膜对卵巢性激素的周期性反应，如果其中一个环节的功能失调就会导致月经紊乱，严重时发生闭经。根据常见原因及病变部位，闭经可分为：影响下丘脑合成和分泌 GnRH 及生长激素，进而抑制促性腺激素分泌，导致性腺功能下降所致的原发性或继发性的闭经；下丘脑的泌乳抑制因子或多巴胺减少，GnRH 分泌不足所致的闭经溢乳综合征；下丘脑 – 垂体 – 卵巢轴的功能紊乱，LH/FSH 比例偏高，卵巢产生的雄激素太多，而雌激素相对较少所致的无排卵性多囊卵巢综合征的闭经；剧烈运动后 GnRH 分泌减少，运动员的肌肉 / 脂肪比例增加或总体脂肪减少使月经异常，进而导致的闭经；甲状腺功能减退，肾上腺皮质功能亢进，肾上腺皮质肿瘤等其他内分泌功能异常所致的闭经。具体如下：

1. 下丘脑性闭经

（1）功能性下丘脑性闭经（FHA）：是以 GnRH 脉冲释放受损为特征的非器质性的、可逆性的闭经，是继发性闭经的最主要类型，占 15% ～ 55%。按照诱因，FHA 分为 3 种类型：精神压力相关的闭经、体重减轻相关的闭经和运动相关的闭经。按照促性腺激素水平，FHA 分为促性腺激素正常型和促性腺激素低下型。

应针对诱因进行治疗。

（2）器质性下丘脑性闭经：罕见的下丘脑占位性病变可导致闭经。头颅 CT 或核磁检查可发现钙化或囊性病变，需要神经外科治疗。罕见的 Kallman 综合征发病率为 1/50000，该疾病为下丘脑－垂体神经元连接的先天缺如所导致，FSH、LH 注射的替代治疗或脉冲注射 GnRH，可恢复卵巢功能并可能妊娠。

2. 垂体性闭经

垂体性闭经为中枢性闭经，其中与妊娠相关的垂体损伤称为席汉综合征，与妊娠无关的则为西蒙兹病。空蝶鞍综合征由 Bosch 于 1951 年首先描述，为蝶鞍不完整或发育不全所致。淋巴细胞性垂体炎为自身免疫性疾病，临床罕见，多发生于妊娠妇女。

对席汉综合征的治疗应根据垂体功能受损的程度补充靶腺激素，行性激素替代治疗，防止性器官萎缩和骨质疏松，关于 ACTH 腺瘤的治疗，有蝶鞍扩大和垂体压迫症状者应首选手术治疗，切除肿瘤可缓解或消除症状。对于有严重并发症不能耐受手术的患者，选择放射治疗。轻症患者可选择药物治疗。单一促性腺激素缺乏症病因不明，对有生育要求者可用外源性促性腺激素促使卵泡发育和排卵，无生育要求者可行性激素替代治疗。

3. 高催乳素血症与闭经

高催乳素血症是下丘脑－垂体－卵巢轴功能失调所致的疾病，是闭经的常见原因之一，15% ～ 25% 的继发性闭经及部分原发性闭经的患者会出现高催乳素血症。高催乳素血症伴有正常月经及卵巢功能，为大分子 PRL 引起，应继续观察，不需治疗。多巴胺促效剂治疗高催乳素血症已有近 30 年历史，常用的药物是溴隐亭。麦角林是多巴胺受体激动剂，也是催乳素抑制剂，为溴隐亭的换代药物，抑制 PRL 作用更强而不良反应相对较少，作用时间也更长。若催乳素大腺瘤经多巴胺激动剂治疗后，血 PRL 正常而垂体大腺瘤不缩小，应重新审视诊断是否为非催乳素腺瘤或混合性垂体腺瘤，可考虑手术治疗。

4. 卵巢早衰与闭经

流行病学调查显示，卵巢早衰（POF）发生率为 1%，占继发性闭经原因的 2%～10%。治疗以恢复、保存、替代卵巢功能为主。

5. 多囊卵巢综合征性闭经

多囊卵巢综合征（PCOS）是育龄期妇女最常见的内分泌疾病，发病率约占育龄妇女的 5%～10%，占无排卵性不孕的 70%～80%。针对 PCOS 性闭经或月经稀发的治疗主要根据其年龄和对生育的不同需求而确定。对于有生育要求者则调整月经周期，诱导排卵，必要时应用辅助生育技术。对于无生育要求者可调整周期，注意对子宫内膜的保护。生活方式的调整是 PCOS 性闭经妇女的首选治疗方法，尤其是肥胖 PCOS 患者。合并胰岛素抵抗的高胰岛素血症患者首选二甲双胍。二甲双胍为双胍类口服降糖药，但应注意其胃肠道反应，有乳酸酸中毒发生的可能，对于合并高雄激素血症的 PCOS 性闭经患者，治疗前首先要确定高雄激素的病因及排除恶性肿瘤。

6. 子宫性闭经

在先天性无子宫或子宫发育不良，以及子宫内膜损坏或子宫切除的病例中，即使卵巢功能健全，性激素分泌正常，也无月经来潮。这种闭经的原因在于子宫，故又称子宫性闭经，属于真性闭经的一种。对于原发性闭经，先天性子宫缺如患者无法治疗，但对于先天性宫颈发育异常的患者可行手术治疗；对继发性闭

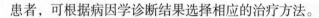

患者，可根据病因学诊断结果选择相应的治疗方法。

7. 体重异常与闭经

下丘脑－垂体－卵巢轴与体重的关系密切。进食障碍疾患导致的体重下降与月经稀发和停止排卵有关，体重低于正常体重10%～15%时月经周期停止，发生闭经。低体重可引起原发性或继发性闭经，可能因为神经性厌食症、神经性贪食症、过量运动（如运动员、舞蹈演员）或营养不良引起。低体重引起的闭经属于下丘脑性闭经，表现为低雌激素血症，血清促性腺激素正常或降低。适宜的脂肪含量是女性生殖功能发育的前提，研究发现肥胖也可以导致月经失调、无排卵、不育等。肥胖引起的闭经是由于无排卵造成的，体内雌激素水平高低不一，孕激素试验可为阳性，也可为阴性。

治疗：①增重对于低体重闭经的治疗作用：瘦素是能量平衡和反映身体成分的指标。在体重恢复过程中，瘦素水平的升高是生殖功能恢复的重要标志物。②减肥对于肥胖性闭经的治疗作用：减肥是治疗肥胖性闭经的首选方法，控制饮食、体育锻炼和改变生活方式是减肥的主要方法，治疗关键是建立良好饮食及生活习惯，长期坚持治疗。

随着医疗技术的日臻完善，阐明闭经原因、病理机制无疑是寻求预防、治疗闭经的关键所在。深入研究闭经的发生、发展规律，预防和治疗本病，提高女性生活质量，是国内外亟待解决的问题。近年研究发现中医药具有整体调节作用，能够通过多环节发挥其疗效，进而改善患者不适症状，且无明显不良反应，在治疗闭经的研究中也显示了可喜前景。

（三）李祥云教授诊治经验

1. 分辨虚实，切忌专攻

闭经有虚实之分，一般来说气滞血瘀、寒湿凝滞、火热偏亢者，均属实证，气血虚弱、阴虚内热、肝肾亏损者，属虚证。虚者宜补，实者宜攻，切忌不分虚实，李祥云教授认为闭经是经水不行，即一味专门攻下活血通经，犯虚虚实实之戒。人体必须脏腑安和，肾气充盛，血脉流通，气血充足，冲任脉通畅，月经才能来潮。反之，脏腑功能失调或脏腑虚损，阳气不振，气血不足，血海不能满盈则无血可下。若是气血凝滞胞脉，闭塞不通，可用攻下活血通经。所以对闭经应分辨虚实，虚者宜补，实者宜泻，辨证施治方可奏效。

2. 养阴益冲，釜底抽薪

月经为血，血属阴，闭经与阴液不足有很大关系。阴津不足影响气血的形成，而使冲任血海不能满盈。此外阴津不足则内热遂生，内热使阴津更亏，更影响血海冲任满盈。李祥云教授临床治疗大多数闭经者，一般先滋阴养血，兼以清热，待阴足血旺后经水会自行来潮。除经验方培元育卵汤外，滋阴清热方多效法近代名老中医刘奉五先生所创立瓜石散加减。其方药组成为全瓜蒌、石斛、麦冬、生地黄、玄参、牛膝、瞿麦、马尾连、车前子、益母草。本方可加用天花粉、枸杞子、知母等。原有内热一时难除，可略加清热之剂，使热清阴复，冲任得滋养，血海满盈，闭经得以治之。若热甚，影响肝之藏血，则应清肝泻火，方选龙胆泻肝汤，在治疗多囊卵巢引起的闭经、高雄激素血症、高催乳素血症时多有借鉴。如火热炽盛使血热沸腾，不能下注血海；又因热甚伤津，伤脏腑冲任，应急下清热，釜底抽薪，效法

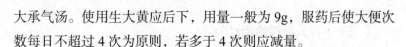

大承气汤。使用生大黄应后下，用量一般为9g，服药后使大便次数每日不超过4次为原则，若多于4次则应减量。

3. 精亏补味，血肉有情

古语云："形不足者补之以气，精不足者补之以味。"闭经若病程日久，精亏血少益甚，应补血肉有情之品。对于气血虚弱者，应用党参、黄芪、枸杞子、桑椹子、怀山药、棉花根、炒扁豆、熟地黄、何首乌、桂圆肉、黄精等药，但治疗中不可过用补气药，因气有余便是火，故益气中需与养阴补血药合用。对于精专者，应用鹿角粉、龟甲、阿胶、紫河车、羊肉、狗肉等血肉有情之品，使冲任得充，任督得养，精气生血，阴阳平衡，经血得以调节而来潮。在闭经患者的治疗中，必须使其排卵才能巩固疗效，为此李祥云教授还主张应用中药人工周期治疗。

4. 中西合璧，患者第一

在闭经的治疗过程中，李祥云教授在对闭经时间较长患者的治疗中常常搭配西药，如联合使用少剂量的雌、孕激素达到撬动关卡的作用，同时配合中药活血化瘀、因势利导的作用，往往可以使患者及早恢复规律性的阴阳变化。对患者而言可以避免长期使用激素的不良反应，相比单纯使用中药，患者能及早收获月经来潮的治疗效果，改善闭经相关不良心理情绪，对后期中医治疗打下良好基础，从而缩短疗程，减轻患者肝肾功能负担。用最少的药物起到最佳治疗结果，是李祥云教授立法的初衷。

（四）验案分析

1. 闭经（多囊卵巢综合征）

黄某，女，27岁，未婚，初诊于2018年10月6日。

主诉：月经稀发10年余，停经1年余。

现病史：患者形体偏胖，不爱运动，初潮后即月经稀发，经期少腹胀，疲劳明显。面部痤疮，经行下肢肿胀，带下增多。外院诊断为多囊卵巢综合征，伴有高雄激素血症。经过达英-35降低雄激素治疗，治疗期间半年，每月撤退性行经，经行量极少。后患者担心激素药物不良反应，停止服用激素而求诊中医。末次月经2017年6月，经行2日净（服达英-35后撤退性出血），经行后停经至今1年余。患者目前经常神疲乏力，带下量多，质稀薄，腰酸，怕冷，苔薄，舌质红，脉细。

月经史：16，7/30～1年余，量中或少，无痛经。

生育史：0-0-0-0。

辅助检查：2018年3月13日B超：子宫33mm×38mm×45mm，子宫内膜5mm。左卵巢：14mm×28mm×25mm，右卵巢：24mm×33mm×28mm。2018年3月14日，血内分泌激素：LH：2.08IU/L，FSH：3.79IU/L，E_2：27.24pmol/L，睾酮：0.35nmol/L，孕酮：0.16nmol/L，PRL：4.08mIU/L，AMH：10.27ng/mL。

西医诊断：多囊卵巢综合征。

中医诊断：闭经。证属脾肾亏虚，经血不足，痰湿内阻，冲任不畅。

治法：患者闭经时间过长，单用中药恐难以纠正，首先采用中西医结合方法进行初步治疗。中药以活血化瘀，温经通脉，引血下行，同时顾护补肾益精。

处方：

桃仁 9g	红花 9g	当归 9g	川芎 6g
附子 9g _(先煎)	桂枝 6g	川楝子 12g	熟地黄 12g
党参 12g	黄芪 12g	益母草 30g	川牛膝 12g
苏木 9g	鬼箭羽 12g	凌霄花 12g	龟甲 18g _(先煎)

鹿角胶 9g _(烊化) 石楠叶 12g　黄精 12g

加用西药补佳乐 1mg，达芙通 10mg，每日 2 次，共服 10 天。

医嘱：①测基础体温。②控制体重，减重，增加运动。③工作减压，勿熬夜，适当休息，充足睡眠，调整心情，情绪勿急躁、勿紧张。④饮食勿辛辣伤阴，运动增加后适当补充高蛋白等富含营养食品。

二诊（2018 年 11 月 3 日）：末次月经 2018 年 10 月 20 日，停补佳乐、达芙通 2 天后行经，6 日净，量多 3 天，色黯，夹血块，无痛经。疲劳，面部痤疮明显。苔薄，脉细。

治法：目前处于月经第 14 天，时属从阴转阳，当以补肾温肾、促排为首要任务。治以益肾填精，温肾助阳，补血养血。

处方：

生熟地黄 _(各) 12g	当归 12g	红花 9g	枸杞子 12g
肉苁蓉 12g	菟丝子 12g	淫羊藿 30g	党参 12g
黄芪 15g	胡芦巴 12g	石楠叶 12g	黄精 12g
附子 9g _(先煎)	桂枝 6g	土茯苓 30g	穭豆衣 12g
仙茅 9g	枸杞子 12g	桑椹子 12g	龟甲 18g _(先煎)
鹿角胶 9g _(烊化)	紫河车粉 9g _(冲服)		

三诊（2018 年 12 月 15 日）：月经未行，基础体温单相。服药后带下增多，二便正常，夜寐安，小腹作胀。苔薄，脉细。

治法：补肾益阴，养血活血。

处方：

黄芪 12g	党参 12g	附子 9g _(先煎)	桂枝 6g
菟丝子 12g	枸杞子 12g	淫羊藿 30g	黄精 12g
龟甲 18g _(先煎)	鹿角胶 9g _(烊化)	紫河车粉 9g _(冲服)	桑椹子 12g

怀山药 15g	山萸肉 12g	桃红 (各) 9g	益母草 30g
三棱 9g	莪术 9g	艾叶 6g	茵陈 30g
垂盆草 30g	苏木 9g	鬼箭羽 12g	凌霄花 12g
马鞭草 12g			

加用西药补佳乐 1mg，达芙通 10mg，每日 2 次，共服 10 天。

四诊（2018 年 1 月 12 日）：昨日自然行经，量不多，色先黯后渐红，夹血块，小腹作胀。面部痤疮，腰酸。苔薄，脉细。嘱本月起停服西药。

治法：疏肝理气，活血通经，益肾养血，佐以清热利湿。

处方：

经行服：

桃仁 9g	红花 9g	当归 9g	川芎 6g
附子 9g (先煎)	桂枝 6g	川楝子 12g	熟地黄 12g
益母草 30g	三棱 9g	莪术 9g	丹皮参 (各) 12g
川楝子 12g	杜仲 15g	狗脊 15g	党参 12g

经后继服：

生地黄 12g	熟地黄 12g	当归 9g	川芎 6g
香附 12g	菟丝子 12g	淫羊藿 15g	鸡血藤 12g
怀山药 15g	党参 12g	黄芪 15g	胡芦巴 12g
皂角刺 12g	土茯苓 30g	金银花 12g	生甘草 6g
龟甲 18g (先煎)	鹿角胶 9g (烊化)	紫河车粉 9g (冲服)	
稽豆衣 12g			

五诊（2019 年 2 月 9 日）：基础体温上升起伏，期中带下增多，拉丝状，少腹作痛。苔薄，脉细。

治法：养血和血，温肾助阳，疏肝行气。

处方：

生地黄 12g	熟地黄 12g	当归 12g	红花 9g
枸杞子 12g	肉苁蓉 12g	菟丝子 12g	淫羊藿 30g
鸡血藤 12g	肉桂 3g	党参 12g	黄芪 12g
桃仁 9g	益母草 30g	川牛膝 12g	丹皮参 (各) 12g
川楝子 12g	小茴香 6g	苏木 9g	凌霄花 12g

六诊（2019 年 3 月 9 日）：末次月经 3 月 4 日至今将净，量中，色红，无血块，无痛经。苔薄，脉细。测基础体温为双相型。

治法：养血疏肝，益气健脾，补肾填精。

处方：

生地黄 12g	熟地黄 12g	当归 9g	川芎 6g
香附 12g	菟丝子 12g	淫羊藿 15g	鸡血藤 12g
怀山药 15g	党参 12g	黄芪 12g	土茯苓 30g
金银花 12g	生甘草 6g	橘叶核 (各) 9g	龟甲 18g (先煎)
鹿角胶 9g (烊化)	紫河车粉 9g (冲服)	玉蝴蝶 3g	

七诊（2019 年 4 月 6 日）：基础体温上升良好，带下增多，痤疮散发。2019 年 3 月 6 日测血内分泌激素：LH：2.148IU/L，FSH：3.62IU/L，E_2：70pmol/L，睾酮：0.38nmol/L，孕酮：0.26nmol/L，PRL：2.98mIU/L。苔薄，脉细。

治法：补肾益精，健脾养血，活血通经。

处方：

生地黄 12g	熟地黄 12g	当归 12g	红花 9g
枸杞子 12g	肉苁蓉 12g	菟丝子 12g	淫羊藿 30g
鸡血藤 12g	肉桂 3g	党参 12g	黄芪 12g
龟甲 18g (先煎)	鹿角胶 9g (烊化)	紫河车粉 9g (冲服)	金银花 12g
生甘草 6g	土茯苓 30g	玉蝴蝶 3g	稆豆衣 15g

海螵蛸 15g　　生茜草 6g

八诊（2019 年 4 月 20 日）：基础体温双相良好，昨日行经，量不多，色黯，夹血块，少腹胀。苔薄，脉细。

治法：温经活血，疏肝理气。

处方：

经行服：

桃仁 9g	红花 9g	当归 9g	川芎 6g
附子 9g （先煎）	桂枝 6g	川楝子 12g	熟地黄 12g
益母草 30g	川牛膝 12g	苏木 9g	鬼箭羽 12g
凌霄花 12g	橘叶核 （各）9g		

经后继服：

生地黄 12g	熟地黄 12g	当归 9g	川芎 6g
香附 12g	菟丝子 12g	淫羊藿 15g	鸡血藤 12g
怀山药 15g	石楠叶 12g	黄精 12g	龟甲 18g （先煎）
鹿角胶 9g （烊化）	紫河车粉 9g （冲服）	赤芍 9g	丹皮参 （各）12g
川楝子 12g	土茯苓 30g	稽豆衣 12g	玉蝴蝶 3g

随访半年，患者基础体温双相，月经可以自行来潮，月经周期 35 天。经量中等。

按语：

本案患者体型肥胖，月经初潮始即月经周期不准，常延期而至，之后渐至闭经，诊断为多囊卵巢综合征（PCOS）。PCOS 是绝经前女性的生殖内分泌疾病，同时存在代谢障碍。全世界患病率占 6%～7%。肥胖可以引起内分泌系统的许多变化，损害了女性的生殖健康，且与 PCOS 密切相关。

PCOS 的诊断标准依据 2003 年鹿特丹国际会议制定的标准，满足以下 3 个条件中的 2 个即可确诊：临床或生化的高雄激素血症，排卵减少，多囊卵巢形态。多囊卵巢形态是指卵巢容量大于 10mL 或至少 1 个卵巢存在 12 个或更多直径为 2～9mm 的卵泡。根据标准，若无高雄激素的症状或指征，却有月经稀发及多囊卵巢形态的妇女也可以诊断为 PCOS。

高雄激素血症引起全身多处病理变化，如多毛症、痤疮等。多毛症是指雄激素依赖区域有过多毛发的存在，是最常见的高雄激素症状；痤疮也相对常见。但是秃头、男性化、失去女性第二性征及雄激素性赘生物等高雄激素的临床表现较为少见。除此之外，PCOS 患者经常存在胰岛素抵抗、腹型肥胖及相关的代谢病变。

肥胖可导致 PCOS 患者产生的雄激素增多，而腹部脂肪和脏器脂肪的积聚进一步导致了高雄激素血症的发生。在胎儿期或青春期前后，雄激素过多可能导致成年后胰岛素抵抗及代谢综合征的发生。PCOS 患者胰岛素抵抗的机制包括脂联素水平减低，而脂联素是脂肪组织分泌的胰岛素增敏剂，与雄激素水平直接相关。胰岛素抵抗导致代偿性胰岛素水平升高，即高胰岛素血症的发生。高胰岛素血症降低肝脏性激素结合球蛋白和胰岛素样生长因子结合蛋白 -1 的分泌，增加睾酮和胰岛素样生长因子到靶组织的获得性，刺激卵巢和肾上腺雄激素的分泌。内脏脂肪组织也分泌其他调节因子，如脂肪结合素和细胞因子可直接影响肾上腺和卵巢功能。因此可见，肥胖使 PCOS 病理性雄激素增多，导致胰岛素抵抗及高胰岛素血症的表现更为明显。

中医学中并不存在多囊卵巢综合征的病名，一般可归于闭经、崩漏、不孕、月经后期等范畴。李祥云教授在治疗 PCOS 患者时提出，本疾病是由于肾虚不足，孕育乏力，因而卵泡发育迟滞；而卵泡排出困难，又与肝郁气滞，疏泄不畅，痰湿内阻，互结胞宫有关。肾虚则卵泡难以生长，肝郁气滞则卵泡无法选择，痰湿阻滞经脉，闭塞胞宫，则卵泡无法排卵而出。所以在治疗中，提出"温煦益肾助卵泡发育，疏肝降火佐优势卵泡选择，清热燥湿化痰促卵泡排出"的治疗原则。

在治疗过程中要因人而异，根据病情轻重用药有所不同。本案用药从虚实标本着眼。患者闭经1年余，体虚经脉不能温通，寒凝胞宫，血海不能涌动，经血无以来潮，故治疗上采用两项治疗原则：

首先，中西结合，开启陈关。闭经日久的患者血海涩滞，瘀堵难以疏通。李祥云教授常为患者补充少量雌、孕激素，取法中医补肾温阳之意，同时配伍中药补肾填精，温经通脉，引血下行，可以起到及时开关、逐瘀通经的作用，李祥云教授常比喻为生锈的钟表需要润滑和开启复位，借助少量西药激素，为患者重启了阴阳变化周期，也为后续治疗打下基础。

中药采用经验方活血顺经汤加减，配伍附子、桂枝温肾散寒，益母草、川牛膝、苏木、鬼箭羽活血通经，同时以党参、黄芪益气养血，以滋化源。诸药合用，使经水得下。

其次，阴阳交往，促进转化。患者经过激素撤退并行经后，月经周期阴阳交替变化开始出现契机，因此重点任务是恢复月经周期并促排卵。经后期以滋肾育卵方为主加减治疗，排卵期以补肾助黄汤加减治疗，配伍肉苁蓉、菟丝子、淫羊藿、胡芦巴等以温肾助阳，枸杞子、桑椹滋养肾阴，更以龟甲、鹿角胶、紫河车粉等血肉有情之品补肾填精。调血时不忘肾虚根本，使肾气充盛，肝血得藏，血海充盈，月事得下。

2. 闭经（早发性卵巢功能不全）

李某，女，28岁，未婚。2018年11月9日初诊。

主诉：月经稀发2年，闭经5个月，检查发现卵巢早衰。

现病史：患者近两年因工作紧张，月经常常后期而至，有时候需要孕激素药物撤退行经，末次月经已经是 5 个月之前。11 月 5 日查激素水平提示卵巢早衰。FSH：177.60IU/L，LH：76.07IU/L，E_2：16mmol/L。之后服用雌、孕激素联合补充治疗已经 3 天，刻下：烦躁易怒，情绪易于激动，性欲淡漠，阴道干涩，夜寐尚安，胃纳一般。舌苔薄，脉细。

月经史：15，3～4/30～5 个月，量中，伴有血块，轻微痛经，伴有乳房胀痛、腰酸。末次月经 2018 年 5 月。

生育史：0-0-1-0。2014 年底因右侧腹痛伴有阴道出血，诊断为右侧宫外孕，经过保守治疗后，血 HCG 恢复正常。

辅助检查：2018 年 11 月 5 日 B 超：子宫 31mm×36mm×35mm，子宫内膜 2.5mm；左侧卵巢大小 13mm×12mm×10mm，内见卵泡大小 13mm×12mm×10mm；右侧卵巢大小 18mm×14mm×8mm。

中医诊断：闭经。证属肾精亏虚，肝郁气滞，冲任失调。

西医诊断：卵巢早衰。

治法：补肾疏肝，活血化瘀，通经。

处方：

当归 9g	川芎 6g	熟地黄 12g	红花 9g
桃仁 9g	丹参 12g	牡丹皮 12g	香附 12g
延胡索 12g	川楝子 12g	益母草 30g	川牛膝 12g
苏木 9g	鬼箭羽 12g	凌霄花 9g	三棱 9g
莪术 9g	柴胡 9g	郁金 9g	龟甲 18g (先煎)
鹿角胶 9g (烊化)		紫河车粉 9g (冲服)	

嘱其检查抗苗勒管激素。

二诊（2018 年 11 月 27 日）：患者经前复查 B 超：子宫 44mm×

41mm×41mm，子宫内膜 5mm。激素撤退后末次月经 2018 年 11 月 19 日，量少，检查 AMH：0.06mmol/L。但较以往激素撤退后经量增多，无痛经，舌苔薄腻，脉细。

治法：补肾活血，滋养冲任，疏肝调经。

处方：

枸杞子 12g	熟地黄 12g	肉苁蓉 12g	菟丝子 12g
红花 9g	香附 12g	当归 9g	肉桂 3g
鸡血藤 15g	龟甲 18g (先煎)	鹿角胶 9g (烊化)	紫河车粉 9g (冲服)
石楠叶 12g	黄精 9g	紫花地丁 30g	皂角刺 12g
败酱草 30g	陈皮 9g	大腹皮 9g	砂仁 6g (后下)
橘叶 9g	橘核 9g		

三诊（2019 年 2 月 22 日）：患者之后 2018 年 12 月和 2019 年 1 月两次服用雌、孕激素并且配伍初诊行经之法，末次月经 2019 年 2 月 4 日，3 天净，经量中等，无血块，无痛经，舌质淡，苔薄白，脉细。

治法：补肾滋肾，调补冲任，调经益冲。

处方：

枸杞子 12g	熟地黄 12g	肉苁蓉 12g	菟丝子 12g
红花 9g	香附 12g	当归 9g	肉桂 3g
鸡血藤 15g	龟甲 18g (先煎)	鹿角胶 9g (烊化)	紫河车粉 9g (冲服)
石楠叶 12g	黄精 9g	党参 12g	黄芪 15g
制首乌 12g	巴戟天 12g	阳起石 12g	女贞子 12g
旱莲草 12g	淫羊藿 30g	木香 9g	槟榔 9g
陈皮 9g	大腹皮 9g		

四诊（2019 年 3 月 15 日）：患者末次月经 3 月 11 日，自然行经，量偏少，色黯红，无血块，无痛经，舌质淡，苔薄白，脉细。

治法：补肾滋肾，调补冲任。

处方：

生地黄 12g　　熟地黄 12g　　川芎 6g　　　白术 9g

山药 12g　　　香附 12g　　　菟丝子 12g　　川楝子 12g

鸡血藤 15g　　紫石英 15g (先煎) 龟甲 18g (先煎) 鹿角胶 9g (烊化)

紫河车粉 9g (冲服) 党参 12g　　石楠叶 12g　　黄精 9g

黄芪 15g　　　制首乌 12g　　女贞子 12g　　旱莲草 12g

淫羊藿 30g

五诊（2019 年 5 月 14 日）：患者末次月经 4 月 11 日，月经第 5 天查基础性激素水平：FSH：73.34.60IU/L，LH：28.14IU/L，AMH：0.07mmol/L。巩固前期治疗，跟进补肾活血之法。

随访近 3 个月，患者均可不经激素治疗自然行经。

按语：

早发性卵巢功能不全（POI）是严重影响育龄期女性身心健康的常见生殖内分泌疾病之一，主要表现为原发性闭经或 40 岁之前继发性闭经，并伴有高促性腺激素以及雌激素水平低下等一系列围绝经期表现。引发卵巢储备功能下降、卵巢早衰的因素复杂，卵泡过早耗竭主要有三种原因：一种是卵泡闭锁比正常加速；一种是卵巢间质被破坏，还有一种是先天性卵泡就比常人少。手术、化疗药物、放射线及心理因素都可以引起正常卵巢组织发生不同程度的破坏，从而引起卵巢储备功能下降。POI 一旦发生，患者卵巢功能状态通常是不可逆的。

本案患者曾因宫外孕进行保守治疗。在宫外孕保守治疗的药物中，米非司酮由于具有良好的孕激素受体亲和力，能够拮抗孕酮的生物特性，具有抗孕酮作用，同时其还能够作用于下丘脑－垂体－卵巢－子宫。大量研究结果表明，其可直接作用于卵巢，抑制卵巢卵泡发育，促进卵巢颗粒细胞凋亡，加速卵巢残余卵泡的萎缩，进而导致闭经。患者宫外孕治疗后两年出现月经稀发，或许与药物治疗远期作用有关？

中医辨证治疗肾气充盛，天癸成熟，月经来潮而可有子，这标志着女性卵巢已成熟至可排出可受精卵泡。肾气日渐衰退，天癸日趋耗竭，月经渐闭绝，继而无子，则提示女性卵巢生殖功能的结束。肾虚是本病的根本病机，但与五脏也有密切的关系，关系较为密切的有心、脾、肝等。

本案治疗的主要原则为补肾益精，补肾助黄汤为基础加减用药。其中使用频率较高的经验药对为龟甲、鹿角胶和紫河车三味药。紫河车能直接刺激卵巢组织使 E_2 水平上升，同时亦能补充适量的女性激素，成为治疗卵巢早衰的必备中药。

经过中药治疗后，患者可不用激素替代疗法自然行经，表明中医在改善患者临床症状的过程中可以发挥一定作用。但是本案患者年龄较小，虽然使用中药治疗可以改善卵巢早衰的月经情况及相关症状，但是李祥云教授提示，若患者服中药达不到理想的依从性，仍然应当使用西药激素替代至绝经年龄。

（五）其他疗法

1. 针灸疗法

（1）取穴

第1组：百会、神庭、本神、中脘、天枢、关元、子宫、大赫、足三里、三阴交、太冲。

第2组：百会、肾俞、次髎、太溪。

（2）治法：两组交替使用。第1组患者取仰卧位，第2组患者取俯卧位，穴位局部皮肤常规消毒。百会、神庭、本神平刺

10～25mm；太冲向涌泉方向针刺10～25mm；肾俞、太溪直刺10～25mm；次髎向内下斜刺60～75mm，要求刺入第2骶后孔中；余穴直刺25～40mm。百会、神庭、本神仅捻转，其他腧穴予提插捻转以得气。双侧足三里、三阴交、次髎和肾俞连接电针，选用疏密波，频率2Hz/15Hz，电流强度以患者耐受为度。每次留针30分钟，隔日治疗1次，共治疗3个月经周期（闭经者则连续针刺3个月）。

2. 食疗方法

（1）肝肾不足

①鹿茸炖乌鸡

【原料】鹿茸10g，乌鸡250g（宰好）。

【做法及用法】将乌鸡杀后去毛及内脏，洗净，切成小块，与鹿茸一齐放入炖盅内，加开水适量，炖盅加盖，文火隔开水炖3小时，调味即可。随量饮用。

②党参枸杞子胎盘汤

【原料】枸杞子20g，党参30g，甘草3g，胎盘1/4个，瘦猪肉100g，生姜两片。

【做法及用法】将胎盘、猪肉分别洗净，切成小块，党参、枸杞子、甘草洗净，把全部用料一起放入锅内，加清水适量，武火煮沸后，文火煮2小时，调味即可。随量饮用。

③芝麻核桃糖

【原料】黑芝麻、核桃肉各250g，赤砂糖500g。

【做法及用法】将赤砂糖入锅加水适量，用文火煮至浓稠时停火。将黑芝麻、核桃仁炒熟，倒入糖内拌匀，然后倒入涂有熟茶油的瓷盘内，稍冷，用刀划分成条块即成。每次50～100g，每日2次。

（2）气血虚弱

①当归羊肉羹

【原料】当归、党参、黄芪各 250g，羊肉 500g，生姜、葱、酒适量。

【做法及用法】将当归、党参、黄芪装纱布袋内，扎好。加入适量水与羊肉焖炖至羊肉烂熟，除去药物，加食盐调味，食肉喝汤。

②首乌黄芪乌鸡汤

【原料】乌鸡肉 200g，制首乌 20g，黄芪 15g，红枣 10 个。

【做法及用法】将黄芪、制首乌洗净，用棉布袋装好，封口。红枣去核洗净，乌鸡肉洗净并去脂肪，切成小块。把全部用料一齐放入砂锅内，加清水适量，武火煮沸后，文火煮 2 小时，去药袋后，调味即可。随量饮用。

③羊肉粥

【原料】鲜羊肉 150g，大米 100g，食用油、葱、姜少许。

【做法及用法】将鲜羊肉洗净后切成薄片，大米淘净，姜、葱切细待用。将羊肉片、大米、姜、葱、盐一同入锅，加水适量，置武火烧沸，再用文火熬煮至熟即成。本品可作主食，每日 1 次，常食。

（3）气滞血瘀

①月季花汤

【原料】月季花 15g，红糖适量。

【做法及用法】将月季花用适量水煎汤，加入少量红糖，随量饮用。也可用等量月季花、玫瑰花，加适量冰糖泡酒服。

②川芎煮鸡蛋

【原料】鸡蛋 2 个，川芎 9g，黄酒适量。

【做法及用法】将鸡蛋、川芎入锅，加水 300mL 同煮。将鸡蛋煮熟后剥去壳，复置药物内，再用文火煮 5 分钟，加入黄酒。吃蛋饮汤。

③黑豆红花饮

【原料】黑豆 30g，红花 6g，红糖 30g。

【做法及用法】将黑豆去除杂质，洗净。黑豆、红花放入锅内，加清水适量，用武火烧沸后，转用文火煮至黑豆熟烂，除去黑豆、红花并留汁，加红糖搅匀即成。每日 2 次，每次服 1 杯。

④桃仁粳米粥

【原料】桃仁 10g，粳米 100g。

【做法及用法】先将桃仁捣烂如泥，加水研汁，去渣，再加入粳米煮为稀粥，食用。

⑤蚕沙酒

【原料】蚕沙 500g，60 度米酒 1000mL。

【做法及用法】将铁锅洗净，放炉火上烧干。再将蚕沙放锅内炒至微黄，之后置于玻璃瓶内，加入米酒，加盖密封，浸泡，一周后即可。每次饮 10mL，每日 2 ～ 3 次。适用于能饮酒的妇女。

（六）注意事项

（1）不可过度减肥，更不可大量服用减肥药来进行瘦身，很多女性由此而导致闭经，得不偿失。

（2）不可过度刮宫以及频繁接受人流术，做好避孕措施，并承担一定的责任。

（3）患者心情要保持乐观开朗，良好的心态是非常重要的，俗语说"人活精神头"，个人精神在很大的程度上影响着身体的

（4）注意个人卫生，尤其是经期卫生，不可在经期行房事。

（5）女性体质偏阴，故而不宜多食过凉、过寒的食物，不可直接食用冰箱中刚拿出来的食物。

（6）很多女性思想中还保留着讳疾忌医的错误观念，或者执意认为闭经是暂时的，不用治疗也会恢复痊愈。这种观念是绝对错误的，若不及时治疗闭经，子宫便会随时间而逐渐萎缩，治疗起来难度就更大，严重者会终生不孕，无论是对患者本人还是患者的家庭都是非常不幸的消息，故而不可轻视闭经，必须及时治疗。一般来说闭经的前三个月是最佳治疗时期。

崩　漏

崩漏是指经血非时而至。其中忽然大下谓之崩，又称为崩中或经崩；淋漓不断谓之漏，又称为漏下或经漏，二者同属于子宫不正常出血，常交替出现，也可相互转化，故统称为崩漏。本病是妇科常见病、多发病，可突然发作，也可由月经不调而来，由于常出现反复出血，因此易导致贫血，可严重影响女性健康及工作、学习等日常生活。

（一）中医认识

崩漏本为中医病名，其发病机理复杂，常因果相干，气血同病，多脏受累，属妇科难症、重症。

有关崩漏的中医记载，最早见于《黄帝内经》。《素问·阴阳别论》曰："阴虚阳搏谓之崩。"而《金匮要略·妇人妊娠病脉证并治》曰："妇人有漏下者，有半产后因续下血都不绝者，有妊娠下血者。"不难看出张仲景认为妇人下血常有三种情况：一是经血非时而下，淋漓不断；二是小产后继续下血不尽；三是妊娠下血，并伴腹痛。

本病发病机理主要是冲任二脉受损，不能制约经血，致使经血从胞宫非时而下。《诸病源候论》专立有"崩中漏下候"，指出"冲任二脉虚损，不能制约其经血，故血非时而下"，明确说明了本病病机。常见病因有血热、肾虚、脾虚、血瘀。

中医治疗崩漏以"急则治其标，缓则治其本"为原则，临床时应灵活掌握塞流、澄源、复旧三大法则。塞流是指迅速止血之意，常采用固气摄血之法；澄源是指正本清源，即求因治本，是治疗崩漏尤为重要的阶段，一般在止血之后，即血势得以控制之时便根据不同情况辨证论治，切忌不问原因概投寒凉或温补之药，或一味固涩而犯虚虚实实之戒；复旧是指固本善后，包括补肾、调肝、扶脾，因本病的根本原因是肾的阴阳失调，如本固则血自充，经血自调，故常用益肾固冲调经之法。治崩漏的三大法是统一的整体，既有不同又有联系，决不能截然分开。塞流需澄源，澄源为固本。治崩应提升固摄，不可用辛温之剂行血；治漏则应理气养血，切忌一味固涩。

（二）西医认识

异常子宫出血（AUB）分为几类，可按照不同病因首字母缩略词归纳为 PALM-COEIN。具体为：子宫内膜息肉（Polyp）、子宫腺肌症（Adenomyosis）、子宫平滑肌瘤（Leiomyoma）、子宫内膜恶变和不典型增生（Malignancy and hyperplasia）、凝血障碍（Coagulopathy）、排卵障碍（Ovulatory disorders）、子宫内膜局部异常（Endometrium）、医源性因素（Iatrogenic）、未分类（Not classifed）。

功能失调性子宫出血（DUB），又称为"功血"，属于一种常见的妇科疾病。因为女性下丘脑－垂体－卵巢轴调节机制异常，导致子宫异常出血，从而对女性的健康造成了严重的影响。根据排卵是否正常，功血可以分为无排卵性功血和排卵性功血。其中无排卵性功血及病情较重者，多归于中医月经过多、月经先期、经间期出血范畴；而排卵性功血多归于中医崩漏范畴。

无排卵性功血多见于青春期或围绝经期女性，月经周期无规律，经量多，经期长，或淋漓不尽。BBT正常，无双向改变，经过宫颈黏液超声检查确定无排卵，月经前3天内以及月经后6小时内的子宫内膜活检显示子宫内膜呈增生性改变，无分泌。

排卵性功血多见于育龄期女性，月经频发，卵泡期短，排卵正常。BBT呈不典型的双相特征，升高不明显，高相持续不足10天。子宫内膜活检显示分泌反应不足。

药物治疗为功能失调性子宫出血的首要治疗手段。现阶段最为常用的药物治疗方式为激素类药物治疗，其中以孕激素、雌激素治疗为主。

孕激素治疗就是对患者补充孕激素，从而对子宫内膜由增生期转为分泌期，在停药后会剥脱出血，临床上孕激素主要用于贫血程度较轻、长期淋漓不尽者的治疗。口服雌激素治疗也就是对患者给予大量的雌激素，从而促进子宫内膜的生长，对创面进行修复。临床上雌激素治疗主要用于青春期未婚女性以及贫血程度较重者的治疗。

临床上GnRH激动剂多用于功能失调性子宫出血的治疗。其机理主要为对垂体分泌促性腺激素进行有效的抑制，从而降低雌激素的分泌量，促进子宫内膜的萎缩，达到止血的效果。

临床上针对药物治疗效果不理想或者是患者对药物治疗不耐

受者，可选择非药物手段对患者实施治疗。现阶段临床上常用的非药物治疗方式，包括诊断性刮宫术、左炔诺孕酮功能释放系统、子宫内膜去除术以及介入治疗、子宫切除术等。

对于不同原因引起的异常出血，可以进行病因针对性治疗，因此排除器质性病变后的功能障碍性问题是中医药治疗的优势领域。

（三）李祥云教授诊治经验

1. 崩漏之病因

李祥云教授在治疗出血性月经病过程中，时常告诫我们切勿慌乱，仔细审因论治，切忌见血止血，从各种临床证据着手，详细询问病史，明确辨寒、热、虚、实，分清标本缓急，紧扣出血的原因，着重考虑脾、肝、肾三脏功能失常。

（1）脾气虚弱，统摄无权：《难经·四十二难》说："脾……主裹血。"脾之所以能统摄血液，是因为脾为气血生化之源。人体气血相依为用，所谓"气为血之帅""血为气之母""气行则血行""气滞则血凝"。只有气行才能摄血循经运行，周流不息，不致妄行。若脾气虚弱，正气匮乏，或失血过多，致气血两伤，则气失其统摄之权，血无所归，而致出血，宜用益气止血法治疗；脾阳虚衰，阴寒内盛，阳不统阴，阴血因而外溢，宜用温摄止血法治疗。

（2）肝气郁结，迫血妄行：肝藏血。王冰曰："肝藏血，心行之，人动则血行于诸经，人静则血归于肝藏。何者？肝主血海故也。"肝藏血功能失职，则易导致各种出血。肝气虚弱，收摄无力，益补肝气；肝木火旺，热迫血妄行者，治宜清热止血法；肝气郁结，则气滞血行不畅，瘀血壅滞经络，而溢血妄行，瘀血不去，新血不得归经，瘀血去，血自归经而无外溢，宜用祛瘀活血法；郁怒伤肝，气机逆乱，气逆则血亦逆而妄行，治宜调气止血法。

（3）肾气亏损，冲任失调：《素问·六节藏象论》云："肾者主蛰，封藏之本，精之处也。"《素问·上古天真论》云："女子七岁，肾气盛……七七，任脉虚，太冲脉衰少，天癸竭。"肾为先天之本，肾气不断充盈，而产生"天癸"，而月经就是肾气-天癸-冲任-胞宫相互作用的结果。若肾阴不足，肝失所养，水不涵木，则见阴虚阳亢，迫血妄行，宜用滋阴清热止血法治疗；肾阳虚衰，封藏不固，开合失司而冲任失守者，宜用温肾调经止血法治疗。

2. 崩漏之塞流

（1）补而塞之：崩，最早见于《素问·阴阳别论》，其云："阴虚阳搏谓之崩。"唐代医家王冰《黄帝内经素问》释："阴脉不足，阳脉盛搏，则内崩而血流下。"《竹林女科证治》中提出："阴虚阳搏成崩，病的根源在肾，而肾水阴虚不能济心涵木。"众多古籍文献表明崩漏之本在于虚。病程较短，则阴虚为主；病程较长，气随血脱，则气血亏虚更明显。因而崩漏之虚证以脾肾气虚为多。

固冲汤为补益冲任虚损之重要方剂，也是李祥云教授用于妇科多种经带漏下病症的主要方剂。人体子宫内膜在正常月经周期中可实现周期性的完全再生，其主要原因是子宫内膜基底层在月经时并不脱落。基底层的完整性、连续性在子宫内膜修复过程中可能起着类似真皮"模板"的重要作用，大量细胞、细胞因子及细胞外基质共同参与了子宫内膜的修复。血管发生对子宫内膜的有效修复及再生起到重要作用。固冲汤可以促进子宫内膜上皮细胞增殖，促进血管再生作用，参与子宫内膜修复的各个环节，恢复子宫内膜完整性，从而缩短月经出血时间。

《傅青主女科》说:"世人一见血崩,往往用止涩之品,虽亦能取效于一时,但不用补阴之药,则虚火易于冲击,恐随止随发,以致经年累月不能痊愈者有之。"直接指出塞流而不澄源之弊,失此即能贻害。清滋之品如生地黄、墨旱莲、女贞子、桑椹子、龟甲等常用之。

(2)凉而塞之:热扰血海,迫血妄行,致成崩漏。《素问·阴阳别论》云:"阴虚阳搏谓之崩。"《傅青主女科》说:"冲脉太热而血沸腾,血崩之为病,正冲脉太热也。"治宜清热凉血止血,药用地榆、大蓟、小蓟、侧柏叶、贯众炭、大黄炭等。

(3)温而塞之:崩漏见寒证者,患者出血时间长,血去过多,阳随阴耗,真阳无权。李祥云教授所选药物如赤石脂、艾叶、鹿角胶、炮姜炭等,均以温经养血、收涩止血为用。

(4)通而塞之:崩漏日久瘀滞未清,瘀血不走则新血不守,血不归经,以致出血不止。如专事塞流,往往愈塞愈流,出血更甚。正如《诸病源候论》所云:"凡崩中若小腹急痛,为内有瘀血,不可断之,断之终不断。""通因通用"是血瘀崩漏之治疗大法,去蓄利瘀,使血返故道,不止血而血自止。集祛瘀与止血功效于一身的药物如蒲黄、五灵脂、参三七、仙鹤草、莲房炭、血余炭、花蕊石等,使用当中病即止,不要过量。月经再次来潮时又可作为行经期中以通为塞的药物而使用。血管闭塞是子宫内膜修复不良的重要表现,血管活性药物可以改善子宫动脉和子宫内膜的血流,改善血供有助于增加子宫内膜厚度,从而增加子宫内膜的容受性及修复作用。活血化瘀类中药可明显减轻子宫炎症反应,改善血管结构,改善子宫内膜形态,恢复经期正常。

3. 崩漏之澄源

在治疗妇科血证时，李祥云教授认为不宜专事固涩，如一味用炭类药止血，往往不能收到预期效果，必须跟澄源清本结合才能取效。若子宫出血病程长，造成气血亏虚状态，而气血不足又无力摄血固脱，因此在止血的同时必须急速补血养血，补充脏腑濡养功能，才能预防再次出血。胶艾汤出自《金匮要略》，为妇科养血调经要方，临床上常用于妇女月经过多、妊娠腹痛、产后出血等病症，有补血、止血、调经安胎之功。李祥云教授常常在固冲汤基础上增加胶艾汤，意在增强止血之力，同时养血补血，澄源固本。

4. 崩漏之复旧

正所谓"复旧要求因"，不同的妇科血证需采取不同的复旧方法，只有这样方可增强疗效，促进病愈。崩漏复旧应以调周期为本。只有建立正常的月经周期，疾病方可言愈。否则，月经停闭时间久，出血量多，以至于反复发作，缠绵难愈。《傅青主女科》云"经水出诸肾"，补肾中药助力卵巢正常周期的恢复。李祥云教授在补肾调周期的治疗中推崇使用龟甲、鹿角胶，认为血肉有情之品最能补人不足。龟鹿二药对卵巢功能下降最有效果，因此在崩漏的治疗中起到复旧作用。

（四）验案分析

1. 崩漏（功能失调性子宫出血）

王某，女，34 岁，已婚，2018 年 7 月 10 日初诊。

主诉：阴道出血持续半年未净。

现病史：患者已婚，近 2 年月经经期延长，约 10～15 天净，周期尚规则，期间常规妇科体检均未发现子宫肌瘤、子宫内膜息肉等妇科占位性病变。2018年2月起开始阴道出血，出血量比平时月经量少，患者未给予重视和治疗，持续3个月后开始出血量增加，超过正常月经量，常常有阴道流血涌出感，每日需更换使用卫生棉10片，色红，伴有大血块，同时出现头晕无力，遂2018年5月19日就诊于某妇幼保健院，给予氨甲环酸片和宫葆止血颗粒止血，对症治疗后出血停止仅2天，再次出血，量渐增多，6月29日起给予炔雌醇联合黄体酮胶囊口服，连续服用11天，阴道出血反而更多，经血色黯红，有大血块，患者遂停用西药，慕名而来就诊。刻下：无明显腹痛，面色㿠白，头晕目眩，神疲乏力，腰酸，胃纳可，大便畅，夜寐安。舌质淡白，苔薄，脉沉细软。

月经史：14，10～15/30，末次月经2017年2月25日，至今未净。

生育史：0-0-0-0。

中医诊断：崩漏。证属气血亏虚，冲任不固。

西医诊断：功能失调性子宫出血。

治法：补气摄血，补肾填精，活血散瘀，调补冲任。

处方：

黄芪15g	党参12g	生地黄12g	熟地黄12g
龟甲18g(先煎)	鹿角胶9g(烊化)	艾叶6g	阿胶9g(烊化)
赤石脂30g(先煎)	禹余粮15g	失笑散12g(包煎)	参三七9g
炒荆芥9g	牛角腮15g	莲房炭12g	炒槐花15g
椿根皮15g	仙鹤草30g	大蓟15g	小蓟15g

医嘱：①如果经血1周未净，建议诊断性刮宫治疗。②建议完善妇科B超检查。

二诊（2018年7月17日）：患者服中药5天阴道出血停止，

未行诊刮，刻下：头晕乏力，带下量少，大便通畅，夜寐安，胃纳可。舌苔薄，脉细。

治法：益气养血，调摄止血。

处方：

黄芪 12g	党参 12g	白术 12g	白芍 12g
茯苓 9g	山药 15g	枸杞 12g	桑椹 12g
桑寄生 12g	海螵蛸 15g	茜草 6g	生地黄 12g
熟地黄 12g	石楠叶 12g	黄精 9g	龟甲 18g （先煎）
鹿角胶 9g （烊化）	赤石脂 30g （先煎）	牛角腮 15g	

医嘱：①完善血常规、凝血功能。②复查内分泌激素水平。③完善妇科 B 超检查。

三诊（2018 年 7 月 24 日）：患者经净后至今近 10 天，无反复出血，有头晕乏力，余无特殊不适。2018 年 7 月 18 日查血常规提示小细胞性贫血：红细胞：$3.23×10^{12}$/L，血红蛋白：73g/L，平均红细胞体积：73fl。凝血功能无特殊；性激素水平：FSH：2.75U/L，LH：6.32U/L，E_2：291pmol/L，孕酮：0.7nmol/L，PRL：223.02mIU/L，睾酮：0.60nmol/L。2018 年 7 月 20 日外院阴部 B 超：子宫前位，外形规则，肌层回声欠均匀，大小 58mm×56mm×45mm，子宫内膜厚度为 10.7mm，回声欠均匀；左侧卵巢大小为 25mm×25mm×24mm，右侧卵巢大小为 25mm×16mm×23mm，盆腔未见游离无回声区。

治法：益气养血，调摄止血。

处方：

黄芪 12g	党参 12g	白术 12g	白芍 12g
赤芍 9g	牡丹皮 12g	丹参 12g	茯苓 9g
枸杞 12g	桑椹 12g	生地黄 12g	熟地黄 12g

当归 12g　　　川芎 6g　　　鸡血藤 15g　　　川楝子 12g

女贞子 12g　　旱莲草 12g　　肉苁蓉 12g　　　龟甲 18g (先煎)

鹿角胶 9g (烊化)

四诊（2018 年 8 月 3 日）：患者月经经后半月，8 月 1 日再次月经来潮，经量多，伴有血块，轻微腹痛，无明显腰酸，无乳房胀痛，大便畅，夜寐安，舌苔薄，脉细。

治法：补肾填精，活血通脉，调理冲任。

处方：

黄芪 12g　　　党参 12g　　　艾叶 6g　　　　阿胶 9g (烊化)

失笑散 12g (包煎)　参三七 9g　　海螵蛸 15g　　茜草 6g

龟甲 18g (先煎)　鹿角胶 9g (烊化)　赤石脂 30g (先煎)　牛角腮 15g

岗稔根 15g　　鹿衔草 15g　　地榆炭 15g

随访，经期 7 天净，月经后复查超声提示子宫内膜厚度恢复正常范围，患者可以暂缓诊断性刮宫创伤性检查，巩固疗效周期治疗。

按语：

本案患者为育龄期妇女，既往无明确器质性疾病的病史，就诊时出血时间较长，首先考虑异常子宫出血，中医辨证为崩漏。育龄妇女异常子宫出血的主要原因是功能失调性子宫出血，年龄稍长者子宫内膜炎、子宫内膜增生和子宫内膜癌的发生率较高，子宫内膜增生病理类型较复杂，病理检查对异常子宫出血的诊断和指导治疗具有重要意义。

崩漏出血之时应急则治其标，塞流止血是当务之急，如叶天士说："留得一分自家之血，即减一分上升之火。"本案患者出血时间长，出血量大，并出现贫血貌及头晕等主要脏器缺血症状，因此气血亏虚是基础。血不归经必有热，久病多虚热。长期出血不止，血不归经，加重则出血不止，故联合选用益气补肾止血、滋阴凉血止血、散瘀止血等多种止血之法。待出血停止后给予益气补血、清热凉血之药巩固治疗，并且完善各项相关检查，逐一排除引起异常子宫出血的可能因素。

本案患者阴道出血半年未净，本次经过五天服药出血立止，体现出"塞流"对治疗崩漏的重要作用。

李祥云教授以固本止崩汤、胶艾汤、赤石脂禹余粮汤为基础，益气固摄止血，同时酌加凉血止血之大蓟、小蓟、椿根皮等，活血化瘀之品，如参三七、失笑散（五灵脂、蒲黄）、莲房炭类。塞中有化，既能阻止其源继续崩溃泛滥，也能化其已离经之败血。

《傅青主女科》云："固本止崩汤，治血崩昏晕，属虚火方。熟地黄（九蒸）、白术（土炒）各一两，人参、黄芪各三钱，当归（酒洗）五钱，炮姜二钱。水煎服。"又云："世人一见血崩，往往用止涩之品，亦能取效于一时，但不用补阴之药，则虚火易于冲击，恐随止随发，以致经年累月不能全愈者有之。是止崩之药，不可独用，必须于补阴之中行止崩之法。"故立补气固本止崩之法，方用固本止崩汤。对于因虚火冲击导致之崩漏，傅青主认为本方妙用在于"全不去止血而惟补血，又不止补血而更补气，非惟补气而更补火"。崩漏日久血气散尽，阳气微弱，故而补血兼补阳气。李祥云教授以固本止崩汤原意，立法黄芪、党参、生熟地黄、龟甲、鹿角胶补气滋阴，阳中求阴。

胶艾汤出自《金匮要略》，是张仲景为治疗妇人冲任虚损，阴血不能内守所致多种出血证而设，为治疗崩漏及安胎的要方。本方立法温补并用，以养为塞。艾叶味辛、苦，性温，归肝、脾、肾经，温经止血，散寒调经，又可安胎，能暖气血而温经脉，适用于虚寒性出血病证，尤宜于崩漏；阿胶味甘，性平，归肺、肝、肾经，补血滋阴，润肺止血，质黏，为止血要药，又因其为血肉有情之品，甘平质润，亦为补血要药，多用治血虚诸证，尤以治疗出血而致血虚为佳。胶艾汤具有与缩宫素相似的药理作用，其引起子宫收缩的最大张力大于缩宫素，表明其强大的收缩子宫作用，但其作用温和而持久。增加子宫收缩有利于止血，特别是有利于产后出血的治疗，并能促进产后子宫的复位。

赤石脂禹余粮汤是《伤寒论》中治疗伤寒误下之后利不止的方剂，原文是："伤寒服汤药，下利不止，心下痞鞕。服泻心汤已，复以下之，利不止。医以理中与之，利益甚。理中者，理中焦，此利下焦，赤石脂禹粮汤主之。"方中赤脂味甘、涩、酸，性温，能涩肠止脱；禹余粮味甘、涩，性微寒，固涩收敛。二药合用，可以治疗邪气已去、滑泻不禁者，故柯韵伯说："凡下焦虚脱者，以二味为末，参汤调服最效。"李东垣曰："经漏不止，是前阴之气血已下脱。水泻不止，是后阴之气血又下陷。后阴者，主有形之物。前阴者，精气之门户。"故而该方用于崩漏，可起到收涩下焦作用。

瘀血阻滞经脉是崩漏主因之一，《妇人大全良方》云："血崩乃经脉错乱，不循故道，淖溢妄行，一二日不止，便有结瘀之血。"《备急千金要方》认为"瘀结占据血室，而致血不归经"，清代叶天士也认为崩漏"是因冲、任不能摄血……又有瘀血内阻，新血不能归经而下者"。本案李祥云教授在止血之时，同时加用参三七、失笑散、莲房炭以防止血留瘀，故而疗效持久。关于莲房，李时珍在《本草纲目》中记载："莲房，消瘀散血。治血胀腹痛及产后胎衣不下，酒煮服之。"民间常将莲房制成莲房炭作为一种止血药使用。

牛角腮为黄牛或水牛角中的骨质角髓，其药用记载最早见于《神农本草经》。古人论述其功多局限于止下焦出血及血痢，用法亦多为烧炭存性。如《药性论》云："黄牛角腮灰，能止妇人血崩不止，赤白带下，止冷痢水泻。"

傅氏治疗血崩善用荆芥，如引精止血汤方用荆芥穗三钱以"引败血出于血管之内"。荆芥归肺、肝经，性温，味辛，通经络，疏肝气，偏入血分，炒炭又能止血。华佗"愈风散"用一味荆芥，治一切血证及产后口噤四肢痉挛强直，寓"治风先治血，血行风自灭"之意。

仙鹤草味苦、涩，性平，归心、肝经，可收敛止血、截疟、止痢、解毒、补虚，用于咯血、吐血、崩漏下血、疟疾、血痢、痈肿疮毒、阴痒带下、脱力劳伤等病症。

2. 漏下、经期延长（剖宫产切口憩室）

陆某，女，36岁，已婚。2018年7月27日初诊。

主诉：经期延长3个月。

现病史：患者已婚，曾于2005年剖宫产一男孩。今年4月起月经经期延长，半月方净，经量中等，经色黯红，月经前3天出血量较多，之后逐渐减少淋漓不尽，至15～16天方止。遂于2018年5月29日（月经第于天）当地某医院进行检查：子宫49mm×49mm×35mm，子宫内膜厚10mm，子宫前壁下段切口处见26mm×11mm液性暗区（积液）；查性激素提示：睾酮：0.03nmol/L，低于正常。当地医院嘱口服中成药八珍颗粒和龙血竭胶囊，黄体期给予黄体酮口服，然而月经经期出血时间没有缩短。患者平时性格外向，处事容易激动，月经前乳房胀痛，经期延长数月，剖宫产切口异常积液，为此忧心忡忡，特地从江阴来沪求诊李祥云教授，就诊时为月经第16天（末次月经2018年

7月11日），仍有少许出血淋漓不尽。舌质暗淡边有齿痕、苔薄白，脉沉弦细无力。

月经史：14,7～16/26～28，量中，经前乳房胀痛，无痛经，无腰酸；末次月经2018年7月11日至今未净。

生育史：1-0-0-1。

辅助检查：2018年5月29日外院检查：LH：5.6IU/L，FSH：8.32IU/L，E_2：29.3pmol/L，睾酮：0.03nmol/L，PRL：18.68ng/mL。

中医诊断：经期延长。证属肝郁气滞，气血运行不畅，气滞血凝，结聚成瘀。

西医诊断：子宫切口憩室（可能），雄激素缺乏？

治法：补益冲任，凉血化瘀，益肾填精。

处方：

黄芪15g	白芍12g	白术12g	山药15g
海螵蛸15g	生茜草6g	山茱萸12g	党参12g
龟甲18g（先煎）	鹿角胶9g（烊化）	石楠叶12g	黄精9g
大蓟15g	小蓟15g	仙鹤草30g	椿根皮30g
失笑散9g（包煎）	参三七9g	赤石脂30g（先煎）	蒲公英30g
煅龙骨30g（先煎）	煅牡蛎30g（先煎）	鹿衔草15g	

二诊（2018年8月17日）：患者服中药后两天经血干净。末次月经2018年8月8日—2018年8月16日，8天净，经期明显缩短，经量中等，经前乳房胀痛，无腹痛，无腰酸。

治法：补益冲任，益肾填精，凉血化瘀。

处方：

党参12g	黄芪15g	生地黄12g	熟地黄12g
山茱萸12g	山药15g	白术12g	白芍12g

煅龙骨 30g (先煎)　　煅牡蛎 30g (先煎)　　海螵蛸 15g　　生茜草 6g

龟甲 18g (先煎)　　鹿角胶 9g (烊化)　　石楠叶 12g　　黄精 9g

女贞子 12g　　旱莲草 12g　　仙鹤草 30g　　椿根皮 30g

大蓟 15g　　小蓟 15g　　参三七 9g　　蒲公英 30g

赤石脂 30g (先煎)　　鹿衔草 15g

按语：

　　子宫切口憩室，亦被称为子宫切口假腔、剖宫产后子宫切口愈合缺损，国外报道常称其为"剖宫产疤痕缺陷"，是剖宫产术后的一个少见的远期并发症。其容易造成经期延长，行经时间超过 7 天以上，甚至淋漓半个月至 20 天方净，给患者造成了严重的心理负担，影响了患者的正常生活。剖宫产后由于子宫切口缺血或感染，导致愈合缺陷使血管损伤、组织坏死以致子宫切口愈合不良。剖宫产术后如果子宫切口处愈合不良，并经过反复多次大量的月经经血的冲击，形成一定的宫腔压力，不断地冲击着切口的薄弱处，导致子宫内膜及肌层呈疝状逐渐向外凸起，最终憩室形成，形成时间往往需要 2 年以上。每次月经来潮时，憩室内的子宫内膜也如正常位置的子宫内膜一样定期剥脱出血。由于憩室的外口均较小，其内的经血及子宫内膜则不能及时排出，因此造成其经期时间长，后半期经量较前半期少，颜色较前半期淡。

　　中医古籍并无此病的记载，只有中西互参方能更深刻地理解该病的病因病机。根据子宫切口憩室经期淋漓不尽的症状，中医可将其归入经期延长、崩漏等妇科血证的范畴。本案患者十多年前曾经剖宫产手术，此次月经经期延长发现子宫切口异常积液，首先考虑出血延长可能与剖宫产切口异常有关。虽然检查发现异常睾酮水平低下，但是患者月经周期正常，因此卵巢功能紊乱，排卵障碍引起出血的作为次要治疗考虑因素。虽然金刃损伤胞宫胞脉是可能形成子宫切口憩室形成的基本病因，但必然有气血虚弱，致使冲任固摄无权，逐渐形成憩室。当憩室产生后经血排出不畅，瘀血蓄于憩室内，不循常道，不能及时排出，新血不得归经，所以经血淋漓不尽，日久瘀热互结，虚实夹杂。因此李祥云教授治疗以补气固冲，调经止血，以及化瘀清热为主要原则，同时辅以益肾填精以助雄激素水平下降。

李祥云教授用药以张锡纯《医学衷中参西录》固冲汤为基础方达到固冲止血的效果，配合龟鹿二仙胶改善患者雄激素缺乏可能引起卵巢功能不足的因素，辅以张仲景《伤寒论》桃花汤收涩止血，大蓟、小蓟凉血止血，三七、失笑散散瘀止血。

固冲汤原方由黄芪、山茱萸、炒白术、生白芍、煅龙骨、煅牡蛎、海螵蛸、茜草、棕榈炭和五倍子组成。张锡纯认为白术"善健脾胃"，与"滋阴药同用，又善补肾"，且"白术具土德之全，为后天资生之要药，于金、木、水、火四脏，皆能有所补益"。龙骨、牡蛎皆能固涩，张锡纯认为"龙骨乃天生妙药""因元气脱者多因肝主疏泄功能失常，肝取象为青龙，与龙骨同气，所以龙骨既能入气海以固元气，更能入肝经以防其疏泄元气"。山萸肉与龙骨、牡蛎同用，意在取其固涩收敛之功，因其"大能收敛元气，振作精神，固涩滑脱，得木气最厚，收敛之中兼具条畅之性，故又通利九窍，流通血脉"，使全方涩而不滞。黄芪升阳举陷，针对患者"大气陷后，诸气无所统摄……在妇女更有因之血崩者"，又因"黄芪能补气，兼能升气，善治胸中大气下陷"，且黄芪补气之功最优，凡妇女因气虚下陷而崩带者，可取其升补之力，治疗流产崩带。芍药味酸，入肝以生肝血，取其滋阴养血之力与白术共用以补肾，因其"调和气血之力独优"，故以用此。海螵蛸、茜草二药取自《黄帝内经》中四乌贼骨一芦茹丸，原方治伤肝之病，时时前后血。方用乌贼骨四，芦茹一，丸以雀卵，如小豆大，每服五丸，鲍鱼汤送下。张锡经过临床实践，深知二药止血之力，且若减去二药，临床则服药数剂无效，故拟得固冲汤，乃"实遵《黄帝内经》之旨"。

龟鹿二仙胶来源于《医便》，在《摄生秘剖》和《杂病源流犀烛》中分别被称为"龟鹿二仙膏""二仙胶"。方由鹿角、龟甲、人参、枸杞组成，具有滋阴填精、益气壮阳之功，主治阴阳两虚、任督精血不足之证。李时珍《本草纲目》记载："龟鹿皆灵而有寿，龟首常藏向腹，能通任脉。故取其甲，以补心、补肾、补血，皆以养阴也。鹿鼻常返向尾，能通督脉，故取其角，以补命、补精、补气，皆以养阳也。乃物理之玄微，神工之能事也。"久服可以延年益寿，故有二仙之美称。二药配伍起到填精益髓的可以修复减低的卵巢储备功能。

《太平惠民和剂局方》所载滋血汤，用赤石脂配伍海螵蛸、侧柏叶等药物，治疗妇女崩漏下血。现代研究结果表明，赤石脂的化学成分主要为水化硅酸铝，还含有相当多的氧化铝等物质。服用赤石脂过量容易引起便秘、腹胀等。现代有学者认为《伤寒论》桃花汤证并非虚寒滑脱证，而是湿热毒邪侵入营血、腐肠成脓的实热证。选用赤石脂的桃花汤也不是温涩之剂，而是治疗下利脓血便的专用方，具有祛腐解毒、排脓生肌、兼护胃气的功效。赤石脂收敛止血、去腐生肌的功效，更适合子宫切口憩室之病因病机。

3. 漏下（多囊卵巢综合征）

许某，女，34岁。2012年8月28日初诊。

主诉：月经淋漓出血不尽6个月。

现病史：患者因工作紧张，生活不规律，经常熬夜出现月经不调史 2 年，以月经稀发为主要表现，外院检查后诊断为多囊卵巢综合征，曾服黄体酮、达英－35 以及中药治疗，病情反复。末次月经 2012 年 3 月—2012 年 8 月 14 日，淋漓不尽，量极少，色黯红，小腹不适，伴有隐痛，触之不温，有小叶增生史，现无乳胀。阴道出血淋漓日久苔腻，脉细。

月经史：13，5～20/15～30，量少，色黯，有痛经。

生育史：0-0-0-0。

西医诊断：多囊卵巢综合征。

中医诊断：崩漏，痰瘀互阻。证属脾气虚弱，血失统摄，肝郁失畅，冲任失调。

治法：化痰散结，温经通脉，化瘀止血。

处方：

当归 12g	川芎 6g	熟地黄 12g	香附 12g
川楝子 12g	丹参 12g	桂枝 6g	延胡索 12g
苍术 9g	白术 9g	茯苓 12g	厚朴 6g
石菖蒲 12g	乌药 9g	泽兰 9g	泽泻 9g
益母草 12g	苏木 9g		

二诊（2012 年 9 月 12 日）：药后至 9 月 1 日起经净，月经量少，色黯，有血块，无痛经，刻下经净 10 余日，时有腰酸，带下中。血内分泌激素：LH：5.0U/L，FSH：6.39U/L，E_2：41.35pmol/L，睾酮：1.29nmol/L，孕酮：0.1nmol/L，PRL：156.14mU/L，IL-2：5.8ng/L，IL-6：2.1ng/L。舌红，苔薄白腻，脉细滑。

治法：益气健脾，补肾养血，调理冲任，复旧促排。

处方：

党参 12g	黄芪 12g	当归 12g	川芎 6g
白术 12g	白芍 12g	香附 12g	枸杞 12g

淫羊藿 30g　　菟丝子 12g　　　肉苁蓉 12g　　　鸡血藤 15g

茯苓 12g　　　仙茅 9g　　　　制首乌 12g　　　山茱萸 12g

石菖蒲 12g　　龟甲 18g（先煎）　青礞石 12g（先煎）　鹿角片 9g

依上方继续调理，月经基本正常。

按语：

无排卵型功血多见于多囊卵巢综合征、青春期以及围绝经期的患者。约 20% 的青春期女性会有功血症状。

多囊卵巢综合征（PCOS）为内分泌紊乱性疾病，月经不正常为其典型早期症状，有研究指出，该病患者甚至在青春期即可出现征兆，而青春期女性多处于紧张的学习阶段，因其年龄较小，抗压能力不足，面对繁重的学习任务，往往会长期处于过度紧张状态，容易影响下丘脑 – 垂体 – 卵巢轴调节，从而导致青春期月经失调。青春期功能性子宫出血多发于青春期女性群体，属于妇科的常见疾病，主要有两大临床表现：一方面是阴道不规则性出血，另一方面是月经周期紊乱。因为患者年龄较小，羞于就诊，且无法对其进一步检查，往往延误其作为早期症状的其他疾病的诊治。

本案患者虽月经 6 个月淋漓不尽，但是考虑患者有多囊卵巢综合征的基础疾病，因此考虑无排卵性功血，根据腹痛、经色黯红，舌质紫黯等，判断患者痰湿瘀血内阻，瘀血不去，新血难生。首选活血顺经汤，以"通因通用"活血之法，见止血之功。

止血后开始调理善后，复旧以滋肾育卵汤为基础，配伍补气养血之品，考虑长期出血耗伤正气，故增加党参、黄芪补气生血。龟甲、鹿角滋肾以生血，乃是治疗多囊卵巢综合征之根本。配伍石菖蒲、青礞石等常用化痰开窍药对，促进卵泡发育和排卵。故经过复旧培元治疗，患者漏下得愈。

4. 崩漏（子宫切口憩室）

余某，女，44岁，已婚。2016年8月17日初诊。

主诉：经期延长，阴道出血2月余未净。

现病史：患者末次月经2016年6月19日开始，淋漓不尽2个月，查B超：子宫后壁有腺肌瘤可能，下腹切口见9mm×8mm×15mm无回声区域，考虑剖宫产后子宫切口憩室可能。期间采用中药治疗并于7月21日开始口服避孕药21天，服药期间月经量稍减少，目前停药2天，阴道仍有少量出血，无腹痛。刻下：耳鸣，二便正常，夜寐安，胃纳可。

既往史：2008年剖宫产。

辅助检查：阴部B超：提示子宫后壁产57mm×47mm×55mm及34mm×35mm×34mm腺肌瘤可能，下腹切口见9mm×8mm×15mm无回声，考虑剖宫产后子宫切口憩室可能。

中医诊断：崩漏。证属气血亏虚，冲任不固。

西医诊断：子宫腺肌瘤，子宫切口憩室可能。

治法：补气固冲止血。

处方：

党参12g	黄芪12g	山药15g	煅龙骨30g（先煎）
煅牡蛎30（先煎）	海螵蛸15g	茜草6g	五倍子6g
艾叶6g	阿胶9g（烊化）	藕节炭15g	墓头回15g
椿根皮15g	赤芍9g	红藤30g	丹参12g
牡丹皮12g	失笑散9g（包煎）	三七6g	炒荆芥9g
炒防风9g	蒲公英30g		

二诊（2016年9月13日）：患者服用中药20天时，为期77天的阴道出血停止。刻下：耳鸣减轻，二便正常，夜寐安，胃纳可。

治法：补肾固冲调经。

处方：

熟地黄 12g　　肉苁蓉 12g　　菟丝子 12g　　枸杞子 12g

桑椹子 12g　　香附 12g　　　当归 9g　　　红花 9g

肉桂 3g　　　　鸡血藤 15g　　胡芦巴 12g　　锁阳 9g

龟甲 18g_{（先煎）}鹿角胶 9g_{（烊化）}

三诊（2016 年 11 月 8 日）：患者末次月经 10 月 6 日。现月经逾期未行，带下量少，伴有腥味。舌红苔薄，脉细。

治法：活血化瘀调经。

处方：

当归 12g　　　川芎 6g　　　鸡血藤 12g　　香附 12g

生地黄 12g　　熟地黄 12g　　泽兰 9g　　　泽泻 9g

益母草 15g　　苏木 9g　　　川牛膝 12g　　凌霄花 9g

鬼箭羽 12g　　桂枝 6g　　　椿根皮 15g　　红藤 30g

败酱草 30g　　蒲公英 30g　　海螵蛸 15g　　茜草 6g

四诊（2017 年 1 月 4 日）：患者末次月经 2016 年 11 月 30 日，13 天净，伴有腰酸。无乳房胀痛，胃纳可，夜寐安，二便调。舌苔薄，脉细。

治法：补肾化瘀调经。

处方：

巴戟天 12g　　菟丝子 12g　　肉苁蓉 12g　　三棱 9g

莪术 9g　　　　土鳖虫 12g　　夏枯草 12g　　苏木 9g

乳香 6g　　　　没药 6g　　　紫花地丁 30g　皂角刺 12g

茯苓 12g　　　桂枝 6g　　　桃仁 9g　　　　血竭 6g

水蛭 12g　　　杜仲 12g

五诊（2017 年 3 月 24 日 ）： 患 者 2 月 11 日 行 经，11 天

净，其中 2 天经量多。末次月经 2017 年 3 月 13 日，至今 11 天，仍少许淋漓未尽，伴有经行腹痛，腰酸，乳房胀痛。舌苔薄，脉细。

治法：益气补肾，化瘀调经。

处方：

党参 12g	黄芪 12g	白术 12g	白芍 12g
煅龙骨 30g (先煎)	煅牡蛎 30g (先煎)	海螵蛸 15g	茜草 6g
鳖甲 15g (先煎)	鹿角胶 9g (烊化)	乳香 6g	没药 6g
仙鹤草 30g	岗稔根 15g	地榆炭 15g	莲房炭 12g
鹿衔草 12g	槐米炭 12g	荆芥炭 9g	鸡血藤 12g

六诊（2017 年 7 月 19 日）：患者经期延长，经期分别为 3 月 13 日，行经 15 天净，经量中等；4 月 13 日，行经 17 天净，经量中等；6 月 22 日，行经 12 天净，经量多，血块多。舌质淡，苔薄，脉细。复查 B 超子宫切口憩室未显影。2017 年 7 月 19 日 B 超：子宫 64mm×46mm×62mm，子宫内膜 11mm，子宫前壁见 12mm×12mm 低回声区；子宫后壁见 50mm×47mm 低回声区，子宫直肠窝见 33mm×13mm 无回声区。结论：子宫腺肌症，腺肌瘤，子宫直肠窝积液。

治法：益气补肾，化瘀调经。

处方：

党参 12g	巴戟天 12g	菟丝子 12g	肉苁蓉 12g
鳖甲 15g (先煎)	鹿角胶 9g (烊化)	三棱 9g	莪术 9g
土鳖虫 12g	苏木 9g	乳香 6g	没药 6g
血竭 6g	丹参 12g	牡丹皮 12g	土鳖虫 12g
浙贝母 9g	夏枯草 12g	威灵仙 9g	半枝莲 15g

按语：

子宫切口憩室的病机病理已在前文有所阐述。本案患者8年前曾经剖宫产手术，此次月经经期延长发现子宫切口异常积液，首先考虑出血延长可能与剖宫产切口异常有关。同时患者年近七七，冲任空虚，肾气亏虚，太冲脉衰少，合并经水不调，经水淋漓不尽。冲任瘀结，瘀阻胞宫，本案患者合并子宫腺肌症也是造成月经出血淋漓不尽的重要因素。李祥云教授治疗以补气固冲，调经止血，兼有化瘀清热为主要原则。同时配合补肾精，填冲任，助气血恢复。

本案患者致病因素多样，经治疗后经期延长时间有所缩短，并且复查剖宫产切口憩室情况没有出现，表明固冲摄血之法对于恢复子宫微环境有明显作用。随访阶段患者月经经期仍然持续十余天，李祥云教授的治疗方法就改为治本为主，补肾填精配合消瘤散结，改善卵巢功能同时控制子宫腺肌症的继续发展。

5. 崩漏（功能失调性子宫出血）

江某，女，33岁，已婚。2016年10月14日初诊。

主诉：月经淋漓不尽约半年。

现病史：患者2012年行妊娠胎停育行人流术，术后患者出现月经不规则情况，经期延长甚至数月淋漓不止，经量中等，经过各种中西药调经止血治疗收效甚微，2014年进行诊断性刮宫术后病理提示：子宫内膜单纯性增生过长；2015年再次出血不止，进行诊刮病理提示：子宫内膜增生紊乱。今年5月份至今，月经淋漓不止，期间偶有1～2天出血极少，后又再次反复出血，已经近5个月余未净，患者为此就诊于各大医院妇科专家门诊，中西药治疗，但是效果不明显，并且惧怕再次诊刮，故而求诊进行中医治疗，平时畏寒，目眶黧黑，四肢不温，夜寐尚安，胃纳一般。舌苔薄根腻，脉细小弦。

月经史：13，6～7/25～28，量中，无痛经，伴有乳房胀痛、腰酸；近4年月经不规则，淋漓不尽，其中两次经期出血6个月以上经诊刮而血止，末次月经2016年5月1日，至今未净。

生育史：0-0-3-0。末次妊娠2012年胚胎停育，行人流清宫术。

辅助检查：2016年3月外院B超：子宫前位，大小62mm×50mm×45mm，子宫肌层呈栅栏样改变，子宫内膜11mm。提示子宫内膜增厚，子宫腺肌症可能。2016年10月查：LH：1.21U/L，FSH：1.43IU/L，E_2：167pmol/L，睾酮：0.74nmol/L，孕酮：0.5nmol/L，PRL：359.41mIU/L。

中医诊断：崩漏。证属气血亏虚，冲任不固。

西医诊断：功能失调性子宫出血，子宫腺肌症。

治法：补气摄血，补肾填精，活血散瘀，调补冲任。

处方：

党参12g	黄芪15g	煅龙骨30g（先煎）	煅牡蛎30g（先煎）
海螵蛸15g	生茜草6g	炒地榆12g	炒槐花12g
荆芥炭9g	防风炭9g	当归12g	川芎6g
鸡血藤15g	香附12g	桃仁9g	红花9g
益母草30g	龟甲18g（先煎）	鹿角胶9g（烊化）	艾叶6g
阿胶9g（烊化）	鹿衔草15g	失笑散9g（包煎）	参三七6g

二诊（2016年11月10日）：患者服药后月经出血逐渐减少，但尚未净，仍有黯红色出血，无腰痛，无腹痛，舌苔薄腻，脉细。

治法：补气摄血，补肾填精，调补冲任。

处方：

| 党参12g | 黄芪15g | 煅龙骨30g（先煎） | 煅牡蛎30g（先煎） |

海螵蛸 15g	生茜草 6g	五倍子 6g	生地黄 12g
熟地黄 12g	枸杞子 12g	女贞子 12g	旱莲草 12g
鹿衔草 15g	荆芥炭 9g	艾叶 6g	阿胶 9g (烊化)
赤石脂 12g (先煎)	蒲公英 30g	椿根皮 12g	龟甲 18g (先煎)
鹿角胶 9g (烊化)			

另：妇康片，每次 4 粒，口服，每 8 小时 1 次；出血停止后逐渐递减剂量为每次 4 粒，口服，每 12 小时 1 次，维持 3 天；之后减量为每次 3 粒，口服，每 12 小时 1 次，维持 3 天；之后减量为每次 2 粒，口服，每 12 小时 1 次；维持至出血干净 20 天停药。

三诊（2016 年 12 月 9 日）：患者使用中西医结合治疗，加用妇康片后四天出血停止（11 月 14 日），2016 年 12 月 4 日停用妇康片，期间无出血，无腹痛；停药后 12 月 5 日月经来潮，至今未净，量中等，夹杂小血块，无痛经，舌质淡，苔薄白，脉细。

治法：补气摄血，补肾填精，调补冲任。

处方：

党参 12g	黄芪 15g	仙鹤草 30g	棕榈炭 15g
大蓟 12g	小蓟 12g	煅龙骨 30g (先煎)	煅牡蛎 30g (先煎)
海螵蛸 15g	生茜草 6g	五倍子 6g	龟甲 18g (先煎)
鹿角胶 9g (烊化)	鹿衔草 15g	荆芥炭 9g	艾叶 6g
阿胶 9g (烊化)	失笑散 9g (包煎)		参三七 6g

另：本次月经周期再次使用孕激素疗法，妇康片，每次 4 粒，口服，每 8 小时 1 次；出血停止后减量为每次 2 粒，口服，每 12 小时 1 次；维持至出血干净 20 天停药。

四诊（2017 年 1 月 11 日）：患者服药后，在妇康片减量过程中发生突破性出血，再次加量并且维持至 2016 年 12 月 28 日停药，月经 2016 年 12 月 29 日来潮至 2017 年 1 月 4 日经净，经行腹痛，腰酸，舌质淡，苔薄白，脉细。

治法：活血散瘀，消瘤散结，补气养血，调补冲任。

处方：

三棱 9g	莪术 9g	土鳖虫 12g	夏枯草 12g
苏木 9g	乳香 6g	没药 6g	巴戟天 12g
菟丝子 12g	肉苁蓉 12g	紫花地丁 30g	党参 12g
黄芪 12g	蒲公英 30g	海螵蛸 15g	生茜草 6g
艾叶 6g	阿胶 9g (烊化)	煅龙骨 30g (先煎)	煅牡蛎 30g (先煎)
黄精 12g			

随访：患者后期针对子宫腺肌症进行治疗，月经周期恢复正常 25 ～ 28 天，经期 5 ～ 7 天，未再出现异常子宫出血。

按语：

本案患者为育龄期妇女，既往有子宫腺肌症病史，就诊时出血时间较长，首先考虑异常子宫出血，育龄妇女异常子宫出血的主要原因是功能失调性子宫出血，患者经过两次诊断性刮宫，病理检查提示子宫内膜增生过长，增生紊乱，考虑长期无排卵引起。

患者于人流术后出现月经经期延长，可能与异常终止妊娠引发下丘脑–垂体–卵巢轴功能失常有关。性腺轴对雌激素变化不敏感，FSH 水平相对低，从而无法对 LH 峰值进行诱导，不能诱发排卵。长期无孕激素保护，子宫内膜单纯性增生，无法完整脱落，故而引发出血不止。

本案患者就诊时出血日久，约有半年，虽出血量不足以构成"崩中"之伤，但长期"漏下"起于冲任为金石所伤，肾气亏虚。多次刮宫损伤正气，长期经血淋漓不尽，子宫内膜增厚，故治疗上考虑益气固冲摄血，活血化瘀止血；经单一中药治疗仍未完全止血，果断采取中西医结合治疗，益气固冲，调补冲任，配合加用西医孕激素子宫内膜萎缩法。

本案用药采取中西医结合疗法。

中药治疗上基于明代医家方约之在《丹溪心法附余》中提出著名的"塞流、澄源、复旧"三原则，李祥云教授在治疗上首先采用《医学衷中参西录》固冲汤益气摄血，联合桃红四物汤活血化瘀，胶艾汤养血固本，起到塞流作用；待瘀随血下，出血减少后改为固冲汤益气固本，胶艾汤养血，二至丸合龟鹿二仙膏滋肾养肝，起到澄源、复旧作用。

西药治疗针对子宫内膜增生紊乱，给予孕激素子宫内膜萎缩法，此法的止血原理为大剂量的合成孕激素或雌、孕激素制剂抑制垂体分泌促性腺激素，进而抑制卵巢分泌雌激素，内源雌激素的降低使子宫内膜萎缩，因此出血迅速减少或停止。妇康片有效成分炔诺酮为19-去甲基睾酮衍生物，是一种口服有效的孕激素。其孕激素作用为炔孕酮的5倍，并有轻度雄激素和雌激素活性。一般用药1～3天后血止或明显减少。血止后可逐渐减量维持。连续用21天左右，在此时期间积极纠正贫血。待血红蛋白回升接近正常后，可停药。

本案人流术后，下丘脑–垂体–卵巢轴功能失常，卵巢功能无法恢复，出现异常子宫出血，经过各种治疗效果不佳，并且子宫内膜增生紊乱。本次长达半年的阴道出血，属于难治性功能失调性子宫出血，李祥云教授治疗此类严重崩漏，首先针对子宫内膜增厚情况，采用活血化瘀、调冲止血之法；紧接着扶正收涩，配合西药孕激素子宫内膜萎缩法给予止血塞流，妇康片属于孕激素类药物的一种，其主要作用机制是有效抑制患者子宫内膜增生过度，促使子宫内膜的发育成熟速度明显加快，并逐步转化为分泌期产生间质脱落样变，对相应的血管造成压迫，从而达到有效止血的治疗目的。

本次治疗中西结合，在快速止血的同时依靠中药的作用，使西药孕激素的用量较低，从而可以更好地保护患者肝脏功能，达到中西医结合减毒增效的目的。

6. 崩漏（围绝经期功能失调性子宫出血）

刘某，女，43岁，已婚。2019年6月26日初诊。

主诉：阴道不规则出血1个月余。

现病史：患者平时月经尚规则，月经周期30～40天，经期7天，经量中等。前次月经2019年4月30日，经期7天，经量中等如常。自5月18日起开始少量阴道出血，量少于月经量，淋漓不尽，至6月1日起出血量增加至月经量，8天后稍有经净之意，次日复少量出血，色黯红，淋漓不尽，状态持续至就诊日仍未停止，刻下乳房胀痛2天，心烦不安，无明显腹痛，大便正常，夜寐安，胃纳可。舌质暗淡、苔薄白，脉细。

月经史：13，7/30～40，量中等，伴有乳房胀痛、腰酸；末次月经2019年5月18日，至今40天未净。

中医诊断：崩漏。证属寒凝经脉，瘀血阻滞。

西医诊断：功能失调性子宫出血。

治法：活血化瘀，通因通用。

处方：

当归 12g	川芎 6g	牡丹皮 12g	丹参 12g
赤芍 9g	苏木 9g	益母草 30g	川牛膝 12g
凌霄花 9g	红花 6g	桃仁 9g	炒蒲黄 9g (包煎)
五灵脂 9g	参三七 6g	制大黄 9g (后下)	仙鹤草 15g

岗稔根 12g　　生茜草 6g　　煅龙骨 30g_{（先煎）}　　煅牡蛎 30g_{（先煎）}

五倍子 6g　　赤石脂 30g_{（先煎）}

医嘱：出血不尽，建议必要时行诊断性刮宫。

二诊（2019 年 7 月 5 日）：患者服中药后出血量稍增加，7月 4 日从阴道脱落约 3cm 大小血块，似子宫内膜样组织，块下后月经出血停止，无特殊不适，舌苔薄白，脉细，遂以补肾养血之法调冲复旧。

按语：

中医学以"天人相应"的整体观念为理论基础，认为人体的生理活动、病理变化等受气候环境、季节因素与日月推移等自然现象的影响，呈现一定的规律性。顺应自然规律，选择适当时机治疗疾病，可事半功倍，提高疗效。经行期处于阳消至极、阴精渐长的阶段，呈现"重阳转阴"的特征。胞宫作为"奇恒之腑"的功能，是泄而不藏，以通为用，所以此时旧血应时而去，新血始生。

患者子宫出血 1 个月余，其中量较多的时间长达 8 天。分析该患者平时月经周期时间，6 月 1 日较上次月经 4 月 30 日间隔31 天，而就诊日为 6 月 26 日，较 6 月 1 日已经 26 天，按照李祥云教授月经周期疗法的思想，就诊之时为经血得下之时，此时宜活血化瘀，取行经之意，同时配伍固冲摄血之药，防耗散精血。

处方分三部分，第一部分以桃红四物汤为基础活血祛瘀，配合益母草、川牛膝、苏木活血通经，引血下行。第二部分为化瘀止血之法，以失笑散配伍三七、制大黄；第三部分为收敛止血之法，取固冲汤之意，兼合桃花汤。

（五）其他疗法

1. 针灸疗法

（1）取穴：足三里、三阴交、隐白。

（2）治法：①针刺法：患者仰卧位，两腿自然伸开。针刺上述穴位均用毫针针刺，平补平泻法。所选穴位常规消毒，选双侧足三里进针 30mm，双侧三阴交进针 30mm，双侧隐白进针 5mm，留针 30 分钟。②艾灸法：将市售艾条切段插在针柄上点燃，可灸 3 壮，以皮肤潮红耐受为度；将整艾条一端点着后置于双侧隐白穴上方直接灸，30 分钟／次。每日 1 次，10 次为一疗程。

2. 食疗方法

（1）黑木耳炒肉片

【原料】黑木耳 50g，瘦猪肉 100g。

【做法及用法】黑木耳用清水浸泡至软，洗净；瘦猪肉洗净，切片后上浆，腌制 10 分钟。起油锅下猪肉片翻炒，再加黑木耳炒熟即可。

【功效主治】清热凉血，祛瘀止血。

（2）山药山萸粥

【原料】山萸肉 40g，山药 30g，粳米 100g，白糖适量。

【做法及用法】山萸肉、山药煎汁去渣，加入粳米、白糖，煮成稀粥即可。

【功效主治】补肾敛精，调理冲任。

（3）红枣炖猪皮

【原料】红枣 50g，猪皮 100g。

【做法及用法】猪皮切块，红枣洗净，一起装入锅内，加水适量，煮熟即可，分次服用。

【功效主治】补脾和血，调理冲任。因热致病者忌用。

（4）莲藕花生猪骨汤

【原料】莲藕 250g，花生 100g，猪骨 500g，红枣 10 枚。

【做法及用法】莲藕带藕节洗净，切小块；花生、红枣（去核）洗净；猪骨洗净，斩小块。全部用料一起入砂锅，加适量清水，武火煮沸后改文火煮两小时，最后调味即可。

【功效主治】健脾补气，止血调经。

（5）海蛎芡实粥

【原料】海蛎 250g，芡实 120g，小米 50g。

【做法及用法】将海蛎肉与壳分开洗净，与芡实、小米同煮成稠粥，同时将海蛎壳加水两碗放陶罐内，炖 3 ～ 4 小时。吃稠粥，喝海蛎壳汤。

【功效主治】健脾固肾，收敛固涩。

（6）香菇蒸蚌肉

【原料】香菇 20g，蚌 3 个，葱、姜适量。

【做法及用法】香菇去蒂，清水浸泡发大，洗净，切丝；鲜蚌洗净，去壳取肉，姜去皮洗净，榨汁；葱洗净，切碎。用姜汁、食盐、生粉、黄酒拌蚌肉后加入香菇丝、葱，文火隔水蒸熟即可。

【功效主治】滋阴清热，补中益气。

（7）桂圆黄芪汤

【原料】桂圆、红枣各 7 枚，黄芪、赤小豆各 30g。

【做法及用法】将桂圆去壳取肉，然后与黄芪、红枣、赤小豆一起洗净，再一同入锅，加水适量，炖汤即可。

【功效主治】益气补中，健脾止血。

（六）注意事项

（1）注意观察并记录患者阴道出血的色、质、量及血压、呼吸、神色情况，从而为医生做出准确评估提供参考依据。

（2）注意观察大出血患者的心率、血压、呼吸、神色、出汗量、舌脉等变化。若患者出现血压下降、呼吸困难、面色苍白、头晕目眩、四肢冰冷、精神倦怠、气短无力等症状，则为阴血暴虚的情况，属于气随血脱、阴阳离决的脱证，可先灸百会、神阙、气海等穴，如若无效，可服用回阳救逆之药物，随时观察生命体征的变化，并立即报告医生，做好一切抢救准备。

（3）出血过多的患者，必须绝对卧床，必要时采取头低位。

（4）服药期间忌食生冷、辛辣食物。服用此类药物后可能引起恶心、呕吐、头昏、水钠潴留等不良反应，但停止服药后一般情况下可自行消退，可让患者不必顾虑。

（5）生活起居要规律，注意劳逸结合，身体力行，寒温适宜。肾阳虚及脾虚患者，应注意保暖，不可复感寒邪；肾阴虚者，衣被不宜过暖；血热者，不可过暖。

（6）加强情志护理，清除恐惧和不安心理，增强其治疗的信心，使患者配合治疗。

（7）加强饮食护理，给予易于消化而且营养丰富的食物，可以多食用牛奶、新鲜蔬菜、鱼类、肉类、禽蛋类等食物。血热患者饮食应该以清淡为主，忌食辛辣刺激之品；血瘀患者忌食生冷酸涩性食物；肾阴虚患者可以多食用甲鱼、紫菜、黑木耳等清养之品；肾阳虚患者可多食羊肉、韭菜等。

月经先期

月经先期为中医病名。是指月经周期提前 7 天以上，甚至 10 余天一行，连续 3 个周期以上者。也称经期超前、经行先期、经早、经水不及期等。病因病机主要为气虚和血热。气虚则统摄无权，冲任不固；血热则热扰冲任，伤及胞宫，血海不宁，均可使月经先期而至。

（一）中医认识

宋代《妇人大全良方·调经门》指出本病病机是由于"过于阳则前期而来"，《普济本事方·妇人诸疾》进一步提出"阳气乘阴则血流散溢……故令乍多而在月前"，后世医家多认为"先期属热"。

《景岳全书·妇人规》云："凡血热者，多有先期而至，然必察其阴气之虚实。若形色多赤，或紫而浓，或去多，其脉洪滑，其脏气、饮食喜冷畏热，皆火之类也。"又云："先期而至，虽曰有火，若虚面挟火，则所重在虚，当以养营安血为主。矧亦有无火而先期者，则或补中气，或固命门，皆不宜过用寒凉也。"提出气虚不摄也是导致月经先期的重要发病机制。

《傅青主女科·调经》云："夫同是先期而来，何以分虚实之异？"又云："先期者火气之冲，多寡者水气之验。故先期而来多者，火热面水有余也；先期而来少者，火热而水不足也。倘一见先期之来，俱以为有余之热，但泄火而不补水，或水火两泄之，有不更增其病者乎！"

月经先期与崩漏同属功能性子宫出血，月经先期主要见于西医的排卵型功能失调性子宫出血，崩漏相当于西医的无排卵型功血，但临床有时较难区分，对初学者尤其困难。可以看出月经先期较崩漏属于出血性月经失调中较轻证。从经期来看，月经先期之经期基本正常，而崩漏之经期多延长。在经量方面，两者均为可多可少，没有区别。月经先期与崩漏之提前出现者在病机上基本相似，只是程度不同而已，月经先期有时可转化为崩漏。

（二）西医认识

月经周期小于21天，称为月经频发。月经频发是临床较为常见的月经异常，好发于青春期及围绝经期女性，但目前缺乏确切的患病率。月经频发导致子宫频繁出血，可造成贫血、生殖道感染和不孕等问题，严重影响患者的生活质量和身心健康。

月经频发的病因是复杂的，又易与其他疾病混淆，而且无法轻易识别。许多潜在原因往往是无症状的，且可以多种因素在体内共存。月经频发在排卵性周期和无排卵性周期均可能会出现。在与激素分泌失调相关的月经频发的女性患者中，通常没有可识别的器质性病理改变。因此，明确月经频发的确切病因是有一定困难的。按出血时间可分为卵泡期出血、围卵泡期出血及黄体期出血。

本病主要由下丘脑-垂体-卵巢轴异常引起的稀发排卵、无排卵、黄体功能不足，常见于青春期和绝经过渡期。生育期也可因多囊卵巢综合征、肥胖、高催乳素血症、甲状腺疾病等引起，常表现月经稀发，而部分多囊卵巢综合征、甲状腺功能亢进及严重的甲状腺功能减退的患者可表现为月经频发。因卵泡发育不良、LH/FSH比值异常引起的黄体期孕激素分泌不足或黄体过早衰退，导致子宫内膜分泌反应不良，从而导致月经频发。另外特殊的饮食、运动、工作生活环境及环境的突然变化，也可引起下

丘脑 – 垂体 – 卵巢轴异常，导致月经频发。

（三）李祥云教授诊治经验

1. 调补气血，清热救阴

现代生活节奏加快，耗伤精血，造成机体经血、津液暗中消耗，阴血不足，血中燥热，加之精神紧张，肝气不疏，聚而化热，热邪迫血妄行，引起动血，月经先期而至，经量增加。同时瘀滞内阻，血行不畅。无论外感及内伤，热久必伤阴血，而清热治法实为救阴之本。热不去，阴液难以复旧。故李祥云教授采用甘寒之品青蒿、地骨皮滋阴清热。

2. 补肾疏肝，调经根本

肾虚致胞宫虚寒，不能受孕，肾为先天之本，藏精系胞，为天癸之源，冲任之本，肾气的盛衰是决定月经的产生和卵巢功能的基础。李祥云教授认为，以肾主生殖为主导，肾气盛，天癸才能产生，肝主藏血，精血同源，肝藏血足，以助肾气，生物基础完备而排卵妊娠。若肝肾不足，则冲任失于濡养，气血不畅，影响两精相搏，不能受孕。女子一生数伤于血，气分偏盛，加之七情内伤，则肝失条达，气机郁滞、胞脉阻滞，或病久，可兼有瘀血之象。因此，月经失调主要责之于肾虚，但大多属"本虚标实"，故认为肾虚血瘀是其病机之本。李祥云教授自拟补肾活血之助黄汤（菟丝子、淫羊藿、巴戟天、肉苁蓉、山萸肉、怀山药等）为治疗月经病基础用药，配伍疏肝消胀汤改善肝郁气滞、经络气血不畅状态。

3. 兼顾脾胃，滋补无忧

熟地黄主滋阴养血，善补真阴，可治疗诸劳虚损，阴虚阳虚俱可应用。依张景岳之言，则对于外感表证、呕吐、泄泻、痢疾、水气、痰饮、肿胀、反胃等病皆可应用。今人不敢用大剂量熟地黄，恐其滋腻碍胃，而大补真阴熟地黄最宜。张景岳善用熟地黄治疗多种疾病，不论外感、内伤、寒热、虚实，极大程度地扩大了其应用范围。然而，对于熟地黄的应用，尤其是对于痰涎痞满、虚寒泄泻之病症仍重用熟地黄，有许多医家提出了异议，指出熟地黄滋腻碍脾，有痰湿者不宜。如《本草蒙筌》云："夫补血剂，无逾地黄、当归，若服过多，其性缠滞，每于胃气亦有亏尔。"《本草述钩元》引缪仲淳语曰："凡胸膈多痰，气道不利，升降窒息，药宜通者，汤液中禁用熟地黄。"在临床上受此影响而畏用熟地黄者更众。

对于熟地黄之"滋腻""腻膈生痰"，张景岳认为"脾主湿，湿动则生痰""痰之化无不在脾，而痰之本无不在肾""治痰者，求其本，痰无不清"。所以景岳创立金水六君煎，以熟地黄滋补肾阴为主，从而治痰之本，再合二陈汤健脾化痰以消痰源。

李祥云教授使用大量滋补精血之品，配伍姜半夏、姜竹茹、甘松、白术、山药、白扁豆等降气化痰、健脾燥湿之药，使得滋补肾精、气血而不影响脾胃功能，为妇科用药的精妙之处。

（四）验案分析

月经先期（伴有月经过多、痛经）

韩某，女，24岁，未婚。2018年3月2日初诊。

主诉：月经先期伴有经量增加1年余。

现病史：患者未婚，近1年来工作疲劳，精神紧张，月经频发，20日一行，伴有经量多，经行腹痛，甚至贫血，心悸，神疲乏力，胃纳差，大便溏薄，经常痔疮出血，畏寒肢冷，腰酸。舌苔薄，脉细弱。

月经史：12，6～7/20，量多，痛经剧烈，伴有乳房胀痛、腰酸；末次月经 2018 年 2 月 24 日，至今未净。

生育史：0-0-0-0。

辅助检查：2018 年 1 月外院超声检查提示：子宫 55mm×51mm×49mm，子宫内膜厚 13mm，左侧卵巢大小 29mm×26mm，右侧卵巢 29mm×22mm；月经第 3 天验血激素水平提示：LH：10.07IU/L，FSH：7.33IU/L，E_2：28pmol/L，睾酮：1.35nmol/L，孕酮：0.1nmol/L，PRL：24.17ng/mL。

西医诊断：月经频发。

中医诊断：月经先期，月经过多。证属阴虚火旺，气血亏虚，肾虚不固。

治法：滋阴补肾，补气养血，调冲。

处方：

党参 15g	黄芪 30g	白术 15g	白芍 15g
枸杞子 15g	桑椹子 15g	女贞子 12g	旱莲草 12g
生地黄 15g	熟地黄 15g	山药 15g	淫羊藿 15g
肉苁蓉 12g	制首乌 12g	地骨皮 12g	青蒿 9g
知母 9g	龟甲 18g (先煎)	鹿角胶 9g (烊化)	炒白扁豆 12g
菟丝子 12g	杜仲 15g	桑寄生 15g	姜半夏 9g
姜竹茹 9g	柴胡 9g	红枣 15g	

二诊（2018 年 3 月 30 日）：患者服用中药，月经于本月准时来潮，未有提前，月经从 3 月 22 日到 3 月 26 日，经量中，色黯红，无痛经，无腰酸，无乳房胀痛。舌质微红，舌苔薄白，脉细。

治法：滋阴补肾，补气养血，调冲疏肝。

处方：

党参 15g	黄芪 30g	白术 15g	白芍 15g

枸杞子 15g	桑椹子 15g	女贞子 12g	旱莲草 12g
生地黄 15g	熟地黄 15g	山药 15g	淫羊藿 15g
地骨皮 12g	青蒿 9g	知母 9g	龟甲 18g (先煎)
鹿角胶 9g (烊化)	炒白扁豆 12g	菟丝子 12g	杜仲 15g
桑寄生 15g	姜半夏 9g	姜竹茹 9g	柴胡 9g
红枣 15g	茯苓 12g	山茱萸 12g	当归 12g
鸡血藤 12g	香附 12g		

患者按补肾调经法巩固治疗。随访半年患者月经周期恢复正常，贫血改善。

按语：

月经周期小于21天，称为月经频发。月经频发是临床较为常见的月经异常，好发于青春期及围绝经期女性，但目前仍缺乏确切的患病率。月经频发导致子宫频繁出血，可造成贫血、生殖道感染和不孕等问题，严重影响患者的生活质量和身心健康。

李祥云教授认为肾虚是本病的病理基础。肾为先天之本，肾中精气盛衰对女性的生理变化起决定作用。中医学认为月经的来潮需要肾精以及冲任二脉的充盛。如《素问·上古天真论》中关于女子生理的记载，均是围绕肾中精气盛衰以及天癸至竭而变化的。古代文献对"天癸"的论述亦颇多，如称其为"肾间动气""元阴、元精""天真气降""女精"等等。若先天肾气衰弱，后天如房劳多产等诸多劳损耗肾伤精，直接影响着肾气、天癸、冲任、女子胞的调节作用，使天癸不能充盈而过早耗竭。本案患者过度劳累，耗伤肾中精气，因此肾虚是本病发病的基本病机。本案患者由于肾精亏耗、肝气郁结而起病，故补肾疏肝为调经之本。

肝郁为本病病机之枢。《傅青主女科·妇女年未老经水断》

中曾有记载："经水早断，似乎肾水衰涸，吾以为心肝脾气之郁者……倘心肝脾有一经之郁，则其气不能入于肾中，肾之气即郁而不宣矣……此经之所以闭塞，有似乎血枯，而实非血枯耳。"傅氏认为血枯并非本病病机之关键，不能一概从血而论治，况且女子善忧患，以肝为先天，肝郁在诸病的发生中的作用断不可忽视，此类论述在《万氏女科》《临证指南医案》均有类似记载。另在《续名医类案》中也认为妇女情志病的发病率比男子高出一倍之多，肝主疏泄，性喜条达舒畅，而妇人多内敛抑郁，稍遇烦恼，则气结于中。而情志不遂最先伤于肝，肝气郁滞，全身气机不得通畅，血、津、液不得行，则病证百出。若肝失疏泄则冲任不和，气滞则血行不畅，必致月事为病，若肝气横逆，气滞经脉，则可见乳房胀痛、胁肋疼痛、乳癖、癥瘕积聚及外阴诸患等。可见本案患者精神紧张，气机郁滞，对其发病起着至关重要的作用。本案李祥云教授大剂量用党参、黄芪补气血，生地黄、熟地黄、制首乌、女贞子、桑椹子、枸杞子养血补血，青蒿、地骨皮清虚热，柴胡、白芍疏肝理气，配伍白术、山药、白扁豆健脾助运化，从而帮助滋阴药物被胃肠道充分吸收，进而临床得效。

（五）其他疗法

1.针灸疗法

（1）毫针

选穴：隐白、气海、三阴交、太冲为主穴，配大敦、足三里、阴陵泉、合谷、百会。

刺法：针刺以平补平泻法或补法为主，也可加用灸法。留针20～30分钟。每天1次，6次为一疗程。

（2）灸法：于断红穴做温针灸，灸二壮。断红穴位于手背第

二、三掌骨间，即相当于"八邪"之"大都"穴位。

（2）耳针：子宫、内分泌、神门、卵巢，配脾、皮质下、肝，膈。用磁珠按压贴敷，每天 1 次，每次选用 3～5 穴，配合按压 30～60 分钟。10 次为一疗程。

2. 食疗方法

（1）枸杞子莲子山药羹

【原料】枸杞子、莲子、山药各 30g。

【做法及用法】将上三味药食洗净后入锅加水炖熟，每次月经来潮前一周食用，每天可吃 1～2 次。

【主治】适用于月经先期气血亏虚证。

（2）藕柏饮

【原料】生藕节 500g，鲜侧柏叶 100g。

【做法及用法】鲜藕取节捣烂取汁，加温开水服用，每周3～5 次。

【主治】适用于月经先期血热型。

（3）芹菜藕片汤

【原料】鲜芹菜 120g，鲜藕片 120g，生油 15g，精盐少许。

【做法及用法】先把芹菜、藕片洗净，芹菜切成 3cm 长，生油烧热，放入芹菜藕片，调入糖盐适量，翻炒 5 分钟即成。可连续服或每周 3～5 次。

【主治】适用于月经先期血热型。

（六）注意事项

（1）节饮食：不宜过食肥甘厚腻、生冷寒凉、辛烈之品。

（2）调情志：保持心情舒畅，避免忧思郁怒。

（3）适劳逸：经期不适宜过度劳累和剧烈运动，以免伤脾气。

（4）节房事和节制生育：避免生育（含人工流产）过频及经期交合，否则易损伤冲任，耗损精血。

月经后期

月经周期延后 7 天以上，甚至 3～5 个月，连续两个周期以上者，称为月经后期。如是青春期月经初潮后 1 年内，或是在围绝经期，周期时有延后而无其他证候者，不做病论。若每次延后三五天，或偶然延后 1 次，下次仍如期来潮，亦不做月经后期论。

（一）中医认识

1. 禀赋不足，肝肾亏虚

女子以肝为先天，冲任二脉隶属于肝肾，肝主藏血，司血海，女子肝血充盈，肝气畅达则冲盛任通，月事以时下；肾主藏精，主生长发育与生殖。精能生血，天癸源于肾之精，肾精充溢则经水之源无以匮乏。诚如《医学正传》所云："月经全藉肾水化施，肾水即乏，则经水日以干涸。"若肾气不足，精不化血，冲任血海匮乏；或肾阳虚，命门火衰，冲任失于温煦，胞宫虚寒，寒凝血瘀；或肾阴虚，精血不足，胞宫失养，血海不能按时由满而溢，均可致月经稀发、闭经和不孕。

2. 恣食厚味、损伤脾胃

"脾为生痰之源"，脾虚失运而成痰湿，留聚胞宫，阻碍气机，经脉气血流通受阻，导致闭经、不孕。痰湿积聚躯体而致肥胖多毛。明代《万氏妇人科》记载有："惟彼肥硕者，膏脂充满，元室之户不开；挟痰者，痰涎壅滞，血海之波不流，故有过期而经始行，或数月经一行，及为浊、为带、为经闭、为无子之病。"清代《女科切要》亦云："肥白妇人，经闭而不通者，必是湿痰与脂膜壅塞之故也。"此外，也有因肾虚气化失常，不能蒸腾津液，下聚为湿为痰，阻塞胞脉而致本病。

3. 精神紧张、肝胃郁热

肝藏血，主疏泄，若生活压力大，情志不遂，日久肝气郁结，疏泄不利，气行则血行，气血运行不畅，经血不得以循经按时来潮。若肝郁化火，灼伤胃阴，燥热内生。阳明胃腑为多气多血之经，下隶冲任二脉，阳明燥热过盛，津液不能化为月经，可表现为月经稀发或闭经。水不涵木则伴有烦躁易怒，乳房作胀。肝经血热蕴结成毒或阳明胃热上蒸则痤疮、粉刺频发。

4. 盲目减肥，气血乏源

脾胃为气血生化之源，乃月经之本。薛立斋云："血者水谷之精气也，和调于五脏，洒陈于六腑，妇人上为乳汁，下为月经。"脾胃精气充盛则冲脉盛，血海盈，经脉通畅，月事以时下。饮食单一或盲目减肥，日久则脾胃元气受损，后天水谷精微不足，气血生化乏源，冲任、血海空虚，血行迟滞，发生月经稀发或闭经。

（二）西医认识

月经周期不规律，时间超过35天，但短于6个月，称为月经稀发。造成月经稀发的因素很多，如下丘脑、垂体、卵巢、肾上腺等的异常均能造成月经稀发。临床上，月经稀发的主要病因是多囊卵巢综合征（PCOS）和高催乳素血症。肾上腺疾病等引起的高雄激素血症也可以引起月经稀发。PCOS和高雄激素血症通常合并胰岛素抵抗、糖尿病、脂代谢紊乱，远期可能增加心血管病的风险。

1. 下丘脑和垂体功能异常

下丘脑和垂体的异常导致促性腺激素或释放激素分泌或调节异常，可引起月经稀发。最常见的是高催乳素血症患者的月经稀发。高催乳素血症是外周血中催乳激素（PRL）水平持续高于正常值的一种临床表现。在生理状态下，妊娠期、哺乳期和应激状态可以引起 PRL 升高。下丘脑和垂体的肿瘤、炎症、外伤、手术和放疗等可能造成下丘脑 PRL 释放因子或抑制因子的分泌或运输异常，造成 PRL 升高。此外，甲状腺、肾上腺、卵巢功能或肝、肾功能异常也能影响 PRL 的分泌。高水平的 PRL 作用于卵巢局部的 PRL 受体，降低卵巢对促性腺激素的反应，抑制卵泡生长、排卵和黄体形成，从而导致月经稀发或闭经。

此外，体重下降、神经性厌食、过度运动、药物等引起下丘脑对促性腺激素的调节功能失调，也可能引起月经稀发。

2. 卵巢性异常

卵巢先天性发育不完全、卵巢功能异常或继发病变可以造成月经稀发。PCOS 是临床最常见的妇科内分泌疾病之一。主要的临床特征是卵巢多囊样改变、排卵障碍和高雄激素血症。月经稀发是 PCOS 的主要临床表现。临床研究显示，PCOS 患者月经稀发的比例超过 60%。PCOS 患者的高水平雄激素抑制卵泡发育和成熟，引起卵泡闭锁，不能形成优势卵泡，导致持续无排卵。高水平雄激素在脂肪组织中转化为雌酮，使雌酮 / 雌二醇比例上升，影响卵泡发育，并反馈性引起垂体分泌 LH 增加，从而 LH/FSH 比值上升，导致排卵障碍。PCOS 患者持续无排卵以及高雄激素血症导致卵巢包膜纤维化增厚。上述这些机制均可以引起月经稀发或闭经。卵巢肿瘤或是严重的盆腔感染，可使卵巢组织受到损伤，致使月经稀发，甚至闭经，其中以结核病变多见。在卵泡膜细胞增生症患者的卵巢间质中，弥散性黄素化卵泡膜细胞分泌过多的雄激素，也会造成月经稀发。

3. 其他异常

库欣综合征、先天性肾上腺皮质增生、卵巢肿瘤、肾上腺肿瘤、异位促肾上腺皮质激素肿瘤等均可能引起高雄激素血症，从而导致月经稀发。

（三）李祥云教授诊治经验

1. 通补冲任，补肾活血，调经要法

"通补冲任法"是叶天士基于《黄帝内经》的奇经理论首创的治法，至晚清时期已形成较为完整的理论体系。李祥云教授针对月经后期的病理特点，确立通补冲任为治疗之关键。月经后期的病机不外虚实两端。虚者冲任亏损，血海不能按时满溢，导致卵泡发育迟缓，无优势卵泡形成；实者冲任、胞脉阻滞，导致卵巢呈多囊样改变、卵泡发育成熟后不破裂等。

叶天士认为冲任二脉属"奇经"，奇经的生理特点是以满为功，以通为用，且奇经病以虚证占多数，实证也多为虚中夹实，因此提出"奇经有损，必通补之"，即冲任为病，宜以补为体，以通为用。所谓"通法"实指多用辛香温通之品流通气血，疏行脉络之法，气血流畅，气机条达，胞脉通利，血海盈溢有度，月事应候，胎孕无痛，即"任脉通"之说。"补"法乃用血肉有情之品补益肝肾，滋阴填精至血海的充盛，"留得一分阴血，尚存一分生机"，阴精气血充盛，血海满盈，胞脉得养，从而月事来潮，胎孕得养，即"太冲脉盛"之说。

李祥云教授以补肾活血创立月经病各方，以活血顺经汤通畅冲任经脉，通而促排。培元育卵汤滋补肝肾，促进卵泡生长发育，形成优势卵泡。补肾助黄汤可以促排并且提高黄体功能，因此补肾活血乃通补冲任之法，为调经之要法。

2. 巧用花粉，增敏胰岛，清热促排

天花粉味甘、苦，性微寒，有清热生津、清肺润燥、解毒消痈之功效。治疗疮疡时，未成脓使之消散，脓已成可溃疮排脓。《日华子本草》云："通小肠，排脓，消肿毒，生肌长肉，消扑损瘀血。治热狂时疾，乳痈，发背，痔瘘疮疖。"多囊卵巢综合征病理表现为双侧卵巢增大，包膜增厚，多个小卵泡聚集，难以形成优势卵泡而排卵，临床表现为肥胖和胰岛素抵抗，常常作为2型糖尿病的发病基础。多囊卵巢综合征患者血清学指标上表现出高胰岛素血症和胰岛素抵抗状态时，李祥云教授在常处方用药中增加天花粉，一方面天花粉具有消痈肿的功效，这种促进溃破排脓的作用有助于多囊卵巢成熟卵泡的生成和排出；另一方面糖尿病被归属于中医"消渴"范畴，而天花粉有养阴清热生津之功效，临床常用于消渴中的阴虚燥热等证，如经验方"玉泉丸"等。研究发现，天花粉煎煮液灌胃给药后可显著提高胰岛素敏感性指数，改善胰岛素抵抗，从而可以起到促排卵的作用。

3. 皂刺通络，促排瘀浊，消痘美容

皂角刺又称皂荚刺、皂刺、天丁、皂角针、皂针，为皂荚的干燥棘刺。关于皂角刺的记载始于《本草纲目》。药典中对皂角刺也有明确的记录：性味辛、温，归肝、胃经，具有排脓、消肿托毒、杀虫的功效，可治疗痈疽初起、脓成不溃以及疥癣麻风。皂角刺药如其名，效如"针刺"，破腐生新，药性峻猛，引药入经，具有拔毒消疮、消肿排脓，泄血中风毒的功效。在临床实践中若根据辨证再配以行气养血、补气健脾等药物，则标本兼治，收效显著。《灵枢·痈疽》曰："营卫稽留于经脉之中，则血泣而不行，不行则卫气从之而不通，壅遏而不得行，故热。大热不止，热盛则肉腐，肉腐则为脓。"皂角刺通行经络、透脓溃坚。现代研究本药具有抗菌、抗炎、免疫调节、抗癌等作用，中医外科医家喜用皂角刺治疗面部痤疮。李祥云教授对排卵障碍患者应用皂角刺，一方面借助排脓之力促进多囊卵巢内优势卵泡的排出，另一方面可对高雄激素所致的痤疮进行对症治疗。

4. 龙胆泻肝，清肝降火，改善高雄

肝经郁火是 PCOS 的主要病机，肝经郁火型 PCOS 患者的临床和生化指标均以高雄激素血症、高黄体生成素血症为主要特征。一部分患者表现为面部痤疮、多毛、形体偏瘦、舌质偏红，伴随烦躁易怒、胸胁胀痛等，中医辨证此类临床特点为肝经郁火。李祥云教授针对高雄激素性月经后期，将疏肝泻热作为主要治疗方法。因肝气郁结，肝失疏泄，影响冲任的通畅，同时气郁化火，灼伤肾阴，也使肾中阴阳失衡，致使难以受孕；经过疏肝泻火治疗，肝气得疏，肝火得清，使邪去正安，阴平阳秘。李祥云教授取法龙胆泻肝汤之意，采用龙胆草、山栀子清泻肝火。现代研究发现，龙胆泻肝汤类方可以降低 PCOS 患者高雄激素血症。

（四）验案分析

1. 月经后期（月经稀发）

贾某，女，36 岁，已婚。2018 年 5 月 15 日初诊。

主诉：月经后期伴有经量减少 2 年。

现病史：患者长期月经不规则，总是经期延后来潮，甚至两月一行，曾经 2 次人流，之后月经量减少，患者曾于外院进行雌、孕激素人工周期治疗，治疗后月经改善不明显，经量依旧稀少，经期延后，自测基础体温未见排卵，患者已婚 1 年，现有生育要求，故而就诊求助中医治疗。舌苔薄，脉细小弦。

月经史：12，3/30 ～ 60，量少，无痛经，伴有乳房胀痛、腰酸；末次月经 2019 年 4 月 8 日—2019 年 4 月 10 日。

生育史：0-0-2-0。末次人流 2012 年。

西医诊断：月经稀发。

中医诊断：月经后期，月经过少。证属肾精亏虚，瘀血阻滞。

治法：活血通经，祛瘀生新，补肾填精。

处方：

丹参 12g	牡丹皮 12g	当归 9g	川芎 6g
熟地黄 12g	香附 12g	延胡索 12g	川楝子 12g
红花 9g	桃仁 9g	益母草 30g	川牛膝 12g
苏木 9g	鬼箭羽 12g	凌霄花 12g	预知子 12g
淫羊藿 30g	柴胡 9g	龟甲 18g (先煎)	鹿角胶 9g (烊化)
石楠叶 12g	黄精 9g		

医嘱：每日自测基础体温，自我监测排卵情况。

二诊（2019 年 5 月 29 日）：患者服药后自觉带下增加，透明拉丝样，5 月 24 日自我测试排卵试纸阳性，近日基础体温升高，乳房轻微胀痛，舌淡红苔薄白，脉细。

治法：补肾温阳，助黄促孕。

处方：

枸杞子 12g	熟地黄 12g	肉苁蓉 12g	菟丝子 12g
红花 9g	香附 12g	当归 9g	肉桂 3g
鸡血藤 15g	党参 12g	黄芪 15g	龟甲 18g (先煎)

鹿角胶 9g (烊化)	石楠叶 12g	黄精 9g	柴胡 9g
桃仁 9g	橘叶 9g	橘核 9g	预知子 12g
淫羊藿 30g	制首乌 12g		

三诊（2018 年 6 月 12 日）：患者自测基础体温，高温期 16 天，自测尿妊娠试验阳性。自觉乳房胀痛，轻微腰酸，舌淡苔薄白，脉细滑。

治法：益气补肾安胎。

处方：

党参 9g	黄芪 9g	炒白芍 9g	炒白术 9g
杜仲 12g	续断 12g	黄芩 9g	苎麻根 12g
南瓜蒂 15g			

医嘱：①继续测量基础体温。②预防感冒。③随访血绒毛膜促性腺激素，孕酮水平。④如有腹痛或者阴道出血及时就诊。

按语：

本案患者需要分析月经稀少的原因：

首先，气血瘀阻，难以育卵。妇人素体形胖，恣食肥甘，躯脂肥溢，若感受湿邪、冒雨涉水或久居阴湿之地，或脾阳素虚，湿浊内盛，或脉中之血，为寒、热邪气所侵，或气虚、气滞不能行血，均可导致痰凝血瘀，冲任阻滞，血海不能满溢，胞脉受阻，影响卵泡的发育成熟，引起卵泡闭锁，或卵泡多囊样改变。治宜通利冲任，化痰逐瘀。本案患者排卵异常，经过西医人工周期疗法依然难以恢复，可见冲任亏虚，西药补充难以起效果，瘀阻不通方为病机关键。

其次，冲任亏虚，难以成胎。卵泡发育需要气血之滋养，自卵巢排出需要气血之鼓动，而"冲为血海""为十二经脉之海"，五脏六腑之血皆归于冲脉。"任为阴脉之海"，调节全身之阴气，与脏腑之精血、津液关系密切，因此冲任二脉总司经孕气血运行，维持卵巢正常排卵功能。历代医家认为冲任二脉联系脏腑与胞宫，属女子"生殖之经"，是维持和调节妇女生殖机能的重要本源。《素问·上古天真论》"冲脉为病，女子不孕"，《灵枢·五音五味》中记载"冲任之脉……故须不生焉""冲为血海，任主胞胎"。精血不足，血海亏虚，冲任亏虚，卵子发育不良或难以成熟；若痰聚瘀滞，阻遏胞脉，冲任不畅，则成熟的卵泡不能破裂，卵子不能顺利排出。因此，冲任损伤是卵巢功能失调性疾病的重要发病机制。冲任损伤导致肾 – 天癸 – 冲任 – 胞宫生殖轴功能失调，出现排卵障碍，从而导致胞宫行经、孕育功能失调。

本案治疗过程中李祥云教授首先用活血顺经汤起到疏通冲任瘀阻的作用，从而改善子宫及卵巢微循环，促使药物可以直达病所。紧接着采用补肾助黄汤提高黄体功能，有助于受精卵着床，方可成功妊娠。

2. 月经后期（多囊卵巢综合征）

吴某，女，19岁，未婚。初诊于2017年10月24日。

主诉：月经稀发伴面部痤疮半年。

现病史：患者为在校学生，平时学习压力较大，否认有性生活史，既往月经周期为35～45天，2017年3月至2017年6月，月经停闭3个月，面部痤疮频发，及时到医院进行检查，妇科超声提示：子宫39mm×31mm×32mm，子宫内膜厚8mm，双侧卵巢可见多个小卵泡。性激素水平全套检查发现高雄激素（雄烯二酮水平：5.01nmol/L）。考虑多囊卵巢综合征，高雄激素性闭经，给予达英 –35治疗并且配合中药调理月经周期。患者服药两个月经周期后出现乏力、纳差等不适症状，再次就诊检查发现肝功能异常，考虑药物性肝损。进而停止服用达英 –35，1个月后

（2017年10月12日）复查肝功能，依然多项指标异常：谷草转氨酶（AST）：41U/L，谷氨酰转移酶（GGT）：63U/L，总胆红素（STB）：36.6μmol/L，间接胆红素（UCB）：23.4μmol/L，甲胎蛋白：30.48ng/mL。患者由母亲陪同前来就诊，刻下：常感神疲乏力，口苦纳差，大便不畅，夜寐安。舌质淡红，苔薄黄，脉细。

月经史：14，6～7/35～45，量中，伴有痛经和乳房胀痛，无明显腰酸，末次月经2017年9月15日—2017年9月16日，经行两天净，量极少。

婚育史：0-0-0-0。

辅助检查：2017年6月16日：LH：7.99IU/L，FSH：6.80IU/L，E_2：255.4pmol/L，睾酮：3.95nmol/L，孕酮：5.01nmol/L，PRL：199.34ng/mL。

西医诊断：多囊卵巢综合征，肝功能异常。

中医诊断：闭经，月经后期。证属肝郁化热，瘀阻冲任，脾肾亏虚，冲任不调。

治法：补气养血，活血祛瘀，清热利湿，保肝祛黄。

处方：

党参12g	黄芪15g	当归12g	川芎6g
白芍12g	白术12g	茯苓12g	熟地黄12g
山栀9g	茵陈30g	虎杖15g	垂盆草15g
徐长卿12g	益母草30g	苏木9g	鬼箭羽12g
香附12g			

二诊（2017年11月7日）：患者服药后口苦口干症状明显有改善，大便通畅。神疲乏力改善。末次月经2017年10月27日，自然行经，经行3天，月经量相比上个月增多，同时经行腹痛，乳房胀痛症状改善。患者于2017年11月2日复查肝功能，

多项指标恢复正常。总胆红素（STB）：16.6μmol/L，间接胆红素（UCB）：8.4μmol/L，甲胎蛋白：11.3ng/mL。虽然还超出正常范围，但是已经明显下降。

治法：补气养血，清热利湿，保肝祛黄。

处方：

当归 12g	川芎 6g	熟地黄 12g	白芍 12g
党参 12g	黄芪 15g	白术 12g	茯苓 12g
淫羊藿 30g	益母草 30g	苏木 9g	鬼箭羽 12g
柴胡 9g	枳壳 6g	山栀 9g	茵陈 30g
虎杖 15g	垂盆草 15g	徐长卿 12g	薏苡仁 12g
龙胆草 6g	黄芩 9g		

三诊（2017年11月28日）：患者已经接近行经之日，有月经将行之意，乳房胀痛和压痛明显，少腹隐痛，大便顺畅，夜寐安。复查肝功能各项指标，均恢复正常，甲胎蛋白：5.59ng/mL。舌质淡，苔薄白，脉细。

治法：疏肝理气，活血化瘀，清热养肝。

处方：

当归 9g	川芎 6g	熟地黄 12g	丹参 12g
牡丹皮 12g	赤芍 9g	香附 12g	延胡索 12g
川楝子 12g	红花 9g	桃仁 9g	苏木 9g
凌霄花 9g	鬼箭羽 12g	茵陈 30g	虎杖 15g
垂盆草 15g	徐长卿 12g	淫羊藿 30g	

四诊（2017年12月26日）：患者末次月经2017年12月2日，经行4天，经量中等，经色红，无痛经。患者监测基础体温发现体温起伏波动，无明显双相体温。患者再次就诊某西医医院，复查性激素指标依然提示高雄激素（睾酮：8.1ng/mL），进行

胰岛素释放试验，发现餐后一小时胰岛素水平显著升高，胰岛素抵抗（空腹胰岛素 18.8nmol/L，餐后一小时胰岛素 > 300nmol/L），给予二甲双胍改善胰岛素敏感性。舌质淡，苔薄白，脉细。

治法：补肾益气，疏肝理气，清热活血。

处方：

党参 12g	黄芪 15g	生地黄 12g	熟地黄 12g
丹参 12g	山药 12g	牡丹皮 12g	山茱萸 12g
菟丝子 12g	紫石英 15g (先煎)	肉苁蓉 12g	淫羊藿 30g
巴戟天 12g	白术 9g	香附 12g	柴胡 9g
山栀 9g	龙胆草 6g	茵陈 15g	川楝子 12g
川芎 6g	鸡血藤 15g	皂角刺 9g	天花粉 12g
陈皮 9g	大腹皮 9g		

1 年以后随访，患者服中药以后月经周期稳定 30～35 天，1 年之内可以每月按时来潮，多次复查肝功能，均在正常范围。

按语：

中医根据多囊卵巢综合征的临床表现，将其归属于中医"月经后期""月经过少""闭经""不孕""崩漏"等范畴。《金匮要略·妇人杂病脉证并治》曰："妇人之病，因虚，积冷，结气，为诸经水断绝。"

张景岳在《类经·疾病类·血枯》中对应"血枯"，提出"血隔"这一称谓，曰："血枯一证，与血隔相似，皆经闭不通之候。""血枯"多为虚证，"血隔"多为实证或虚实夹杂之证。历代医家对闭经病因的论述包括外感六淫、跌仆损伤、饮食失宜、劳逸失度、内生邪气、七情内伤、体质因素等。此外，瘀血和痰饮本是疾病演变过程中的病理产物，若稽留体内，直接或间接影响冲任、胞宫、胞门之时，则亦会成为闭经的内在致病因素。

本案发病初期闭经时间为 3 个月，起病由于学业压力过大，心脾耗伤，但肝气郁结，血气不得下通，当取法《血证论·经闭》治疗肝火横逆，上迫于心肺，心肺之气不得下通，方用当归芦荟丸加桃仁以攻之，用丹栀逍遥散加桃仁以和之；前医误用温补之法，助热伤肝，再次反证"瘀热在里"之根本病机。故立法处方分两步，首先补养气血，清肝利胆，以保肝养血为第一要务。其次待肝功能回复正常后再用补肾疏肝、养血活血之法，回复冲任周期节律。

本案处方用药分以下三阶段：

（1）补养气血，清热利湿，利胆保肝：初诊时患者肝功能异常，虽然月经紊乱急需调整，但是保肝降酶更为首要当务，因而立法处方采用十全大补汤扶助正气，回复气血，同时配合茵陈蒿汤清热利湿，利胆降酶。十全大补汤来源于宋代《太平惠民和剂局方》，系由补气剂四君子汤与补血剂四物汤组成八珍汤，再加入黄芪、肉桂而成.是中医学治疗男女诸虚不足的经典名方。现代研究发现具有免疫提高作用，多用于抗肿瘤及放化疗后损伤。本病初诊月经紊乱，肝功能异常，疲劳倦怠，食欲不振，故用十全大补汤恢复气血运行。茵陈蒿汤首载于东汉医圣张仲景所著《伤寒论·辨阳明病脉证并治》："伤寒七八日，身黄如橘子色，小便不利，腹微满者，茵陈蒿汤主之。"《金匮要略·黄疸病脉证并治》记载："谷疸之为病，寒热不食，食即头眩，心胸不安，久久发黄为谷疸，茵陈蒿汤主之。"茵陈蒿汤是临床常用于治疗黄疸诸病的经典方，对梗阻性黄疸、胆汁淤积、脂肪肝、慢性乙型病毒性肝炎、肝硬化及部分皮肤病，在改善临床症状、恢复肝功能方面有明确优势。本案患者肝功能异常，同时甲胎蛋白也明显升高，采用扶正祛邪之法正中其证，服药后，肝功能指标明显好转，后期巩固使用，包括甲胎蛋白等指标都逐渐恢复正常。

（2）活血化瘀，顺势利导，助行经意：李祥云教授在月经调节的周期疗法上，经前期侧重于通，以补为辅，即活血通经，以通为用，因势利导，顺势而下，以促进经血的排出。在患者服药期间肝功能渐渐恢复正常过程中，正值30天行经之日，患者出现乳房胀痛和压痛，少腹隐痛，为月经将行之意，故采用桃红四物汤和金铃子散，疏肝行气活血，引血下行，顺行经之意。

（3）补肾益精，疏肝行气，活血调经：经后期侧重于补，以通为辅，意在重用扶正，轻用疏泄，即补肾填精，疏肝气，养肝血，以利于精血的充实，将"通"与"补"贯穿始终。滋肾养血取法张景岳左归丸、大补元煎之意，熟地黄补血，人参补气，二者同用（两仪膏），阴阳相配，气血双补，治精气大亏、精不化气者。熟地黄配人参、当归、枸杞子、山药、山茱萸、杜仲等（大补元煎）誉为"回天赞化，救本培元第一要方"，治气血大伤，精神失守危证。处方肉苁蓉、巴戟天、淫羊藿温肾助阳，有阳中求阴之意。疏肝理气选用丹栀逍遥散为基础，疏肝清热，配合茵陈清利湿热巩固疗效。

3. 月经后期（高催乳素血症）

李某，女，30岁，已婚。2018年4月3日初诊。

主诉：月经后期伴有月经量少2年。

现病史：患者已婚并已经生育1女，近两年工作劳累，逐渐出现月经周期延后，甚至两月一行，伴有经量减少，经行腹部不适，乳房胀痛，腰酸乏力，舌苔薄，脉细小弦。虽目前无生育要求，但是自我认识目前年纪尚轻，月经稀少，定有健康不良影响。2017年6月外院超声检查提示子宫49mm×45mm×43mm，子宫内膜厚8mm，宫内IUD：Y型，左侧卵巢大小

30mm×29mm，右侧卵巢 29mm×26mm。月经第 3 天验血激素水平提示：LH：6.25IU/L，FSH：8.43IU/L，E_2：40pmol/L，睾酮：1.35nmol/L，PRL：29.81ng/mL。故而就诊求助中医治疗。

月经史：15，6～7/35～60，量少，无痛经，伴有乳房胀痛、腰酸。末次月经 2018 年 3 月 20 日，前次月经分别为 2018 年 2 月 10 日，2017 年 12 月 23 日。

生育史：1-0-2-1。2011 年顺产，宫内节育器避孕。

西医诊断：高泌乳素血症

中医诊断：月经后期。证属肾气亏虚，肝气不疏，瘀热内阻。

治法：补肾益气，疏肝调经，清热去滞。

处方：

枸杞子 12g	熟地黄 12g	肉苁蓉 12g	菟丝子 12g
红花 9g	香附 12g	当归 9g	肉桂 3g
鸡血藤 15g	党参 12g	黄芪 12g	桑寄生 12g
淫羊藿 30g	胡芦巴 12g	土茯苓 30g	茯苓 12g
橹豆衣 12g	杜仲 12g	生麦芽 30g	

二诊（2018 年 4 月 13 日）：患者月经后期，尚未来潮，带下量略有增加，稍有心情烦躁，乳房胀痛，舌苔薄白，脉细。

治法：活血化瘀，通利冲任，疏肝调经。

处方：

丹参 12g	牡丹皮 12g	当归 9g	川芎 6g
熟地黄 12g	香附 12g	延胡索 12g	川楝子 12g
红花 9g	桃仁 9g	橹豆衣 12g	生麦芽 30g
杜仲 15g	益母草 30g	三棱 12g	莪术 12g
月月红 6g	柴胡 9g	广郁金 12g	苏木 9g

鬼箭羽 12g　　凌霄花 9g

三诊：患者用药后精神疲乏改善，情绪波动也改善，本月月经按时来潮，末次月经 2018 年 4 月 20 日，5 日净，量中，经量较以往有所增加，色红。舌淡红，边有齿痕，苔薄白，脉细。

治法：健脾温肾，养血活血，调补冲任。

处方：

党参 12g	黄芪 15g	白术 12g	川楝子 12g
山药 15g	菟丝子 15g	香附 12g	川芎 6g
鸡血藤 15g	生地黄 12g	熟地黄 12g	石楠叶 12g
黄精 9g	龟甲 18g	鹿角片 9g (先煎)	紫石英 15g (先煎)
紫河车粉 9g (冲服)		肉苁蓉 12g	淫羊藿 30g

患者月经按期来潮，巩固治疗半年，随访月经周期准。

按语：

本案患者需要分析月经后期的病机。

首先，患者肝气郁结，冲气上逆。乳房属胃，乳头属肝，经血与乳汁由脾胃所化生，气血调和，经络通畅，气血应期下注冲脉为月经，上注为乳汁。《女科撮要》云："夫经水者，阴血也，属冲任二脉所主，上为乳汁，下为血水。"肝经绕阴器，抵少腹，夹胃贯膈布胸胁，经乳头上巅顶；冲为血海，冲脉起于会阴，夹脐上行，与胃经并行，络乳头，故肝与冲脉相通于乳头。冲脉隶属于阳明，附于肝，与肝脉交会于三阴交，故肝与冲脉有密切关系。

若情志不畅则引起肝气郁结，肝失疏泄，气机不利，冲脉气逆，血随冲脉之气上至乳房而逆为乳汁自出。《女科经纶》中阐述："若未产而乳汁自出者，谓之乳泣，生子多不育。"亦有因气不疏，横逆乘脾犯胃，脾胃虚弱，不能运化水湿而聚湿成痰，气血运行不畅则滞而成瘀，痰瘀互结阻滞冲任胞脉，则不能摄精成孕；气机壅塞，胃气上逆而致乳泣。

本案患者由于压力过大，情志不随，肝气郁结，气机不畅，血海不能按时满溢，故经行后期；肝气郁结，疏泄失常，气血不和，冲任不能相资摄精成孕，故不孕；肝郁气滞，瘀血壅阻经脉，则出现经前小腹、乳房胀痛等；舌淡红，苔薄白，脉弦，均为肝气郁滞的表现。

其次，患者肾虚精亏，水不涵木，木气上逆。肾藏精，主封藏，为冲任之本；精血相生，乙癸同源，肝肾相交，冲任应之。先天肾水不足，水不涵木，肝木失养，肾虚肝旺，肾失封藏，肝失疏泄，冲气上逆，血随冲气上注乳房出现溢乳；肝肾阴虚，不能化生精血而冲不盛、任不通，诸经之血不能汇集冲任，则月经失调，甚则月经后期，闭经。

肾为先天之本，主藏精，精化血，血生精，精血相生，天癸的至与竭有赖肾气的主宰，关系女性的妊娠、月经。女子以肝为先天，肝藏血，乳汁的化生、经血的来潮、情志的调畅都有赖于肝的疏泄功能。肝肾同源，肾藏精，精能生血，血能化精，精血同源，相互资生。脾胃所化生之经血与乳汁，气血经络调和顺畅，气血如期注入冲脉为月经。女子乳房络属于阳明胃经，乳头属厥阴肝经，经乳排出、溢泻依赖于肝气条达，疏泄有度，脾胃、冲任调和，气血充足而循常道则病愈。肝气条达，司疏泄，冲任通调，经血、乳汁才能各循其道，肾亏可致肝血不足或肾虚肝盛不能畅达疏泄，郁久化热，虚火内迫乳汁外溢，不能按时下注胞宫形成月经，致乳汁溢出，经血至期不潮之症。肝郁克脾，影响脾胃运化，气血不充，血海不能按时满盈或血海空虚则可致妇女月经过少、稀发、闭经。

李祥云教授采用补肾填精，滋水涵木，调养肝气、平冲降逆，佐以补养肝肾、补益脾胃，旨在疏通乳络、通畅气血，恢复气机升降之序，通散郁结。且治病当求本，肝肾为子母之脏，又乙癸同源、精血互生，治肝同时并育阴养血，即所谓补肾疏肝。故妇女肝气条达，肾精充足，冲任通调，经血按时而下，改善高催乳素血症造成的月经稀发。

在本案的治疗中，李祥云教授方选活血顺经汤和助黄汤周期应用加减，方中重用生麦芽，既健脾胃，亦能疏气，取张锡纯"麦芽虽为脾胃之药，而实善疏肝气，夫肝主疏泄，为肾行气，为其力能舒肝，善助肝木疏泄以行肾气……至妇人乳汁为血所化，因其善于消化精微兼破血之性，故又善回乳"之意。麦芽配白芍疏肝回乳，配柴胡疏肝解郁。柴胡疏肝理气，既是气分药，发郁遏之气疏肝和脾解郁；又能入血分，行血中之气条达其性。当归、白芍养血柔肝调经，菟丝子、熟地黄补肾气、益精血、养冲任，山药、茯苓健脾和中而利肾水。全方疏肝肾之郁气，补肝肾之精血，健脾胃之气血，使肝气疏、脾气健而肾精旺，气血调和，冲任得养，血海蓄溢正常，则经水自能定期而潮。

4. 月经后期（卵巢囊肿）

顾某，女，24岁，未婚。2018年2月14日初诊。

主诉：月经4月未潮，发现卵巢囊性包块1个月余。

现病史：患者从初潮开始月经常常过期而潮，周期维持在30～60天之间，2017年9月3日来潮后一直未行经，闭经4个月，自觉少腹胀痛不适，2018年1月3日赴某医院检查经直肠超声，发现子宫大小49mm×47mm×41mm，右侧卵巢无回声区，大小58mm×57mm×52mm，遂给予黄体酮激素撤退治疗，2018年1月11日行经，6天净，量中等，轻微痛经，无明显乳房胀痛，无腰酸。月经第 5 天（2018 年 1 月 15 日）性激素检查提示高雄激素水平：睾酮：0.57ng/mL。肿瘤指标癌胚抗原（CEA）、甲胎蛋白（AFP）均属正常范围。复查超声：右侧无回声区明显增大，达 80mm×76mm×58mm。患者因未婚且无性生活史，故而求诊对卵巢囊性包块及月经后期进行中医治疗。舌苔薄白，脉细。

月经史：14，5 ～ 6/28 ～ 4 个月，量中，轻微痛经，无明显乳房胀痛，无腰酸，末次月经 2018 年 1 月 11 日—2018 年 1 月 15 日。

生育史：0-0-0-0。

辅助检查：2018 年 1 月 15 日（月经第 5 天）检查：CEA：1.8ng/mL，AFP：1.59ng/mL，LH：7.05IU/L，FSH：6.23IU/L，E_2：38pmol/L，睾酮：0.57ng/mL，孕酮：0.58nmol/L，PRL：5.98mIU/L，皮质醇：15.79nmol/L，脱氢表雄酮：180.5mIU/L，AMH：7.05ng/mL，人附睾蛋白 4（HE4）：63.8pmol/L。月经第 19 天（2018 年 1 月 29 日）再次复查超声：子宫大小 47mm×45mm×36mm，右侧卵巢 36mm×35mm×22mm，内低回声区 33mm×32mm×18mm；左侧卵巢 29mm×27mm×23mm，内低回声区 19mm×18mm×14mm。

西医诊断：卵巢囊肿，高雄激素血症。

中医诊断：月经后期。证属肝郁气滞，冲任失调，瘀血阻滞，闭塞胞宫。

治法：活血化瘀，疏肝理气，行经通络。

处方：

丹参 12g	牡丹皮 12g	当归 9g	川芎 6g
熟地黄 12g	红花 9g	桃仁 9g	益母草 30g
苏木 9g	鬼箭羽 12g	川牛膝 12g	桂枝 6g

莪术 12g	橘叶 9g	橘核 9g	香附 12g
延胡索 12g	川楝子 12g	预知子 12g	娑罗子 12g

二诊（2018年3月9日）：患者服中药后月经2018年2月15日至2018年2月20日来潮，量中，色红，夹小血块，无痛经，伴随经期乳房胀痛，腰酸痛，夜尿频。舌淡苔薄白，脉细。经后2018年2月22日复查B超：子宫大小38mm×42mm×35mm，右侧卵巢35mm×24mm×21mm，内低回声区17mm×15mm×14mm；左侧卵巢35mm×34mm×28mm，内低回声区30mm×26mm×23mm；双卵巢囊性结构。刻下：月经周期的第23天，基础体温单相，腰酸，大便干结，胃纳一般。

治法：补肾益气，活血调冲，润肠通便。

处方：

生地黄 12g	熟地黄 12g	白术 12g	山药 15g
菟丝子 12g	川芎 6g	香附 12g	川楝子 12g
鸡血藤 15g	紫石英 15g（先煎）	党参 12g	黄芪 15g
石楠叶 12g	黄精 9g	淫羊藿 30g	肉苁蓉 12g
阳起石 12g	桑螵蛸 9g	益智仁 9g	火麻仁 9g
生大黄 6g			

三诊（2018年4月3日）：患者服中药后月经2018年3月22日至2018年3月29日来潮，量中，色红，夹小血块，无痛经，伴随经期乳房胀痛，腰酸痛，夜尿频。刻下：月经后带下色黄，伴有外阴瘙痒，口干欲饮水。舌淡苔薄白，脉细。

治法：滋阴补肾，清热散结，活血调冲。

处方：

枸杞子 12g	熟地黄 12g	肉苁蓉 12g	菟丝子 12g
红花 9g	香附 12g	当归 9g	肉桂 3g

鸡血藤 15g	山栀 9g	天花粉 12g	石斛 12g
柴胡 9g	皂角刺 12g	山慈菇 12g	椿根皮 12g
金樱子 12g	鸡冠花 12g	淫羊藿 30g	杜仲 15g
紫花地丁 30g	红藤 30g		

四诊（2018 年 7 月 3 日）：患者服中药后月经尚可规律来潮，末次月经 2018 年 6 月 25 日至 2018 年 7 月 1 日来潮，量中，色红，夹小血块，轻微痛经，伴随经期乳房胀痛，腰酸痛。月经第 5 天复查 B 超：子宫大小 48mm×36mm×51mm，右侧卵巢 33mm×20mm，左侧卵巢 34mm×32mm，低内回声区 28mm×18mm，左侧卵巢囊性结构。右侧卵巢未见明显异常。患者月经规律来潮后，卵巢囊性结构明显改善，右侧囊性结构已经消失，左侧囊性结构缩小。继续以补肾疏肝调经之法巩固治疗。

按语：

本案患者未婚且无性生活史，既往无盆腔肿块、盆腔炎症病史，因闭经赴医院就诊检查，发现直径接近 6cm 的卵巢囊性结构，经激素调整周期后囊肿大小出现改变，结合血液常见卵巢相关肿瘤标志物检测，CA125、CEA、AFP、HE4 均提示正常范围，因此首先考虑良性卵巢囊肿。在良性结构中，子宫内膜异位症引起的囊肿同样也可能出现 AMH 降低，该患者未出现。患者闭经，就诊时月经后期，血清高雄激素水平偏高，故而以活血调经为主，同时密切观察随访卵巢囊性结构的大小变化情况。

本案治疗分两步进行。初诊月经过期，双侧卵巢囊性结构，平素经行乳房胀痛病，情绪不佳，因此第一步先拟通经为治。按照其症状与体征，中医辨证为肝郁气滞，瘀阻胞宫，予以桃红四物汤，配合益母草、苏木、川牛膝、鬼箭羽、桂枝活血化瘀通经。橘叶、橘核、预知子、香附疏肝理气。第二步是治本求源，经后以补肾滋肾调经为主，调经卵巢周期。处方以经验方助黄汤为主，生地黄、熟地黄、山药、菟丝子、淫羊藿、肉苁蓉、紫石英补肾益精，增加黄芪、党参、石楠叶、黄精益精气促排卵，大便不通增加火麻仁、生大黄润肠通便；带下增加，伴有阴痒增加清热解毒散结之药，如鸡冠花、红藤、山慈菇、紫花地丁等。

关于卵巢囊肿合并月经紊乱治疗经验如下：

（1）补肾活血，调节周期，囊肿自消。卵巢非赘生性肿瘤是妇科常见肿瘤之一，为妇科良性肿瘤。西医治疗卵巢囊肿，一般认为囊肿直径＜5cm可密切观察，每3～6个月检查1次。如直径达到5cm以上，建议手术治疗，或者囊肿过大或者引起急腹症情况需要手术治疗为主。但手术对于女性，尤其是未生育的女性造成很大的精神伤害。中医药治疗功能性卵巢囊肿仅限于个案报道，缺乏普遍性。且病例诊断标准模糊，加之有些功能性囊肿可自行消退吸收，导致有人对疗效提出质疑。

（2）疏肝理气，益肾调冲，祛瘀散结。《妇人大全良方》曰："妇人腹中瘀血者，由月经闭积，或产后余血未尽，或风寒凝瘀，久而不消，则为积聚癥瘕也。"由于本病属于良性包块，因而病机的根本是气滞血瘀，冲任失调，瘀血阻滞胞宫，日久形成微小癥瘕，治疗首先以疏肝理气、活血化瘀而通经，同时《景岳全书·积聚》又云"凡脾肾不足，及虚弱失调之人，多有积聚之病"。其次补肾调冲，恢复正常月经周期，改善卵巢内分泌功能，促进病理性囊肿消退。

（3）适当检查，心理疏导，利于治疗。本病初愈阶段，虽症状消失，但邪气未尽，如调摄不当极易复发。而不当的饮食起居、过度的精神刺激、心理压力过大、过度疲劳、经期的不当调护等是卵巢囊肿易复发的诱因，因此应注意瘥后的调养防护，预防复发。本患者囊肿明显缩小和消失，但是仍然坚持情绪和药物的巩固治疗。

（五）其他疗法

1. 针灸治疗

（1）血虚及血寒

主穴：关元、气海、三阴交。

配穴：头晕眼花加百会，心悸失眠加神门。

治法：血虚者施以补法以补气生血。血寒者施以补平泻，或增加灸法，温针以温经散寒。

（2）气滞

主穴：天枢、气穴、地机、太冲。

配穴：胸闷加内关，胸乳胀加期门。

治法：毫针刺法，施以泻法。

2. 食疗方法

（1）黑木耳红枣汤

【原料】黑木耳 50g，红枣 20 个，红糖 50g。

【做法及用法】先将黑木耳用温水泡发，剪去蒂部并洗净后与洗净的红枣一起炖烂，然后放入红糖再煮 10 分钟左右。每次月经来潮前 1 周，每天可吃 1～2 次。

【主治】适用于月经后期。

（2）乌鸡杞子汤

【原料】乌骨鸡 50g，枸杞子 15g。

【做法及用法】先将乌骨鸡洗净后炖熟，然后放入枸杞子再煮 15 分钟左右。每天可吃 1 次。

【主治】适用于月经先后不定期。

（3）双花调经茶

【原料】玫瑰花 10g，月季花 10g，佛手 5g，红茶 5g。

【制作方法】前三味均可在中药房买到粗制品，最后一味可在市场买到。将上四味放入杯子中，然后用沸水冲泡后加盖焖五六分钟，即可饮服。每次月经来潮前一周，代茶频饮。

【主治】适用于舌质紫黯的血瘀性月经后期。

（4）胡椒鸡蛋

【原料】新鲜鸡蛋 1 个，白胡椒 6 粒。

【做法及用法】把鸡蛋小心地敲碎一个小洞，接着将白胡椒装入鸡蛋内，然后将小洞用面粉皮封好后放入碗内，隔水蒸 20 分钟。每次月经来潮前一周，每天吃一个蛋。

【主治】适用于寒湿凝滞型月经后期。

（六）注意事项

（1）适寒温：经前及经期注意保暖，经期身体卫生情况差，应尽量避免受寒、淋雨、接触凉水等，以防血为寒湿所凝，导致月经病的发生。

（2）节饮食：经期不宜过食寒凉冰冷之物，以免经脉壅涩，血行受阻。

（3）调情志：经期情绪稳定，心境安和。

月经过多

月经过多是指连续数个月经周期中月经期出血量多，但月经间隔时间及出血时间皆规则，无经间出血、性交后出血，也无经血的突然增加。临床上将出血时间与基础体温（BBT）进行曲线对照，将有排卵型功能失调性子宫出血分为月经量多与经间出血两类。

正常的一次月经周期为 21 ～ 35 天，平均出血 3 ～ 7 天，以碱性正铁血红素法客观地测量每次的月经失血量平均为 20 ～ 60mL。月经过多是主观症状，给一个确切的定义较为困难。通常月经过多指月经周期规则，但经量过多，以碱性正铁血红素法客观地测定，每周期失血量超过 80mL，经期过长，持续时间大于 7 天。

（一）中医认识

"经水过多"的病名首见于金代刘河间《素问病机气宜保命集·妇人胎产论》，其中指出阳盛实热是月经过多的主要的病机，并提出治疗以清热凉血为主，养血调经为辅。《千金方》云"瘀血占据血室，而致血不归经"，指出血瘀可致月经过多。明代《证治准绳·女科》提出"经量过多，因虚热，因气不摄血也"，认为月经过多由虚热、气虚所致。《妇科玉尺·月经》提及"热血凝结""离经蓄血"均可致月经过多。清代《傅青主女科》中指出："妇人有先期经来者，其经甚多，人以为血热之极也，谁知是肾中水火太旺乎！夫火太旺则血多。"《中医妇科学》认为此病的常见病因为气虚、血热、血瘀，以冲任不固、经血失于制约为主要发病机制。气虚证，给予举元煎以补气摄血固冲，血热证，给予保阴煎加地榆、茜草、马齿苋以清热凉血、固冲止血，血瘀证，给予失笑散加益母草、三七、茜草以活血化瘀止血。

（二）西医认识

现代医学认为月经过多发生的原因多从以下几方面分类。

1. 神经内分泌功能失调引起

下丘脑－垂体－卵巢轴的功能不稳定或是有缺陷。如不能找出月经过多的病因，首先要想到这方面因素。

2. 卵巢问题引起

育龄期女性月经不调一般多是因为卵巢排卵障碍，或是黄体功能欠佳，常表现月经出血比较多。

3. 器质病变或药物等引起

器质病变包括生殖器官局部的炎症、肿瘤及发育异常、营养不良。肌瘤与息肉的供血与子宫内膜周围供血不同，肌瘤和息肉的供血是独立的，其血供大于子宫内膜供血，同时阻碍静脉回流。子宫肌瘤与子宫内膜息肉引起子宫肌壁及子宫内膜变形，肌瘤可在子宫的任何位置，肌瘤与息肉局部出现混合性血流，这种混合性血流可经过此区破碎的子宫内膜流出，突破性出血随之发生。除此以外，器质病变还包括颅内疾患和其他内分泌功能失调，如甲状腺或肾上腺皮质功能异常、糖尿病、席汉综合征以及肝脏疾患、血液疾患等。使用治疗精神病的药物、内分泌制剂或采取宫内节育器避孕者均可能发生月经过多。

关于月经过多的西医治疗，对无避孕要求或不愿意用激素治疗的患者，可选用抗纤溶药，如氨甲环酸但不良反应可有恶心、头晕、头痛等。对要求避孕的患者，可选用子宫内膜萎缩治疗。

对药物治疗无效、持久不愈、年长、无生育要求的患者，可手术切除子宫。近年来采用经宫颈子宫内膜切除（TCRE）术，术前先用 GnRH 增效剂萎缩子宫内膜。经宫腔镜在 B 超声检查的监视下，采用激光、微波或电凝的方法，破坏子宫内膜功能层及部分基底层，使其失去对卵巢性激素的反应能力，从而减少月经失血量。此种手术时间短，创伤小，恢复快，可适用于不宜或不愿切除子宫且无生育要求者，还可同时切除小的黏膜下肌瘤。

（三）李祥云教授诊治经验

1. 辨证求因，肝脾肾功能失调

女性由于生活和工作压力较大，加上情志不调、节食过度、睡眠治疗差、经产期受寒等因素的影响，易出现月经过多的情况，另外女性多次人工流产也会引起该症状。月经过多的治疗应根据女性各个时期生理特点差异性进行随症加减治疗，如青春前期和青春期女性，出现月经过多时，应注重补肾；中年女性则注重补血；老年女性由于处于绝经期，应注意健脾。同时在进行中西医治疗期间，还应注重中医"治未病"理论，可辅以精神心理治疗、饮食调理和运动保健干预，叮嘱患者在经期注意劳逸结合，多休息，阻止病情持续发展，有效预防和减少并发症的发生，从而改善患者的精神状态，提高患者的生活质量。

2. 月经过多，固冲汤止血效佳

固冲汤出自《医学衷中参西录》，其药物组成为炒白术一两，生黄芪六钱，煅龙牡各八钱，山萸肉八钱，生杭芍四钱，海螵蛸四钱，茜草三钱，棕榈炭二钱，五倍子五分（轧细药汁冲服）。具有补气健脾、固冲摄血之功效，适用于脾肾亏虚，冲任不固，临床多用于治疗功能性子宫出血，月经过多，淋漓不尽，产后出血过多等属脾肾两虚、冲任不固者。张锡纯说："然当其血大下之后，血脱而气亦随之下脱……此证诚至危急之病也。"治疗以补气健脾益肾治其本，固冲摄血治其标。固冲汤中炒白术补气健脾；山萸肉既能补益肝肾，又能收敛固涩，故重用以为君药。黄芪既善补气，又善升举，尤善治流血崩漏；龙骨味甘涩，牡蛎咸涩收敛，合用以"收敛元气，固涩滑脱"，治女子崩带，龙、牡煅用，收涩之力更强，共助君药补气健脾，收涩止血。生白芍味酸收敛，功能补益肝肾，养血敛阴；棕榈炭、五倍子味涩方中党参、黄芪、白术补气健脾，现代药理研究党参能使晚期失血性休克家兔的血压回升，能升高动物红细胞、血红蛋白、网织红细胞；黄芪能改善动物贫血现象，能补气，兼能升气，妇女气虚下陷而崩带者，可用之以固崩带。

3. 岗稔止血，月经多经验良药

岗稔根为桃金娘科植物岗稔的根，其性平，味甘、涩，能养血止血，通络止痛，善治慢性肝炎、疝气、崩漏、风湿痹痛、腰肌劳损等症。岗稔根善治崩漏，如岭南已故妇科名医罗元恺教授创制的治崩漏的名方二稔汤就是以岗稔根、地稔为主药。崩漏及月经过多证属脾虚不统血者，以固冲汤或参苓白术散加减治疗，属血虚者用胶艾四物汤加减，属气虚下陷者用补中益气汤加减，然不论为哪种情况，李祥云教授均常加用岗稔根，并酌情增减参三七、牛角腮、荆芥炭、防风炭、棕榈炭等药。

4. 妇科血症，牛角腮功效不凡

李祥云教授治疗月经过多、崩漏常常配伍使用牛角腮。牛角腮为黄牛或水牛角中的骨质角髓，其药用记载最早见于《神农本草经》。古人论述其功多局限于止下焦出血及血痢，用法亦多为烧炭存性。如《药性论》云："黄牛角腮灰，能止妇人血崩不止，赤白带下，止冷痢水泻。"《本草拾遗》云："烧为黑灰，末服，主赤白痢。"《日华子本草》云："烧焦，治肠风泻血，水泻。"《本草纲目》亦曰："牛角腮……烧之则性涩，故止血痢，崩中诸症。"诸方书记载亦无出此范围，如《圣惠方》用牛角腮散以其烧灰治妇人崩中，下血不止；《塞上方》以其烧灰治鼠痔；《肘后方》用之烧灰疗寒湿痢及蜂蚕赘疮；《近效方》用之烧灰治卒下血。

5. 妇科癥瘕，周期法消瘤调经

遇到子宫肌瘤及子宫内膜异位症患者出现月经过多临床症状，李祥云教授紧扣"瘀血阻滞胞宫、冲任"的病机，采用内异消方进行辨证治疗。内异消方活血散结，方中三棱配莪术是李祥云教授治疗子宫内膜异位症的常用药对，功能理气又活血散瘀，合用增强攻逐之力。《本草经疏》曰："三棱，从血药则治血，从气药则治气……血属阴而有形，此所以能治一切凝结停滞有形之坚也。"《药品化义》云："莪术味辛性烈，专攻气中之血，主破积消坚，去积聚癖块，经闭血瘀，扑损疼痛。"内异消方治疗本病，针对瘀血阻滞冲任，以肾虚血瘀为主，使用三棱、莪术、土鳖虫、水蛭、穿山甲活血化瘀。根据本病"本虚标实"的病因病机，在治疗的过程中，不能一味地攻伐，在整个治疗的过程中，均需固护正气。扶正一方面为了扶益本源，调动人体本身的抗病能力；另一方面也是为了祛邪，所谓"养正则邪自安"，正气足则可以抗邪外出。菟丝子、淫羊藿、巴戟天、肉苁蓉补肾阳，黄芪、党参扶助肾中阳气。

6. 内异复杂，消散瘀热方止血

子宫腺肌症多为良性病变，其发病机制尚不明确，可能与子宫内膜受到刺激因子的刺激有关。西药保守治疗是目前临床上治疗子宫腺肌症的常用方法，其主要目的在于抑制卵巢功能，降低子宫内膜异位灶的活性，减少粘连形成，进而阻止疾病的发展，但西药治疗周期较长，多数患者无法坚持。

血清 CA125 是诊断子宫腺肌症患者的主要血清指标，其诊断阳性率可达 80%，通过血清 CA125 的水平可有效反映异位子宫内膜的活性及浸润情况。血清 CA125 对子宫腺肌症的诊断具有重要意义，且在子宫腺肌症的疗效及预后评估中发挥着重要作用。子宫腺肌症患者常伴有子宫体积增大，经超声检查可见子宫体积呈球形增大。

重楼，味苦，性微寒，有小毒，归肝经，功能清热解毒，消肿止痛，凉肝定惊。半枝莲，味微苦、甘，寒，归胃、大肠、小肠经，功能清热解毒，临床常用于各种肿瘤的治疗。李祥云教授在治疗子宫内膜异位症过程中时刻注意热邪的存在，本案患者月经量多，经期提前，血中热盛明确存在，故治疗过程中增加清热解毒、消瘤散结之药，可以改善患者体内雌激素过高环境，改善血清 CA125 水平，增强活血化瘀治疗子宫内膜异位症的功效。

7. 内外同治，灌肠配合增疗效

由于子宫腺肌症病程较长，在诊治时注重联合中医外治法以提高疗效，且无药物败胃之弊。以口服中药煎汤同时作为保留灌肠以活血化瘀、消癥软坚散结，可促使药效经皮肤渗透或经直肠黏膜迅速吸收，直达病所，改善局部血液循环，促进血运，缩小病灶。

（四）验案分析

1. 月经过多（子宫肌瘤）

杨某，女，42 岁，已婚，初诊于 2018 年 9 月 5 日。

主诉：发现子宫肌瘤伴有月经过多 1 年。

现病史：患者近 1 年来月经经量增多，经过超声检查提示子宫 90mm×62mm×82mm，子宫肌回声不均匀，子宫内膜厚 6.7mm，子宫内膜回声不均匀，宫体内多个中低回声区域，大者 35mm×33mm，左侧盆腔见一个无回声，大小 48mm×28mm；提示子宫肌瘤，左侧囊性占位。故而就诊求助中医治疗。

月经史：15，6～7/24～28，量多，伴有大血块，无痛经，无乳房胀痛、腰酸，末次月经 2018 年 8 月 11 日。

生育史：1-0-1-1。

体格检查：舌苔薄，脉细小弦。

西医诊断：子宫肌瘤。

中医诊断：月经过多。证属气血亏虚，冲任不固。

治法：补气固摄，收敛止血。

处方：

党参 12g	黄芪 15g	煅龙骨 30g (先煎)	煅牡蛎 30g (先煎)
海螵蛸 15g	生茜草 6g	大蓟 12g	小蓟 12g
仙鹤草 15g	岗稔根 15g	鹿衔草 15g	炒槐米 9g
荆芥炭 9g	防风炭 9g	椿根皮 15g	棕榈炭 15g
杜仲 15g			

二诊（2018 年 9 月 28 日）：患者服药后末次月经 2018 年 9 月 27 日来潮，今日经行第 2 天，经量多，无痛经，有血块，无明显乳房胀痛和腰酸，舌淡，苔薄白，脉细。

辨证：气血亏虚，冲任不固。

治法：补气固摄，收敛止血。

处方：

党参 12g	黄芪 15g	白术 9g	煅龙骨 30g (先煎)
煅牡蛎 30g (先煎)	藿香 9g	佩兰 9g	苍术 9g
厚朴 6g	茯苓 12g	仙鹤草 30g	大蓟 12g
小蓟 12g	鹿衔草 15g	藕节炭 30g	赤石脂 30g (先煎)
艾叶 6g	阿胶 9g (烊化)	枳实 9g	陈皮 9g
大腹皮 9g			

三诊（2018 年 10 月 12 日）：患者服药后经期出血较以往减少，经期疲劳感明显减轻，舌苔薄白，脉细。

辨证：瘀血癥瘕，冲任不固。

治法：活血消癥，补气调冲。

处方：

三棱 9g	莪术 9g	地鳖虫 12g	夏枯草 12g
苏木 9g	巴戟天 12g	菟丝子 12g	肉苁蓉 12g
党参 12g	黄芪 15g	茯苓 12g	桂枝 6g
赤芍 9g	重楼 15g	威灵仙 9g	浙贝母 9g
陈皮 9g	大腹皮 9g		

四诊（2018年10月26日）：患者末次月经10月22日至今未净，本月经量减少，无特殊不适症状。

辨证：气血亏虚，冲任不固。

治法：补气固摄，收敛止血。

处方：

党参 9g	黄芪 9g	白术 12g	白芍 12g
仙鹤草 15g	岗稔根 12g	鹿衔草 15g	牛角腮 15g
当归 9g	川芎 6g	失笑散 9g（包煎）	参三七 6g
大蓟 12g	小蓟 12g	海螵蛸 15g	生茜草 6g
杜仲 15g	蒲公英 30g	五倍子 6g	五味子 6g
制首乌 9g	女贞子 12g	旱莲草 12g	

患者按照此法巩固治疗3个月，月经量明显改善。

按语：

子宫肌瘤是女性生殖器最常见的良性肿瘤，由平滑肌及结缔组织组成。关于子宫肌瘤的组织起源，目前无统一意见，有人认为是由未成熟的子宫壁平滑肌细胞增生所致，也有人认为是发生于子宫的血管壁的平滑肌细胞。生物化学检测证实肌瘤中雌二醇的雌酮转化明显低于正常肌组织，肌瘤中雌激素受体浓度明显高于周边肌组织，故认为肌瘤组织局部对雌激素的高敏感性是肌瘤发生的重要因素之一。该病常见于 30 ～ 50 岁妇女。此外，研究证实孕激素有促进肌瘤有丝分裂活动、刺激肌瘤生长的作用。子宫肌瘤多数无明显症状，在有症状的子宫肌瘤中常见经量增多及经期延长、下腹包块、白带增多、压迫症状（尿频、尿急，排尿困难、尿潴留、便秘）等。

本案患者月经量与子宫肌瘤存在密切关系。李祥云教授在治疗中关于经期与非经期的用药有明显差别。经期补气摄血，固冲任，以固冲汤为基础，并且增加大蓟、小蓟凉血止血；仙鹤草、岗稔根、鹿衔草收涩止血；炒荆芥、炒防风祛风止血，因血证伴随风证，祛风以助血止。在非经期，因患者子宫肌瘤是引起冲任不固的主要基础，故以消瘤散结、益气调经为主要治法。采用内异消方的基础上增加党参、黄芪补气固冲，补气活血，进行周期性调治，患者经期出血量明显控制，经期疲劳感明显减轻。

2. 月经过多（子宫肌腺症）

应某，女，47 岁，已婚，初诊于 2018 年 8 月 7 日。

主诉：月经量多伴有经行腹痛 1 年。

现病史：患者近 1 年来月经经量增多，伴有经行腹痛，2018 年 1 月外院超声检查提示子宫 90mm×75mm×90mm，子宫前壁可见 50mm 大小低回声区，子宫后壁可见 29mm×26mm，子宫内膜厚 8mm；左侧卵巢大小 30mm×29mm，右侧卵巢 31mm×24mm，无回声区，提示子宫肌腺症。血清肿瘤指标 CA125：192.7IU/mL。故而就诊求助中医治疗。

月经史：15，6 ～ 7/24 ～ 28，量多，伴有大血块，痛经剧烈，伴有乳房胀痛、腰酸，末次月经 2018 年 7 月 29 日。

生育史：1-0-1-1。

既往史：2014年曾行子宫肌瘤剥除术。

体格检查：妇科检查：外阴：湿疹可见；阴道：畅；宫颈：轻度下垂，表面光滑，可见激光治疗术，紫蓝色结节伴有触痛；宫体：前位，如孕三月大小，质软；附件：未见异常。舌苔薄，脉细小弦。

西医诊断：子宫腺肌症。

中医诊断：月经过多，痛经。证属瘀热互结，阻滞胞宫，冲任失调。

治法：活血化瘀，消瘤散结，调理冲任。

处方：

三棱 9g	莪术 9g	土鳖虫 12g	夏枯草 12g
苏木 9g	巴戟天 12g	党参 12g	黄芪 15g
菟丝子 12g	肉苁蓉 12g	乳香 6g	没药 6g
紫花地丁 30g	皂角刺 12g	水蛭 12g	土鳖虫 12g
血竭 6g	拳参 12g	半枝莲 15g	重楼 12g
威灵仙 9g	穿山甲粉 5g（冲服）		

医嘱：中药多煎煮150mL，睡前灌肠；消炎痛栓待经行疼痛时使用。

二诊（2018年8月28日）：患者服药后，末次月经2018年8月25日来潮，本月经量中等，较以往减少，痛经改善，血块明显减少，无明显乳房胀痛和腰酸，舌苔薄，脉细。

辨证：瘀热互结，阻滞胞宫，冲任失调。

治法：活血化瘀，消瘤散结，调理冲任。

处方：

丹参 12g	牡丹皮 12g	延胡索 12g	姜竹茹 9g
三棱 9g	莪术 9g	土鳖虫 12g	夏枯草 12g

苏木 9g	巴戟天 12g	菟丝子 12g	肉苁蓉 12g
乳香 6g	没药 6g	紫花地丁 30g	皂角刺 12g
水蛭 12g	土鳖虫 12g	血竭 6g	拳参 12g
半枝莲 15g	重楼 12g	威灵仙 9g	党参 12g
黄芪 15g	穿山甲粉 5g（冲服）		

三诊（2018年9月25日）：患者服药后月经量较以往明显改善，经量中等，今日有月经来潮之意，少腹部不适，坠胀感明显，舌苔薄，脉细。

辨证：阻滞胞宫，冲任失调。

治法：活血化瘀，调冲理血。

处方：

丹参 12g	牡丹皮 12g	当归 9g	川芎 6g
熟地黄 12g	香附 12g	延胡索 12g	川楝子 12g
益母草 30g	苏木 9g	鬼箭羽 12g	党参 12g
黄芪 15g	艾叶 6g	小茴香 6g	生茜草 6g
海螵蛸 15g	煅龙骨 30g（先煎）	煅牡蛎 30g（先煎）	岗稔根 12g

四诊（2018年10月16日）：患者服药后，末次月经2018年9月26日来潮，本月经量中等，较以往减少，痛经改善，血块明显减少，无明显乳房胀痛和腰酸，本月经行各种症状均较以往明显改善，舌苔薄，脉细。

辨证：瘀热互结，阻滞胞宫，冲任失调。

治法：活血化瘀，消瘤散结，调理冲任。

处方：

三棱 9g	莪术 9g	土鳖虫 12g	夏枯草 12g
苏木 9g	巴戟天 12g	菟丝子 12g	肉苁蓉 12g
丹参 12g	牡丹皮 12g	延胡索 12g	乳香 6g

没药 6g　　　紫花地丁 30g　皂角刺 12g　　　水蛭 12g

土鳖虫 12g　　血竭 6g　　　拳参 12g　　　半枝莲 15g

重楼 12g　　　威灵仙 9g　　党参 12g　　　黄芪 15g

穿山甲粉 5g（冲服）

患者按照此法巩固治疗 3 个月，痛经和月经量情况明显改善，随访子宫肌腺症保守治疗效果显著。

按语：

肾主封藏、生殖和生长发育，与肝之疏泄功能共同调节月经，胞宫藏泄有时才使月经发而有时、量色适中。肾气－天癸－冲任－胞宫生殖轴是月经产生的重要环节，其中一个环节出现问题均可致月经失常。

离经之瘀血阻滞经络，以致新血不得归经，可使月经量增多。离经之血蓄积胞宫。胞络不通，经行不畅，不通则痛；瘀积日久，形成癥瘕；瘀血不去，新血不得归经，因而月经量多或经期延长。离经之血久留于胞脉、胞络，随着月经周期中的阴阳消长发生相应变化，经后期随阴长之势出现增长。氤氲期后，阳气渐长而瘀有所消。行经时瘀血阻碍经血排出，迫新血妄行，或瘀血郁而化热，热迫血行。

现代有资料证明腺肌症患者子宫肌壁中出现子宫内膜小岛，致使该处子宫肌壁的张力和收缩力下降，该处血管受平滑肌挤压力下降，血流较正常肌壁处血管快，血栓形成明显减慢，最终导致月经量的增加，形成月经过多。患者长期月经量多以致失血过多，伤耗气血，如若不及时治疗，迁延日久，瘀血渐重愈发耗伤气血，出现虚实夹杂的征象。

本案患者月经量多，子宫增大，超声提示子宫腺肌症，冲任瘀血阻滞经脉，因此治疗方法为通因通用之法。非经期消瘤破瘀之力强，而经行期在活血顺经汤基础上增加补气摄血，以防消散太过而出血过多。

（五）其他疗法

1. 针灸疗法

（1）选穴：关元、隐白、三阴交、脾俞、足三里。

（2）方义：关元乃足三阴、冲任之会穴，可以调补冲任之经气；脾俞、足三里健脾益气，固摄统血；三阴交为治疗妇科病的要穴；隐白乃脾经之井穴，为治妇女血分病常用穴，可健脾统血。

（3）治法：针刺平补平泻法。

（4）灸法：选隐白、大敦，或隔姜灸隐白、大敦各 3～5 壮。每周 1～3 次。

2. 食疗方法

（1）归地烧羊肉

【原料】羊肉 500g，当归、生地黄各 15g，干姜 10g。

【做法及用法】羊肉洗净，切块，放砂锅中，并入洗净之药及酱油、盐、糖、黄酒，加清水适量，红烧至肉烂，可常服。

【功效主治】温中补虚，益气摄血。适用于气虚所致月经量多，色淡质虚，面色无华，神疲气短，懒言，舌质淡，脉弱无力。

（2）母鸡艾叶汤

【原料】老母鸡 1 只，艾叶 15g。

【做法及用法】将老母鸡洗净，切块，同艾叶一起煮汤，分2～3 次食用，月经期可连服 2～3 剂。

【功效主治】补气摄血，健脾宁心。适用于体虚不能摄血而致月经过多，心悸怔忡，失眠多梦，少腹冷痛，舌淡脉细。

（3）地黄煮酒

【原料】生地黄 6g，益母草 10g，黄酒 200mL。

【做法及用法】将黄酒倒入瓷瓶（或杯）中，加生地黄、益母草，隔水蒸约 20 分钟，每次服 50mL，日服 2 次。

【功效主治】活血止血。适用于血瘀所致之月经过多，症见色紫黑，有血块，或伴小腹疼痛拒按，舌质紫黯或有瘀点，脉细涩。

（4）两地膏

【原料】生地黄、地骨皮各 30g，玄参、麦冬、白芍各 15g，阿胶 30g，白蜜 40mL，白开水 60mL。

【做法及用法】前五味煎取浓汁 300mL，另用 60mL 白开水将阿胶烊化，兑入药汁内，加白蜜，置文火上调，候凉，装瓶。每服 20mL，每日 3 次。

【功效主治】滋阴养血。适用于肝肾阴虚、虚热内扰所致的月经过多，症见色红，头晕，心烦口渴，舌质红，脉细弦。

（六）注意事项

（1）消除精神因素：情志不畅，肝失疏泄功能，也可引起月经过多。情绪可以影响丘脑的内分泌调节功能，导致月经失调，经量过多。如果情绪舒畅，可防止月经失调和月经过多。

（2）积极治疗内科疾病：如肝病、血液病患者应同时治疗内科病，因为这类患者的月经病是由内科病引起的，所以当先治病为主，病愈经亦能自调。

（3）提倡劳逸结合：在经期更要适当休息，平时加强体质锻炼，增强脏腑功能。

（4）注重饮食调养：合理膳食，避免辛辣刺激性食物。保持机体正气充足，也可防止月经过多。

月经过少

月经量少，月经周期基本正常，经量明显减少，或不足30mL甚至点滴即净；或经期缩短1～2天，经量亦少者，连续2个周期或以上，称为"月经过少"，属月经病。月经过少常与月经后期并见，常伴体重增加。该病发生于青春期和育龄期者可发展为闭经，严重者可导致不孕。发生于围绝经期者可逐渐发展成绝经。

（一）中医认识

李时珍《本草纲目》云："女子，阴类也，以血为主，其血上应太阴，下应海潮，月有盈亏，潮有朝夕，月事一月一行，故谓之月水、月信、月经。"女性如水，以水为养，月经即"经水"正常，月月如潮，是女性成熟、青春、健康的标志。月经量少为女性之"水"异常的一种，是妇科常见病和难治病。月经过少是指月经量较平时月经量明显减少，或经行时间减少至正常经期的一半，经量亦减少者。多数认为月经量少于20mL，称为"月经过少"，亦有"经水涩少""经量过少"之称。月经过少多伴有月经后期，若不及时治疗，易发展为闭经，甚至受孕困难。

肾精亏虚、血海无源是本病的主要病机。肾主藏精，精血同源，若肾精亏虚，精血化生乏源，冲任血海难以满溢，可致月经过少。明代虞抟《医学正传·月经》云："况月经全借肾水施化，肾气既乏，则经血日以干涸……渐而至于闭塞不通。"即指出肾中精血是化生月经的源泉，肾气亏虚，肾精枯涸，可致月经过少甚至闭经，充分体现了精血同源之理。

气滞痰湿，瘀阻冲任同样是本病的常见病机。痰浊、湿邪等有形实邪阻滞经络，导致经络运行不畅，冲任难以按时盛满，故为月经过少之病。明代万密斋《万氏妇人科·调经章》曰："肥人经水来少者，责其痰碍经隧也。"肥人多痰多湿，形体肥胖，则痰湿阻碍其经隧，而致血行不畅，经水减少。

肝喜条达而恶抑郁，气行则血行，肝郁气滞，则血行不畅，则致月经过少。马王堆出土的《养生方》云："病忧患泣哭，以令阴阳结气不和，故令月水时少时多。"指出情志不畅，阴阳失调，气机阻滞，肝气不疏，血行涩滞，可致月经或多或少。

对很多女性而言，月经量的多少与自身的生活状态及幸福感、愉悦感息息相关。如不及时调治，部分患者可发展为闭经、不孕和卵巢储备功能下降，对育龄期妇女而言，严重者可导致受孕困难。随着社会进步和发展，现代女性对生活质量及幸福感的要求进一步提升，故月经过少若不及早论治不仅影响着妇女生理健康，也极大地影响了心理健康。很多患者以月经过少为首要原因前来就诊，基本诉求为通过中医药调理增加月经量，中医以"补肾养血，活血调经，虚者补之，实者泻之"为原则，从根本上纠正月经过少症状。

月经过少初期其症轻浅，患者及医者容易忽视，若已经出现月经逐渐过少的症状则应及早重视。若有饮食、生活习惯不规律，特别是已经出现经期问题的女性应停止减肥，加强营养，恢复健康。应认真反思，调整饮食及作息，以免损伤脾胃，耗伤肾精。若流产后或行宫腔操作后，及时寻求中医药调理以补益气血，预防感染及盆腔粘连。诸如此类，都应及早重视，防患于未然，欲病救萌，月水过少，早调早治，女子则和。

（二）西医认识

人工流产、避孕药、经期受寒或进食生冷、精神压力、减肥、脑力劳动、睡眠质量差等可能是月经稀少和闭经的主要发病因素。

快节奏的生活，高强度的工作，没有足够的休息时间，身体长期处于疲惫状态，如果经期还不注意保持良好的作息规律、放松心情，就很可能造成内分泌失调而发生月经稀少甚至闭经。

如果反复多次人工流产，体内内分泌系统会受到反复多次的影响，从而使女性卵巢功能逐渐减退，甚至发生卵巢早衰。也有研究认为月经过少者由内分泌因素引起者较为少见，最常见为产后或流产后刮宫过度引起的子宫内膜基底层损伤。

现代医学运用激素周期疗法治疗月经过少，但激素治疗又可增加肿瘤和血栓的风险。中医药在调治月经过少中渐渐凸显出优势。

（三）李祥云教授诊治经验

1. 卵巢储备下降，滋肾不忘龟鹿

月经是胞宫由满盈而致泻溢的过程，即胞宫中的阴精必须充沛，方能月事以时下，而阴精包含肾中所藏之阴精及癸水。明代马莳《黄帝内经素问注证发微》认为天癸即为阴精，指出："天癸者，阴精也，盖肾属水，癸亦属水，由先生之气蓄积而生，故谓阴精为天癸也。"若阴精不足，导致胞宫空虚，无血可下，故见月经后期甚至闭经。而所谓精者，生殖之精也，即现代医学所谓的卵泡、卵子，故认为肾精、癸水不足是导致卵巢储备功能低下的中医学发病原因。

龟甲配鹿角，两药为龟鹿二仙胶的主要组成，其配伍一阴一

阳，阴阳两补，能补前胸之任脉、后背之督脉，兼补肾阴肾阳。《历代名医良方注释》云："鹿角得龟甲，则不虑其浮越之过升，龟甲得鹿角，则不患其沉沦之不返。"对于卵巢储备下降及卵巢功能不全，李祥云教授常常运用龟鹿滋补冲任，血肉有情，补人根本。

2. 滋水涵木扶土，补肾疏肝健脾

"女子以肝为先天"，在月经的产生中，肝血下注冲脉，司血海之定期蓄溢，并参与经量的调节。肾为天癸之源，天癸至，则月事以时下，天癸竭，则月经断绝。血藏于肝，精藏于肾，肝肾同源，精血互生，同为月经提供物质基础。脾胃为后天之本，气血生化之源，脾胃虚弱则致气血亏虚，而为月水少之病。治疗月经过少过程中李祥云教授常常注重脾胃运化功能的调整，对于患者胃脘不适、大便不调等，增加半夏、竹茹、甘松和胃降气；山药、白扁豆、肉豆蔻等温肾止泻，防精血流失。月经稀少源于卵巢储备功能下降，患者常常表现为情绪异常，水不涵木，肝阳偏亢，容易激动，心绪不宁，睡眠不佳，此时疏肝理气，养心安神，成为滋养肾水的必要条件。故而补肾勿忘疏肝健脾。

3. 养心滋肾降火，安神以补冲任

不寐与人体一生中肾阴的兴衰变化有关，人在青壮年时肾阴充足，则睡眠时间较长，睡眠质量较高；中老年时肾阴亏损，则睡眠时间缩短，睡眠质量减低，故失眠多发于中老年人群，其心、肾是该病的主要病位。在生理情况下，饮食中精微物质的化生源于脾胃，通过脾的升清作用上承于心，化为气血，使得心有所养，调控有序。上焦心中之火通过三焦下达于肾，以温肾阳，下焦肾中之阴水上达于心，以滋心阴。则离中虚，坎中满，昼得以寤，夜得以寐，故李祥云教授认为卵巢功能下降伴随失眠的患者重在养心安神，从而交通心肾，使得肾水上济于心，心火不亢；心火下降于肾而肾水不寒，故心肾相交，水火既济，冲任得到滋养。

4. 活血顺经祛瘀，恢复冲任流畅

女性经期，血海气血充盈，胞宫气血由满而溢，气血变化急骤，泻而不藏排出精血。《血证论》指出："月有盈亏，海有潮汐。女子之血，除旧生新，是满则溢、盈必亏之道。女子每月则行径一度，盖所以泻血之余也。"根据中医天人相应说，月经调节即与月相及潮汐相一致，当以由满而溢为贵。月经期使用活血化瘀药，实为顺应天地之道。月经期毕竟是女性的特殊时期，用药必须平和，不可"过寒过热，大辛大散"，月经期血室正开，经血以排出为畅，当活血化瘀，因势利导，李祥云教授应用活血顺经汤于经行期正符合经期机体"泄而不藏"的特点。故而在前期滋肾养血、疏肝健脾的基础上，使用活血化瘀药物取得经量增多的效果。

5. 精亏非一日得，养血持久方达

人体衰老始于四十岁左右，本属人之自然寿限所为，是其内在变化，但与众多外在因素相合，而至此时阴精衰减近半走向衰落。《内经》云："年四十，而阴气自半也，起居衰矣；年五十，体重，耳目不聪明矣；年六十，阴痿，气大衰，九窍不利，下虚上实，涕泪俱出矣。"由此可见，人体衰老始于阴精先亏。青壮年时期的人们承担着生活、工作各种重任，受着各种因素的干扰，清代医家徐灵胎将其归结为情欲伐之、思虑扰之及劳动贼之，即通常所言之房劳、神劳及形劳三方面。由于这些因素的干扰，加上人们在生活、工作中不能自制，过度透支精力，也使得阴精在不知不觉中暗自耗散。

《内经》云："生病，起于过用。"过用，即超过常度的运用。华佗更明确地说："人体欲得劳动，但不当使极耳。"因此，动而中节，不失其常，则君相之火协调，元气增长，阴气化生，如《内经》所言"少火之气壮""少火生气"。动而失节，以妄为常，则君相之火妄动，阴精消灼，阳气衰弱，如《内经》所言"壮火之气衰""壮火食气"。人体每每因情欲、思虑而扰动心火，使心火妄动、相火翕然而起，暗耗阴精，促使人体衰老加速。

针对月经过少，李祥云教授经常嘱咐患者用药不能急于求成，首先要戒除对绝经和衰老预期的焦虑和不安，配合药物治疗，调整生活节奏和饮食结构，持之以恒方可收获良效。

（四）验案分析

1. 月经过少（卵巢储备功能下降）

顾某，女，38岁，已婚，初诊于2018年10月19日。

主诉： 月经量减少伴有头晕乏力半年余。

现病史： 患者已婚并已经生育1女，近半年工作劳累，逐渐出现月经经量减少，目前经量仅有原经量三分之一，经行腹部不适，乳房胀痛，腰酸乏力，虽目前无生育要求，但是自觉健康状况出现异常，平时有贫血病史，头晕乏力，经前头痛，畏寒怕冷，四肢不温，少腹冰冷感，大便不调，时而干涩难解，数日一行，饮食稍有生冷则腹泻频繁，同时带下清稀量多，夜寐不安，心悸易惊醒，夜尿频繁，更加影响睡眠质量。平时动则容易外感、咽痛流涕等，因此求助于中医。

月经史： 13，2～3/28，量少，无痛经，伴有乳房胀痛、腰酸，末次月经2018年10月6日。

生育史： 1-0-0-1。2016年顺产。

体格检查：舌质淡白，苔薄白，脉沉细。

西医诊断：月经稀少，卵巢储备功能下降。

中医诊断：月经过少。证属肾精亏虚，经脉不温，肝气郁滞，脾虚不运。

治法：补肾益气，温经通脉，疏肝理气，健脾通腑。

处方：

生地黄 12g	熟地黄 12g	山药 12g	香附 12g
菟丝子 12g	紫石英 15g (先煎)	党参 12g	黄芪 15g
石楠叶 12g	黄精 9g	女贞子 12g	柴胡 9g
白术 12g	白芍 12g	茯苓 12g	川楝子 12g
鸡血藤 15g	川芎 6g	生大黄 6g (后下)	

医嘱：自测基础体温检测排卵情况；月经第 3 天检查性激素基础水平，月经后进行妇科超声检查，了解子宫内膜情况。

二诊（2018 年 11 月 30 日）：患者服药后头晕乏力感减轻，大便通畅，未有腹泻情况，少腹冷症状改善，自测基础体温见双相型，末次月经 2018 年 11 月 12 日，6 天净，经量较以往有所增加，但是比较半年前仍然有些少。2018 年 10 月 24 日，外院超声检查提示子宫 41mm×49mm×48mm，子宫内膜厚 6mm。左侧卵巢大小 20mm×23mm×24mm，右侧卵巢 19mm×21mm×26mm。月经第 3 天验血激素水平提示：LH：3.22IU/L，FSH：10.47IU/L，E_2：40pmol/L，睾酮：1.35nmol/L，PRL：8.42ng/mL。近日又见上感症状，咽部疼痛不适。舌淡红，苔薄白，脉细数。

辨证：肾精亏虚，肝气瘀滞。

治法：补肾益气，活血化瘀，疏肝理气，疏风清热。

处方：

枸杞子 12g　　熟地黄 12g　肉苁蓉 12g　　菟丝子 12g

红花 9g	香附 12g	当归 9g	肉桂 3g
鸡血藤 15g	党参 12g	黄芪 15g	龟甲 18g(先煎)
鹿角胶 9g(烊化)	桔梗 6g	金银花 12g	蒲公英 30g
野菊花 9g	胖大海 9g		

三诊（2018 年 12 月 12 日）：患者上感症状已经痊愈，自测体温双相型，高温 13 天，基础体温今日下降，月经将行，少腹不适感，四肢不温感明显，乳房胀痛，舌淡红，苔薄白，脉细滑。

辨证：肾精亏虚，肝气瘀滞。

治法：补肾益气，活血化瘀。

处方：

丹参 12g	牡丹皮 12g	当归 9g	川芎 6g
熟地黄 12g	香附 12g	延胡索 12g	川楝子 12g
红花 9g	桃仁 9g	益母草 30g	川牛膝 12g
苏木 9g	鬼箭羽 12g	凌霄花 9g	小茴香 6g
柴胡 9g	橘叶 9g	橘核 9g	

患者调理月经量恢复以往状态，并且巩固治疗 3 个月。随访精神状态明显改善，怕冷症状减少，睡眠质量改善。

按语：

卵巢是女性十分重要的生殖器官，不仅分泌性激素还产生卵子，能够维持女性正常的月经周期及生育功能。卵巢储备功能（OR）是一种对于女性来说是非常重要的能力，指的就是在卵巢皮质区内生长、发育并形成能够受精的卵泡。卵泡内卵母细胞储存的质量及数量下降则表示生殖功能衰退，这也是卵巢储备功能下降（DOR）的基本内涵。数据显示：DOR 如不经治疗，1～6年后即可发展成为卵巢早衰（DOF）。

关于卵巢储备功能下降主要的发病机制，其一，卵泡闭锁比正常女性较快；其二，卵巢间质组织被破坏，如进行卵巢手术等；其三，遗传因素和先天因素，先天性卵泡较正常人少。造成这些的原因主要有年龄大、生活压力大、不良生活习惯、人工流产次数多，还有化疗药物、放射线、遗传因素及自身因素等。对有卵巢储备功能下降的女性来说，及早评估和治疗尤其重要。

bFSH 指月经周期第 2～3 日的血清 FSH 水平，是评价卵巢储备功能的一项常用指标。随着年龄的增长，卵巢储备功能开始下降，表现为 FSH 升高，因而 bFSH 作为预测卵巢反应性的常用指标广泛应用于临床。目前国内临床中还是以 bFSH > 10IU/L 为诊断的临界值。随年龄增长，POR 发生率增加，在 40 岁以上的女性中发生率 > 50%，卵巢储备功能下降倾向者，通过早期干预，卵巢储备功能得到了改善，低雌激素性症状有所缓解，不孕患者提高了受孕能力。提示早期预测和干预卵巢储备功能下降，具有重要意义。

本案患者年龄接近 40 岁，bFSH > 10IU/L，月经量减少，卵巢储备功能下降不能排除。如果不及时干预和治疗，可能进一步发展成为闭经，卵巢功能衰竭。

本案患者发病以月经量减少为主要症状，但是将全身症状进行中医辨证，发病涉及肾、肝、脾三脏功能失调，严重影响气血生化之源，冲任亏虚，血海不能满溢经血，故而月经量少。

李祥云教授对本案患者的治疗采用了中药周期疗法。月经后期以滋肾育卵汤滋补肾精，养血促进卵泡发育，经前期以助黄汤为主要基础，维持阴阳转化后阳盛状态，经行前采用活血顺经汤引血下行，促进阴阳转化从阳转阴，阴阳周期，周而复始，经过数个周期的调理，患者终将月经量恢复正常。

本案患者头晕乏力，经前头痛，肝气上逆，水不涵木；畏寒怕冷，四肢不温，少腹冰冷感，夜尿频繁，肾中阳气亏虚。大便不调，时而干涩难解，数日一行，饮食稍有生冷则腹泻频繁，同时带下清稀量多，脾虚湿盛，运化失常；夜寐不安，心悸易惊醒，心火上炎，心神不安；各个脏腑功能均表现出失调，对于复杂的辨证情况，李祥云教授治疗上抓根本，以肝、脾、肾三脏为主进行调治，补肾疏肝健脾共用方可达到阴阳平衡的精神乃治状态。

党参、黄芪大补元气，统领诸药，起到补益肾气作用。生地黄、熟地黄、山药、枸杞子、五味子等配合滋阴补肾，补水之根。半夏、甘松取法半夏秫米汤之意，阳明胃肠是其重要作用部位，因为卫气从阳入阴，必须经过阳明经这一要道，才能入阴经产生睡眠。半夏秫米汤主要组方思路是：和脾胃，调营卫，以助安睡。原方半夏、甘松两味药均能祛阳明痰湿或痰浊，中焦痰湿已去，则卫气从阳入阴，入夜得以卧。合欢皮、远志交通心肾，安神补心。

山栀子、地肤子、土茯苓、蜂房、野菊花解毒除湿热，热去邪气得泄，勿扰心神，故而更加有助于睡眠质量改善。而睡眠质量改善更加有助于机体肾中经血得以源源不绝产生，形成阴阳平衡的良性循环。

2. 月经过少（伴有外阴瘙痒）

何某，女，43岁，已婚，初诊于2018年5月29日。

主诉：月经量减少伴有外阴瘙痒半年余。

现病史：患者已婚并已经生育一对双胞胎，近半年生活中感精神压力大，心烦易怒，外阴瘙痒，进食辛辣食物会瘙痒程度加重，尤其月经前明显加重，同时逐渐出现月经经量减少，目前经量仅有原经量三分之一，经行 2 ～ 3 天，经色黯红，经行乳房胀痛，睡眠质量差，难以入睡，同时容易惊醒，平时动则出汗。2017 年 9 月 11 日，外院超声检查提示子宫 49mm×37mm×36mm，子宫内膜厚 5mm，左侧卵巢 25mm×20mm×13mm，右侧卵巢 23mm×22mm×14mm。曾用抗病毒软膏外阴及肛周使用，症状可以稍有缓解但仍然难以痊愈，为求助月经及外阴瘙痒调理。

月经史：13，2 ～ 3/30，量少，无痛经，伴有乳房胀痛、腰酸；末次月经 2018 年 5 月 25 日—2018 年 5 月 28 日。

生育史：1-0-4-2。

体格检查：外阴：经产式，外阴无红肿，未见湿疹，未见色素减退。舌质红，苔薄白，脉细数。

西医诊断：月经稀少。

中医诊断：月经过少，阴痒。证属肾精亏虚，心火亢盛，心肾不交。

治法：补肾益气，清热祛湿，养心安神。

处方：

党参 12g	黄芪 15g	山药 12g	白术 12g
白芍 12g	熟地黄 12g	生地黄 12g	枸杞子 12g
山栀子 9g	地肤子 9g	土茯苓 30g	蜂房 15g
野菊花 12g	合欢皮 30g	远志 9g	五味子 6g

外用洗方：蛇床子 15g，苦参 15g，百部 15g，白鲜皮 15g，白头翁 15g。煎汤外洗，每日 2 次。

医嘱：自测基础体温检测排卵情况；月经第 3 天检查性激素基础水平，月经后进行妇科超声检查，了解子宫内膜情况。

二诊（2018 年 6 月 27 日）：患者服药后，平时外阴瘙痒明显改善，经行前仍有反复，末次月经 2018 年 6 月 23 日，经量少，色红，经色较原改善，睡眠改善，心情烦躁有改善，偶有胃脘部不适，舌淡红，苔薄白，脉细数。

辨证：肾精亏虚，心火亢盛，心肾不交。

治法：补肾益气，祛湿，养心安神，和胃降气，祛风清热。

处方：

姜半夏 8g	甘松 9g	煅瓦楞 30g （先煎）	荆芥炭 9g
防风炭 9g	鱼腥草 30g	党参 12g	黄芪 15g
山药 12g	白术 12g	白芍 12g	熟地黄 12g
生地黄 12g	枸杞子 12g	山栀子 9g	地肤子 9g
土茯苓 30g	蜂房 15g	野菊花 12g	合欢皮 30g
远志 9g	五味子 6g		

外用洗方：蛇床子 15g，苦参 15g，百部 15g，白鲜皮 15g，白头翁 15g。煎汤外洗，每日 2 次。

三诊（2018 年 9 月 21 日）：患者经过中医治疗近 4 个月，外阴瘙痒明显改善，末次月经 2018 年 9 月 10 日—2018 年 9 月 16 日，6 天净，经量明显较以往增多，色红，无痛经，无乳房胀痛。患者睡眠质量明显改善，情绪稳定。

治法：补肾益气，活血化瘀，疏肝理气，疏风清热。

处方：

党参 12g	黄芪 15g	山药 12g	白术 12g
白芍 12g	熟地黄 12g	生地黄 12g	枸杞子 12g
山栀子 9g	地肤子 9g	土茯苓 30g	蜂房 15g
姜半夏 8g	煅瓦楞 30g （先煎）	金银花 12g	生甘草 6g
野菊花 12g	合欢皮 30g	远志 9g	五味子 6g

外用洗方：同前巩固治疗。

随访，经过近半年治疗及巩固，患者月经量恢复以往，外阴瘙痒未作。

按语：

肾精亏虚、水不制火是本病案的基本病机。肾主藏精，精血同源，若肾精亏虚，精血化生乏源，虚火上炎，心火偏亢，心烦失眠，动则出汗，冲任血海难以满溢，可致月经过少。明代虞抟《医学正传·月经》云："况月经全借肾水施化，肾气既乏，则经血日以干涸……渐而至于闭塞不通。"即指出肾中精血是化生月经的源泉，肾气亏虚，肾精枯涸，可致月经过少甚至闭经，充分体现了精血同源之理。《傅青主女科》曰："经水出诸肾。"又曰："且经原非血，乃天一之水，出自肾中。"亦认为肾精乃经水之源。唐容川《血证论·经血》提到"肾中天癸之水不足"是月经过少的发病机制，其曰："行经太少，以及干枯淡薄，诸虚证犹杂出难言，审系肾中天癸之水不足者。"吴谦《医宗金鉴·调经门》曰："先天天癸始父母，后天精血水谷生，女子二七天癸至，任通冲盛月事行。"强调先天肾精充足，后天脾胃康健，则气血生化有源，任脉畅通，冲脉盛满，月经才可正常来潮。

除此以外，阴阳不和、湿热蕴结同样不可忽视。它是导致阴部瘙痒的主要原因。阴部瘙痒是临床常见病，阴痒时往往用手抓搔。阴蒂是极其敏感的部位，神经丰富，在阴痒搔抓时会使阴蒂敏感而亢奋。阴痒产生的原因很多，如外阴炎、外阴湿疹、外阴白斑、带下增多、分泌物刺激、前庭大腺炎、阴道炎，阴道炎中又有滴虫性阴道炎、霉菌性阴道炎、老年性阴道炎、细菌性阴道炎、特异性阴道炎、虫卵感染等。内分泌异常可致带下异常，此外糖尿病患者、肥胖、阴部肥胖、穿着不透气的内裤、药物过敏、避孕套过敏等均可致阴痒。还有长期疲劳，休息欠佳，机体抵抗力下降、脏腑功能下降、湿热蕴蒸肌肤而致痒。

本案心烦易怒，失眠焦虑，此属中医所指的"心"的范畴，《素问·灵兰秘典论》曰"心者，君主之官也，神明出焉"，此处之神明即指人的精神意识，思维活动。《灵枢·邪客》又说："心者五脏六腑之大主也，精神之所舍也。"心与五脏六腑之关系极为密切，《素问·至真要大论》病机十九条："诸痛痒疮，皆属于心。"综上所述，患者之要是"心"，心神不宁，夜寐不安，伤阴助火，又思虑过度，劳伤心脾，心脾损伤则影响气血之生成，气血不足，血不养心，心肾火旺，火郁于下，湿热邪气难以清除，居于下焦，阴部瘙痒，频繁发作，经行前期经血亏耗尤其明显，因而瘙痒更加显著。

本案患者发病过程提示了阴精亏虚，患者 40 岁，伴随心烦、焦虑、失眠，肾阴更加亏损。可见肾精亏损虽为正常衰老过程，但是加之火动影响因素，更加速阴亏衰老，机体功能下降。对于这类患者治疗一定要有持久之功，本案患者经治疗近 4 个月才有月经量的恢复和全身症状的改善。故而病去非一时猛剂可以速达，坚守处方，巩固治疗，方显成效。

（五）其他疗法

1. 针灸治疗：

（1）选穴：以命门、肾俞、关元、大枢为主穴，配以肝俞、三阴交、中脘、足三里、次髎。

（2）治法：主穴每日取所有，配穴每日取 2～3 个并交替使用。用捻转补法，有针感得气为度。每天 1 次，需留针半小时。

每个疗程时间为一个月，连续治疗 5 天后休息 2 天，在患者经期不进行针灸治疗。

（3）灸法：取穴足三里、三阴交、关元、子宫、肾俞、肝俞。患者取仰卧，常规消毒后用毫针直刺足三里、三阴交、关元、子宫（穴）1寸左右，将2.0cm艾条分别套在针柄上点燃，灸2壮，留针30分钟。然后俯卧，常规消毒后直刺肾俞0.5～1寸、斜刺肝俞0.3～0.5寸，同上法温针灸，隔日1次。

（4）耳针：取内分泌、子宫、卵巢、肾、肝，采用王不留行籽压埋在所选穴位上并按压，每次单侧按压0.5～1分钟，每日3次；每3日交换对侧相应穴位。

2. 食疗方法：

（1）鸡冠红糖饮

【原料】雄鸡冠3个，红糖30g。

【做法及用法】将雄鸡冠洗净，放臼中捣烂如泥，加入红糖，沸水冲服。每日1次，连用5～7天。

【功效主治】方中鸡冠养血、活血，红糖温经，合而为方适用于妇女经水不调、经行腹痛、经量涩少等病症，有养血温经的功效。

（2）鸡肝肉桂散

【原料】雄鸡肝14只，肉桂35g。

【做法及用法】将雄鸡肝洗净，切片，烘干，和肉桂共研细末，分为14包，早晚空腹以米汤水各送服1包，1周为一疗程。

【功效主治】温补肝肾，散寒活血。适用于妇女经闭腹痛，月经涩少，或经血紫黯有块等，有良效。

（六）注意事项

（1）经期保养，注意避寒：女性由于经期生理特点，特别是正处于经期的女性血室正开，风寒邪气容易从皮肤表面侵入身体，也可以从阴户向上行走，是寒气凝固血液，影响冲任二脉，因此患上月经病。如果患者是因为过度劳累伤害了体内的血气，就会变得虚弱使身体受损，而在寒风侵袭的时候经期血液凝固。多数女性月经不调，都是因为操劳过度导致气血虚弱，让冷风寒气有机可乘。所以，女性在经期和生育后要注意保暖，不能经受寒风。

（2）居室环境，干净整洁：居住地方干净，才能让人心情愉快，还能减少病毒的侵扰，减少疾病的发生。另外，住处需要干爽，不可以太过潮湿，月经时莫在湿地常留，不然会导致湿气入体，让月经失调。成年女子需要注重劳逸结合。如果久坐容易使气血不顺畅，即我们所说的"久坐伤气"；过度劳累易消耗气血，如果劳动太多，就会伤害到身体内部的器官，急迫的气虚不能抑制其经络之血，因此会突然爆发。经期不正常可看作是过度的劳累导致身体受损，血气堵塞致使月经失调。所以说经期、孕期、产后休养有度，对月经疾病的形成有一定的防范作用。

（3）加强锻炼，气血调畅：平时经常运动锻炼，增强抵抗力，让身体的气血通畅调和，对月经病有减少和预防的作用。加强自身体质的办法有很多，比如散步、打太极拳等有氧运动。

经间期出血

经间期出血是中医病名，是指以氤氲期（即排卵期）周期性出现子宫少量出血。若出血期长，血量增多，不及时治疗，进一步发展可致崩漏。本病多发于育龄妇女，尤多见于产后或流产后。

（一）中医认识

经间期出血是中医学的一个术语，与现代医学排卵期出血范畴类似。古代医籍中对本病无专篇记载，明代王肯堂在《证治准绳·女科·胎前门》引袁了凡云："天地生物，必有氤氲之时。"可见古人在明代之前就已经认识到月经周期中有一日是受孕之时，即现今所称之"排卵期"。关于此时期出血，古人虽无专论，但可参考月经先期、经漏、赤白带下等有关文献。氤氲期是月经周期中的一次重要的转化。正常情况下重阴必阳，若重阴不及，则转化不能顺利进行，同时或是因为湿热所阻，或是因为瘀血所碍，子宫血海的固藏受到影响，阴阳转化不协调，阴络易损，冲任不固，血海失藏，血溢脉外，从而经间期出血。

《傅青主女科》所载"经水出诸肾""先期而来少，火热而水不足"，提出肾阴虚是本病的主要病机。素体阴虚，或房劳多产，损伤阴精，或长期熬夜酗酒，嗜食辛辣，助热伤阴，故于氤氲期阴精不充，阴阳转化不利，易出现经间期出血。《女科经纶·月经门》载："妇人经血，由饮食五味、水谷之精气所化。"指出女子月经与脾有关。若素体虚弱，饮食不节，或思虑过度，损伤脾气，值氤氲之时，脾气亏虚，难以统摄经血，血不循经，以致经间期出血。劳累伤身，房劳等导致肾中精血亏损，阴虚内热，热伏冲任，阳气内动，阳气乘阴，迫血妄行，因而出血；忧思劳倦，或饮食不节，损伤脾气，脾气虚弱，冲任不固，阳气内动，但阳气不足，血失统摄，故而出血；血出之后，阳气外泄，阴阳又趋平衡，故出血停止，下次周期，又再复发。

（二）西医认识

经间期出血为西医所述的围排卵期出血，临床上在 2 个月经周期之间即氤氲之时，阴道有规律性地发生出血。如月经周期为 28 天左右，阴道出血时间在月经周期的第 11 ～ 16 天。经间期的基础体温是从低温相到高温相的转化阶段，当患者体温到高温时，此时进入黄体期，阴道出血将停止。

将经间期出血定为月经周期中期出血，可归属为子宫内膜不规则出血范畴。子宫内膜不规则出血包括卵泡期出血、经间期出血、黄体期出血，无排卵者周期后期的出血仍为卵泡期出血。不管出血发生于周期早期、中期还是后期，只要基础体温所示低温相向高温相变化，都称之为排卵期出血。卵泡期出血与排卵期出血是有区别的。

现代医学病因尚未阐明，从激素水平来看，多认为与下丘脑 - 垂体 - 卵巢轴有关，由于排卵前雌激素短暂下降，使得雌激素绝对或相对不足，不足以支持子宫内膜，从而部分脱落导致出血；或子宫内膜对雌激素水平的波动过于敏感，难以维持子宫内膜的生长，从而导致子宫内膜脱落出血。随着黄体的形成，体内雌激素、孕激素逐步回升，一般出血几日后可自止。子宫内膜息肉也会导致围排卵期子宫出血，在围排卵期子宫内膜息肉会影响子宫内膜的修复，使得阴道少量出血；子宫内膜炎症与本病有一定的关系，炎症因子在围排卵期会使子宫内膜增厚充血，其组织脆性增强，从而引起阴道少量出血。从凝血功能方面看，有学者认为子宫内膜的纤维蛋白原系统活性及凝血因子水平下降，从而体内血小板聚集能力下降，毛细血管通透性提高，以致出血。

（三）李祥云教授诊治经验

1. 肾虚为本，气血运行失畅

肾为先天之本，肾精可以化血，精血同源，肾精充足是女子卵泡发育成熟的前提条件，肾阳是全身阳气之根本，可气化温煦，运化水液。冲任二脉起于胞宫，胞宫的生殖功能由冲任二脉所司，《诸病源候论·妇人杂病诸候》记载："冲任之脉，为经脉之海，血气之行，外循经络，内荣脏腑。"冲任之络脉系统既是调节月经和生育的功能网络，又是气血运行和蓄溢的场所，"胞络者，系于肾""冲任之本在肾"。因此，肾气、天癸、冲任二脉是月经来潮的基础，女子肾气旺盛、任通冲盛与月经来潮关系密切。妇女若肾阳虚不能化气行水、温运血脉或肾阴虚不能滋养血脉，血脉损伤、气机瘀滞都可能导致血行瘀阻，阻塞冲任、胞宫、脉络；或因肾亏精少，肾气不足，则推动乏力，气血运行不畅，可致瘀滞内生；胞脉失于濡养，冲任气血不足，运行不畅，"初为气结在经，久则血伤入络"，瘀血阻滞冲任、胞脉，《备急千金要方》曰"瘀血占据血室，而致血不归经"，而成经血非时而下。血瘀不行则脏腑失养、功能失司，加重肾虚，肾中精气无以生长，精弱无以化生元阴元阳，无以化生温养气血，无力推动气血运行，气血运行受阻又加剧血瘀，形成恶性循环，使病程迁延难愈。

2. 补益肝肾，固涩止血为要

李祥云教授认为肾虚血瘀型崩漏以肾虚为本、血瘀为标，基本病因病机为肾虚封藏失司，不能制约经血，胞宫蓄溢失常，血瘀阻络，新血不得归经，导致气血冲任失调。因此，治疗应以"补益肝肾，固涩止血"为基本治疗原则，同时根据疾病不同时期，采用不同的治法，出血期酌加止血药物，血止后则根据月经周期气血阴阳转化的规律，以补肾祛瘀、补血活血、固冲调经为根本，使经水如期而行，如期而止。李祥云教授对经间期出血在治疗上多推崇张锡纯《医学衷中参西录》固冲汤，以扶正固冲任为本。主要功用为益气健脾，固冲摄血，临床中大多用来治疗气虚、冲脉不固所导致的崩漏。

3. 通因通用，促排复旧止血

李祥云教授擅长治疗子宫内膜异位症的各种临床症状，对子宫内膜异位症患者出现不规则阴道出血者，依然基于"肾虚瘀阻"的现状而遣方用药。尤其对于出血性疾病，若存在子宫内膜异位症等瘀阻冲任的病理基础，依然不忘治疗中需活血化瘀，通因通用。"经水出诸肾""肾主生殖"，肾气对月经经量、月经周期起着重要作用，肾气盛而天癸泄，冲任之气流通，月经来潮。元气不足，无力推动血行而瘀，或有肾阳虚弱，命门火衰，寒凝血瘀。肾虚为病，无论肾阴精不足，还是肾阳气虚损，都可导致因虚致瘀的病理改变。反之，血瘀化精之源又加重肾虚。肾虚、血瘀并存且互为因果，导致妇科肾虚血瘀的基本病理改变，肾气虚弱，瘀血内留，致冲任气血失调，瘀阻不畅，则痛经、月经不调均可以发生。

现代研究证实，补肾可以促进卵泡发育。活血化瘀能促进成熟卵泡排卵。补肾中药（巴戟天、菟丝子、肉苁蓉）能使实验的大白鼠增加垂体和卵巢的重量，提高垂体对下丘脑 LH-RH 的反应，分泌更多的 LH，提高卵巢 HCG/LH 受体功能，从而改善内在的神经内分泌调节机制。

经间期（排卵期）血海由虚复盛，阴升阳动，是重阴必阳的转换时期，因而促进阴阳转化为经间期的治疗重点，治宜活血兼以滋肾助阳，促排卵。

（四）验案分析

1. 经间期出血（冲任不固）

何某，女，35 岁，已婚，初诊于 2016 年 11 月 1 日。

主诉：月经间期少量阴道流血 8 年。

现病史：患者近 8 年来，反复于两次月经间期出现少量阴道出血，呈淡咖啡色，持续 2～7 天不等，出血期间伴有明显腰酸乏力，重坠感；无明显腹痛，无同房后出血，月经周期、月经期、月经量无明显改变。就诊各大医院进行相关检查，2016 年 5 月 30 日（月经第 5 天）于当地某医院检查：FSH：6.11mIU/mL，LH：7.10mIU/mL，E_2：71.92pg/mL，孕酮：1.54ng/mL，PRL：17.35ng/mL，睾酮：0.44ng/mL。B 超检查：子宫 48mm×42mm×41mm，子宫内膜 6mm，左卵巢 32mm×25mm，右卵巢 27mm×24mm，提示子宫双侧卵巢未见异常。宫颈液基细胞学检查未见上皮内病变。平素时有头晕乏力、怕热、多虚汗、腰骶酸痛、胸胁胀痛或刺痛。刻下舌质淡红，边有瘀点，苔薄白，脉沉细。

月经史：14，5/30，平素月经规则，经量中等，经血黯红，夹小血块，行经时小腹胀痛，末次月经 2016 年 10 月 19 日。

生育史：0–0–0–0。

妇科检查：外阴已婚式，阴道无异常，宫颈光滑，宫体前位，大小正常，两侧附件（－）。

西医诊断：功能失调性子宫出血。

中医诊断：经间期出血。辨证为肾气亏虚，冲任不固。

治法：补肾祛瘀，固冲止血。

处方：

党参 12g	黄芪 12g	生地黄 12g	山萸肉 12g
海螵蛸 12g	生茜草 6g	五倍子 6g	煅龙骨 30g（先煎）
煅牡蛎 30g（先煎）	仙鹤草 30g	陈棕炭 12g	当归 12g
川芎 6g	牡丹皮 9g	丹参 9g	地骨皮 12g
制首乌 15g	柴胡 9g	糯稻根 15g	碧桃干 9g

二诊（2016 年 12 月 16 日）：患者服药后，末次月经 2016 年 12 月 12 日，自述本月期中未见阴道出血，服药后腰酸乏力症状明显改善，下坠感未再发作。动则出汗症状改善，舌淡红，苔薄白，脉细。

辨证：肾气亏虚，冲任不固。

治法：补肾祛瘀，固冲止血。

处方：

党参 12g	黄芪 12g	生地黄 12g	女贞子 12g
墨旱莲 12g	山萸肉 12g	海螵蛸 12g	生茜草 6g
五倍子 6g	煅龙骨 30g（先煎）	煅牡蛎 30g（先煎）	菟丝子 12g
白术 12g	白芍 12g	紫石英 15g（先煎）	当归 12g
川芎 6g	地骨皮 12g	制首乌 15g	柴胡 9g
糯稻根 15g	碧桃干 9g		

之后按上述方药随证加减，用药 4 个月，诸证好转，随访 1 年无月经间期出血。

按语：

本案患者发作经间期出血伴有腰酸、下坠、乏力感，是为肾气亏虚、中气下陷的表现，故而以补肾固冲为治疗方法。

李祥云教授以固冲汤为基础补肾固冲，配伍仙鹤草收敛止血兼扶正补虚；地骨皮清热除蒸、凉血止血，并于清降中兼具补益之功；牡丹皮入心肝、血分，善于清解营血分实热，可清热凉血、活血化瘀，为治疗血分实热所致血热血瘀之要药；丹参主入血分，功善活血祛瘀通经，《本草纲目》谓丹参"破宿血，补新血"，为主治血行不畅、瘀血阻滞型经产病之要药，同时"一味丹参，功同四物"，补血养血，化瘀而不伤正；生地黄清热凉血而不留瘀，兼有养阴生津之效。此外，气为血之帅，血为气之母，"邪之所凑，其气必虚"，气滞血瘀往往相互搏结，《血证论》曰："崩中虽是血病……宜服补气之药，以升其水，水升则血升矣，补中益气治之。"故化瘀同时多须行气。川芎为"血中之气药"，温通血脉，活血祛瘀，行气通滞，通达气血，上行头目，下行血海，中开郁结，旁通络脉；当归补血兼活血行滞，为妇科补血活血之要药，与川芎相配伍则畅达血脉之力益彰，使补而不滞，静中有动；柴胡条达肝气，疏肝解郁；党参健脾益气，气血双补；黄芪补脾肾之气，先后天同补，因而补气行滞，行血养血；海螵蛸收敛止血，兼行气活血。方中另有煅龙骨收敛元气，固涩滑脱而止血；煅牡蛎、陈棕炭收敛固涩止血；糯稻根、碧桃干有止盗汗之效。

2. 经间期出血（子宫内膜异位症）

虞某，女，35岁，未婚，初诊于2017年12月20日。

主诉：经间期出血伴痛经5年。

现病史：患者五七之年，未婚且无性生活史。近5年每两个月经周期之间都会有规律性阴道少量出血，1～2天净，使用卫生护垫即可，出血同时伴有轻微腹痛，尚可忍受，不影响生活。但是每当行经期腹痛剧烈无法忍受，需服用消炎止痛药物缓解疼痛，每个经期都会累计服用6～7粒药物。刻下：正值本月月经周期的第15天，阴道少量出血两天，伴有腹痛和腰酸症状。胃纳可，夜寐安，大便调。

月经史：14，6～7/25～28天，量中，痛经剧烈，伴有乳房胀痛、腰酸；末次月经2017年12月5日—2017年12月11日。

婚育史：0-0-0-0。

体格检查：舌质黯，苔薄白，脉细小弦。

辅助检查：2017年9月2日外院检查：子宫后位67mm×67mm×64mm，子宫内膜厚13mm，左侧卵巢大小28mm×26mm×15mm，右侧卵巢大小28mm×26mm×18mm，子宫后壁见低回声区域37mm×36mm×35mm。

2017年9月4日外院检查：肿瘤指标：CA199：34.4U/mL，CA125：239.9U/mL。

西医诊断：经间期出血，子宫内膜异位症。

中医诊断：经间期出血、痛经。证属瘀阻胞络任，迫血妄行，血海失固。

治法：补肾调经，活血化瘀，通因通用。

处方：

三棱9g	莪术9g	土鳖虫12g	苏木9g
水蛭12g	土鳖虫12g	血竭6g	乳香6g
没药6g	巴戟天12g	菟丝子12g	肉苁蓉12g
党参12g	黄芪15g	延胡索12g	威灵仙9g
浙贝母9g	夏枯草12g	紫花地丁30g	白芷9g

医嘱：上药多煎150mL，睡前保留灌肠，每日另服穿山甲粉5g，经期停用。

二诊（2018年1月23日）：患者末次月经2017年12月30日，6天净，量中等，经血仍有剧烈腹痛，伴有腰酸和乳房胀痛，刻下正值月经周期的第24天，本月经间期出血未作，仍有腹痛不适。大便通畅，夜寐安，胃纳可。舌质淡苔薄，脉细弦。

治法：疏肝理气，活血化瘀，散结定痛。

处方：

丹参 12g	牡丹皮 12g	当归 9g	川芎 6g
熟地黄 12g	香附 12g	延胡索 12g	川楝子 12g
红花 9g	桃仁 9g	白芷 9g	羌活 9g
独活 9g	小茴香 6g	橘叶 9g	橘核 9g
柴胡 9g	乳香 6g	没药 6g	血竭 6g
浙贝母 9g			

三诊（2018年2月13日）：患者末次月经2018年1月24日，6天净，量中等，痛经，少腹冷，腰酸，尿频，本月无经间期出血，无经间期腹痛，自觉经水将行，少腹隐痛。舌质淡，苔薄白，脉细弦。

治法：通补冲任，活血化瘀，散结定痛。

处方：

丹参 12g	牡丹皮 12g	当归 9g	川芎 6g
熟地黄 12g	香附 12g	延胡索 12g	川楝子 12g
红花 9g	桃仁 9g	白芷 9g	羌活 9g
独活 9g	小茴香 6g	橘叶 9g	橘核 9g
柴胡 9g	乳香 6g	没药 6g	血竭 6g
杜仲 12g	党参 12g	黄芪 12g	

随访半年，均未再出现经间期出血情况。

按语：

中医学认为，经间期是阴精充实、阳气渐长、由阴转阳的重要生理阶段。一旦阴精不足，重阴不及，或因转化不利，抑或因挟湿、挟瘀、挟火等，致使阳气内动，阴血外泄，从而导致阴道出血。如《竹林女科》中提及的"一月经再行"，类似于经间期出血的记载。

本案患者明确存在子宫内膜异位症，冲任瘀结，月经期间冲任不畅，不通则痛，经后经气逐渐蓄积，当此氤氲之时，经间期为阴阳转化阶段，阳气内动，动乎瘀血，损伤胞络，阳不足以制阴，以致出血。因此肾阳不足、瘀血阻滞为本病发生的关键病机。治疗上从补肾活血入手，直中根本。

本案患者应用李祥云教授自拟经验方内异消方进行治疗，内异消方是李祥云教授为治疗子宫内膜异位症而创制的经典方剂。本案患者处方中以三棱、莪术、土鳖虫、苏木、水蛭、土鳖虫、血竭、乳香、没药活血化瘀为主，促进气血活动，达到顺利转化。然而此时期正常的气血活动是建立在重阴的基础上，重阴不及，物质亏少，亦可影响转化。故应兼以滋肾助阳，阴阳双补促进转化，以促排卵。有阳虚证候者，加锁阳、肉苁蓉、巴戟天、淫羊藿等以补肾助阳，配伍黄芪、党参扶助肾中阳气，促使其顺利转化。从而达到对排卵期出血患者体内激素水平失衡的治疗作用，稳定子宫内膜，以活血之药达到止血之效。

研究证明内异消方用药前后的对照比较，发现治疗后血液流变学、内分泌功能、体液免疫等方面的异常指标都得到了显著的改善。内异消方可以改善全血黏度、血浆黏度、血细胞比容、血沉等指标，同时种植灶异位子宫内膜重量显著减轻，组织有萎缩迹象；在调节内分泌方面，内异消方对低下的 FSH、LH、E_2 水平有显著升高作用，表明内异消方所代表的补肾祛瘀法能纠正异常的内分泌水平，且有双相调节作用。因此内异消方可以改善经间期出血的内分泌失调环境，同时可以针对瘀血阻滞经脉的子宫内膜病变进行根本治疗，从而纠正肾虚血瘀型经间期出血。

方中配伍的威灵仙具有抗炎、镇痛、抗菌、解痉、利胆、降糖等作用。实验还观察到威灵仙的止血作用，在实验环境下，威灵仙可以显著缩短小鼠断尾出血时间；白芷具有活血、止血、止痛的多重功效，可以改善患者因瘀血而导致的各种疼痛和出血；浙贝母清热化痰散结，紫花地丁清热解毒，在抗炎、抑菌、抗病毒和抗肿瘤方面效果明显，可以改善潜在的子宫内膜炎症因素对排卵期出血的影响。

本案患者应用补肾活血中药，经口服配合灌肠治疗后，经间期出血情况得到改善。在为患者口服中药时，采用保留灌肠的方法治疗，这样药物就可以通过肠壁直接渗透到患者的盆腔中，药效直接，可有效减少肝脏代谢负担，不良反应少，疗效显著。研究表明补肾中药直肠给药对幼龄大鼠具有一定的促进卵泡发育作用，直肠给药可以提高去势小鼠雌激素水平和产生雌激素样效应，且其作用效果不亚于灌胃给药。提示补肾中药直肠给药是一条有效的给药途径。

有研究通过大鼠肾虚血瘀模型进行研究，对比蒸馏水与不同剂量补肾活血中药的灌肠效果，观察其子宫内膜被覆上皮厚度、子宫内膜腺体数、腺体及腺腔面积、形状因子和最大直径/最小直径以及子宫内膜间质细胞及血管数目，最终结果表明外用补肾活血法在改善肾虚血瘀模型大鼠子宫内膜组织形态方面明显有效，促使子宫内膜腺体与间质同步发育，从而发挥改善子宫内膜容受性的作用。灌肠疗法为修复子宫内膜提供了双保险作用。

（五）其他疗法

1. 针灸方法

（1）选穴：关元、气海、三阴交、脾俞、肝俞、隐白。

（2）配穴：阴虚者加命门、复溜、太溪；肝郁者加期门、行间；脾虚者加膏肓俞、足三里；湿热者加中极、曲池、阴陵泉；血瘀者加血海、气冲、膈俞。

（3）方义：关元、气海、三阴交三穴配合，调补冲任，补气摄血；肝俞、脾俞加强藏血、统血功能；隐白为止血要穴；命门、复溜、太溪益肾养阴；期门、行间疏肝清热；膏肓、足三里健脾益气；中极、曲池、阴陵泉清热利湿；血海、气冲、膈俞活血化瘀。

2. 食疗方法

（1）固本乌鸡汤

【原料】人参 9g，黄芪 9g，白术 30g，熟地黄 30g，当归 15g，黑姜 6g，乌鸡 100g，姜、葱、盐等调料少许。

【做法及用法】将以上药物浸泡于 800mL 水中约 15 分钟，将药物与水一同放入高压锅中，先以武火煮沸约 5 分钟，调成文火，盖上锅盖，再煮 15 分钟，保持适当火候，使药液剩余 550 ～ 600mL。过滤药渣后，将乌鸡洗净切块，与药液一同放入高压锅内，加适量清水，武火煮开，盖上锅盖，改文火再煮 10 分钟，加入姜、葱、盐等调味即成。食肉饮汤，每日 1 剂，分 2 ～ 3 次佐餐服食。

【功效主治】健脾益气，摄血止崩。适用于气虚下陷，血失统摄，经血非时而下而淋漓不断。方中人参、黄芪益气健脾，白术既健脾又资血，三药以健脾补气为要，因崩漏者"血已尽去，仅存一线之气"，当急补气以养血。熟地黄滋阴补血，当归补血调经。佐性温之黑姜，可防血液凝滞，黑姜又可引血归经、收敛止血，寓意补中有收，故全方气血双补。气为血之帅，气充以摄血；血为气之母，血生以补气，气血充足，冲脉得固。

（2）甲鱼虫草汤

【原料】鳖（甲鱼）1只（约500g），冬虫夏草3g，藕节50g。

【做法及用法】将鳖剖腹去头及内脏，切块，与冬虫夏草、藕节一起放入砂锅中，加清水适量，用文火炖1小时，放入调料即可。饮汤食肉，每日1剂，分2次佐餐服食。

【功效主治】滋肾益阴，固冲止血。适用于肾阴亏虚、虚热内扰所致的经乱无期、淋漓不尽。方中鳖肉味甘性平，功能滋阴补虚，能"滋肝肾之阴，清虚劳之热，主脱肛、崩带"（《随息居饮食谱》），孟诜曰其"主妇人漏下羸瘦"，为方中之君；冬虫夏草是一味名贵的中药材，也是珍贵的滋补品，其味甘性温，功能补虚益肾止血；藕节味甘涩，功能止血消瘀，《医林纂要》言其"甘能补中，咸能软坚去瘀"，增强全方止血之功。前两药配伍功能滋阴补肾，佐以止血消瘀之藕节，共奏滋阴益肾、止血固冲之效。

（六）注意事项

（1）出血期间应适当休息，避免过度劳累。内裤要柔软棉质，通风通气性能良好，注意外阴清洁卫生，节制性欲，防止感染发生。

（2）保持外阴局部清洁，严禁性生活，防止感染。

（3）饮食宜清淡且富有营养，忌食油腻、辛辣、燥热的食物。辛辣食品容易温热助火，引动阳气，损伤血络而致经间期出血。

（4）注意调节情绪，保持心情舒畅，加强体质锻炼。认识此病的机制乃卵子成熟排出时，体内雌激素突然减少，导致子宫内膜失去激素的支持，出现小部分子宫内膜脱落而引起的有规律的阴道出血，并非不治之症，要消除恐惧心理。

（5）应与某些病症相鉴别。如月经先期为月经提前、出血量较多，但多不在经间期出血；月经过少虽出血较少，但月经周期正常；子宫颈息肉出血者出血无固定周期，经常不断有出血；服避孕药后出血者有服避孕药之病史，出血无规律性。

月经前后诸证

月经前后诸证（简称诸证）是指每至行经前后或行经时期，周期性地呈现出全身或局部明显不适的症状，以经前 2 ～ 7 天和经期多见，包括"经行乳房胀痛""经行头痛""经行泄泻""经行发热""经行心悸"等。

（一）中医认识

中医学本无此病名，多散在于妇科杂症及疑难症中，历代医家对诸证的理解是从伴随月经周期呈现出的规律性病证入手的，诸证最早见于明代的《方广类集》（重编的《丹溪心法》），指出"妇人病，兼有发热者，当辨其常时发热与经行发热之不同"，而记录经行诸证名目最多者为清代《叶天士女科医案》，多达 20 余种，包括发热、泄泻、浮肿、身痛、风疹、口糜、情志异常、音哑、吐衄等。

诸证的发生与经前期血、气、阳的生理病理改变有关，从古至今的各位医家多从中医整体论治，在辨证的基础上认识此病，着重在病与证的体现上，而对女性自身特有的气血、冲任、子宫生理特点及病理特点突出不够。随着中医妇科学的不断进步，目前关于诸证的诊治已相较古人有所发展。

女性在经前及经期冲任、气血、子宫的变化比平时更急骤，气充而血流急，气血相对比较壅滞；行经期和经后子宫由藏而泻、由盛而虚的改变，使全身已经偏虚的阴血愈发不足，导致肝血失养。若患者先天禀赋不足，或阴阳偏盛偏衰，或容易被外界环境影响情绪，就会使某些脏腑功能或气血暂时失调，发生肝郁气滞（化火）、气滞血瘀（血虚）、脾肾亏虚、冲任失调、肝肾阴虚等病理变化，在经前经期周期性反复出现诸证的全身或局部症状。经净以后，气血调顺，冲任二脉彼此滋助，阴血逐渐平复，子宫和各脏腑功能也暂时恢复均衡状态，诸证随之消失。

（二）西医认识

本病在当代医学中又称为经前期综合征（Premenstrual Syndrome，PMS），它曾有过许多名字，如美国精神病协会《精神疾病诊断和统计手册》第四版（DSM-Ⅳ）中曾称其为黄体后期精神障碍。另有 1931 年 Frank 记述的经前紧张症，以及经前期紧张综合征等。目前认为发病原因主要有以下几个方面：

1. 激素水平改变

前列腺素（PG）的影响：PG 可影响神经介质的活性及脑血流量，PGE_2 有镇静作用。研究发现，PMS 妇女整个月经周期中 PGE_2、$PGF_{2\alpha}$ 及代谢产物下降，PG 也可能影响肾脏对水、电解质的调节，导致水肿。但 PG 在 PMS 发生学方面的作用尚待进一步探讨。

从 1950 年到 1980 年期间，关于 PMS 的发病机制有两种理论，即黄体酮缺乏和微量营养素不足是导致经前期综合征的主要原因。经前期综合征的各种症状发生在晚黄体期（即卵巢周期）的特定时间，也正是自然月经周期孕酮撤退变化的时期，这两个时间段正好一致，由此推测出 PMS 的激发因素可能是因黄体酮的缺乏引起的。

2. 神经调节异常

目前的研究已证明 5- 羟色胺、单胺类、阿片肽、γ - 氨基丁酸等神经递质或神经调节物可以影响人的行为和精神，因为它们在月经周期中对性激素的变化和波动十分敏感，在易感人群中引起经前期综合征。5- 羟色胺是应激的重要神经递质，许多研究已经证明雌、孕激素可以影响其活性。正常月经周期 β-EP 从排卵前开始升高，持续至下次月经前。而 PMS 患者黄体期的 β-EP 较正常对照组明显下降。使用内啡肽抑制剂纳洛酮（naloxone）可以产生与 PMS 相似的症状。黄体期时，β-EP 的异常或对 β-EP 的敏感性是引起 PMS 的各种表现的一系列神经内分泌变化过程的主要原因，神经递质异常可能会导致 PMS 患者情绪和行为方面的改变。

3. 水钠潴留

PMS 患者的 5-HT 改变，使垂体促皮质激素增加，肾上腺分泌的醛固酮、血管紧张素 II 增加，从而影响电解质代谢，造成水钠潴留。但也有研究发现 PMS 患者的血管调节功能不稳定。毛细血管通透性增加，导致体内液体再分配，引起腹胀、乳房胀痛。

4. 维生素 B_6 缺乏

许多研究已经证实多巴胺和 5- 羟色胺是影响行为和精神的

神经递质，而维生素 B_6 可以合成多巴胺和 5- 羟色胺的辅酶，并且促进体内过多的雌激素在肝脏内廓清，起到调节行为和情绪的作用。目前研究者们一致认为经前期综合征患者可能存在维生素 B_6 缺乏，维生素 B_6 缺乏可能是 PMS 的发病因素之一。

5. 精神因素

研究发现部分患者精神症状突出，且精神紧张常使原有症状加重。

（三）李祥云教授诊治经验

1. 诸证表现多样，治疗勿忘养血

妇人以血为本，以血为用，全身各个脏腑功能全赖血以滋养而发挥正常。青壮年女性正值经、孕、产、乳的旺盛时期，也是经行为耗伤津血时期，血虚不能滋养脏腑，导致各个脏腑功能失常，临床出现胸胁，少腹、头胸部以及胃肠功能和泌尿功能的异常表现，其根本原因为血不养脏，故治疗上养血为根本。

2. 经行诸证繁多，调肝理气可及

肝为藏血之脏。又有肝司血海之说，且足厥阴肝之经脉绕阴器，过少腹，布胸胁，上行乳头，循巅络脑，与冲任之脉共同调节维持着女性特有的生理功能，而肝血充沛，肝气条达，是妇女月经正常、胎孕安适、乳汁畅盛的必要条件。现代生活节奏加快，精神压力增加易使情绪不稳定，内耗阴血，而出现肝血不足、肝失调达或肝阳偏亢的征象，从而导致气滞血瘀，经脉阻滞。经行前后血海满溢，气机不畅表现多样，但是在治疗上，均以调肝为主，结合辨证，予以"柔肝养血""疏肝理气""活血化瘀""平肝清热""疏肝健脾"之法，务必使肝气调达，气顺血和，诸证则可除。

（四）验案分析

1. 经行头痛

徐某，女，35 岁，已婚，初诊于 2019 年 8 月 27 日。

主诉：经行头痛 4 年余。

现病史：患者 4 年前开始出现经行头痛，每次头痛伴有头晕、恶心，欲呕吐感；反复求医治疗效果不佳，故而就诊求助中医治疗。刻下：经常耳鸣，平时也有头晕症状，胃纳差，夜寐安，多梦，二便调。

月经史：13，7 ～ 14/30，量少，无痛经，无乳房胀痛、腰酸；末次月经 2019 年 8 月 15 日。

生育史：1-0-1-1。

既往史：否认高血压病史。

体格检查：舌淡苔薄白，脉细。

中医诊断：经行头痛。证属肾精亏虚，肝阳偏亢。

治法：补肾填精，平肝安神。

处方：

枸杞子 12g	生地黄 12g	熟地黄 12g	肉苁蓉 12g
菟丝子 12g	红花 9g	香附 12g	当归 9g
肉桂 3g	鸡血藤 15g	女贞子 12g	旱莲草 12g
天麻 9g	钩藤 12g	石决明 30g	珍珠母 30g
潼白蒺藜（各）12g	制首乌 12g	姜半夏 9g	煅瓦楞 30g（先煎）

医嘱：经期前复诊，调整药物应用。

二诊（2019 年 9 月 11 日）：患者月经将行，服中药后胃纳改善，睡眠质量改善，仍有耳鸣症状，二便正常，舌淡苔薄白，脉细。

辨证：肝阳偏亢，瘀血阻滞。

治法：平肝息风，活血祛瘀。

处方：

丹参 12g	牡丹皮 12g	当归 9g	川芎 6g
熟地黄 12g	香附 12g	延胡索 12g	川楝子 12g
红花 9g	桃仁 9g	益母草 30g	川牛膝 12g
凌霄花 9g	鬼箭羽 12g	潼白蒺藜 (各) 12g	全蝎 6g
蜈蚣 6g	天麻 9g	钩藤 12g	磁石 30g (先煎)
柴胡 9g	白芷 9g	石决明 30g	女贞子 12g

三诊（2019 年 10 月 8 日）：患者末次月经 2019 年 9 月 16日，经行 7 天，经量中等，色红，无痛经，无乳房胀痛，无腰酸等，本月头痛未作，二便调。

治法：平肝息风，活血祛瘀，巩固治疗。

处方：

丹参 12g	牡丹皮 12g	当归 9g	川芎 6g
熟地黄 12g	香附 12g	延胡索 12g	川楝子 12g
红花 9g	桃仁 9g	益母草 30g	川牛膝 12g
凌霄花 9g	鬼箭羽 12g	潼白蒺藜 (各) 12g	全蝎 6g
蜈蚣 6g	天麻 9g	钩藤 12g	磁石 30g (先煎)
柴胡 9g	白芷 9g	石决明 30g	女贞子 12g

按语：

凡在经期或经行前后，出现周期性头痛，经后辄止者，称为"经行头痛"。这里讨论的经行头痛属于内伤性头痛范畴，其发作与月经周期密切相关。

本病的发生与肝有密切关系。因头为诸阳之会，五脏六腑之气上荣于头，足厥阴肝经会于巅顶，肝为藏血之脏，经行时气血下注冲任，阴血相对不足，故凡外感、内伤均可在此时引起脏腑气血失调而为患。常见的病因有肝郁化火，上扰清窍；或瘀血内阻，络脉不通；或素体血虚，经行时阴血愈加不足

中医治疗经行头痛疗效确切，不良反应小，在改善症状及减少不良反应方面也有明显优势。临证时应注意：①经行头痛平时辨证求因而治本为主，标本兼治贯穿始终，一般痛在经前、经期，多属实；痛在经后或行经将净时作痛，多属虚。其治疗大法以调理气血、通经活络为主。②临床应注意心理疏导，耐心消除紧张的心理，调畅情志，避免情绪波动，同时饮食上尽量选择清淡易消化的食物。

2. 经行头痛（肝阳偏亢证）

郑某，女，40岁，已婚，初诊于 2017 年 2 月 21 日。

主诉：经行头痛 4 年。

现病史：患者 4 年前因外阴瘙痒检查发现宫颈人乳头瘤病毒（HPV）感染，且阴道镜检查为宫颈上皮内瘤变（CIN Ⅰ级），患者担心癌变，一直忧心忡忡，平日里逐渐出现头晕乏力，每逢经行前偏头痛难忍，胀痛欲裂，伴有胸闷，恶心呕吐，经行大便泄泻，日行 4～5 次，严重影响正常工作。平时畏寒，四肢不温，情绪易于激动，夜寐尚安，胃纳一般。

月经史：14，6～7/25～28，量中，无痛经，伴有乳房胀痛、腰酸。末次月经 2017 年 2 月 16 日，今未净。

生育史：2-0-4-2。

体格检查：舌苔薄根腻，脉细小弦。

中医诊断：经行头痛。

证候诊断：阴亏血虚，肝气上逆。

西医诊断：经前期综合征。

治法：祛风平肝，通络止痛，健脾止泻。

处方：

柴胡 9g	广郁金 9g	川楝子 12g	紫苏叶 9g
蝉衣 9g	桑叶 9g	菊花 9g	珍珠母 30g
石决明 30g	磁石 30g (先煎)	沙苑子 12g	白蒺藜 12g
全蝎 6g	黄芪 12g	党参 12g	白术 12g
白芍 12g	山药 12g	炒扁豆 12g	肉豆蔻 12g

二诊（2017年3月21日）：患者服药后头晕减少，末次月经2017年3月16日，量中等，无痛经，本月经行头痛好转，可以正常工作，仍有反酸胃胀满，大便溏薄，舌苔薄腻，脉细。

治法：滋阴平肝，降气和胃，健脾清热。

处方：

珍珠母 30g	石决明 30g	桑叶 12g	菊花 9g
女贞子 12g	旱莲草 12g	全蝎 6g	蜈蚣 6g
蝉衣 6g	磁石 30g (先煎)	沙苑子 12g	白蒺藜 12g
姜半夏 9g	煅瓦楞 30g (先煎)	陈皮 9g	大腹皮 9g
补骨脂 12g	肉豆蔻 12g	紫花地丁 30g	土茯苓 30g

患者经治疗后经行头痛症状明显改善，随访1年未见复发。

按语：

头为诸阳之会，五脏六腑之气皆上荣于头，足厥阴肝经会于巅，肝为藏血之脏，经行时气血下注冲任而为月经，阴血相对不足，厥阴肝气上逆发为头痛。

经行头痛的临床表现为每逢月经期或经行前后，即出现明显的头痛，周期性反复发作，经后自止。疼痛的部位或在巅顶，或在头部一侧，或在两侧太阳穴。疼痛的性质有掣痛、刺痛、胀痛、绵绵作痛，因人而异，严重者剧痛难忍，对育龄期女性的正常生活带来影响。本病属现代医学经前期综合征的范畴，一般按神经性头痛治疗，大多能临时缓解，但不能彻底治愈。该病散见于中医古籍之月经不调论述中。本病属于内伤性头痛，其发作与月经密切相关。头为诸阳之会，五脏六腑之气皆上荣于头，足厥阴肝经会于巅，肝为藏血之脏，经行时气血下注冲任而为月经，若气血、阴精不足，经行之际，气血更虚，清窍失养，或气血瘀滞，阻于脑络，或郁火偏旺，值经期冲气上逆，清阳受扰，脉络不通，均引起头痛。清代傅山提出该病病机为情志不畅、肝气不疏致气机阻滞、瘀血内停，值经行时阴血下聚，冲气夹瘀血上逆，脑络阻滞故头痛。他在《傅青主女科》中记载："经欲行而肝不应，则拂其气而痛生。"

本案患者有多次妊娠流产的病史，气血耗伤，引起外邪感染，肝经郁热，加之长期忧思不安，损伤心脾，更加重了气血不足的状态，故而平时头晕乏力，肝火偏亢，易焦易怒，每逢经行前气血下注冲任血海，肝血不足，肝火上冲，清窍经脉失养，出现剧烈头痛，难以平复。李祥云教授在治疗上本着疏肝平肝降逆的原则，同时扶土抑木，健脾止泻，通路止痛。具体治法包括：

（1）金石重镇，降逆止痛

本案患者治疗选取珍珠母、石决明、磁石，一方面取法《金匮要略·中风历节病脉证并治》风引汤、《医学衷中参西录》镇肝息风汤，以平肝息风止痛立法。《医学衷中参西录》说："镇肝息风汤能治脑中作痛，肝木喜柔畏刚……非平肝潜阳不能止其痛。"因此采用金石类药物重镇降逆，平肝息风止痛。

（2）风药轻清，调肝止痛

柴胡、紫苏叶、蝉衣、桑叶、菊花乃疏风清热多用，常用于风热表证。风药之名称，首见于李东垣著作，指柴胡、紫苏叶、藁本、桑叶等味薄气轻，具有发散上升作用的药味。风药能疏肝，风气血皆统于肝，肝为风木之脏，在天为风，在地为木，贮藏调节有形之血，疏泄畅达无形之气。《黄帝内经》有"风气通于肝"，风和则能畅养肝脏，调和气血，百病不生。李东垣《脾胃论》曰"和脏腑，通经络，便是治风"，风药禀轻灵之性，彰显木气升发之象，能畅达肝气以顺应肝木之曲直。肝欲散，急食辛以散之，风药辛散疏达，应肝性之条达，同气相求，使络气郁滞得解，络脉瘀阻亦减。"凡头痛皆以风药治之者……高巅之上，唯风可到。"

（3）甘药缓急，扶土抑木

患者因肝木克土，出现脾虚水谷不化，大便溏薄，选择党参、黄芪、白术、白芍、山药、炒扁豆味甘入脾，功专健脾扶土，止泻；针对肝胃不和，胃气上逆，胀满反酸，选择半夏、煅瓦楞功专和胃降逆，制酸止痛。

关于经行头痛的治疗经验如下：

（1）重镇平肝，舒张血管，稳定情绪

石决明咸寒清热，质重潜阳，入肝经，而有平肝阳、清肝热之功效，是平肝潜阳重镇之要药。选用高效液相色谱法，体外测定发现石决明对血管紧张素转化酶（ACE）具有抑制作用，表明石决明可以调节血管舒张环节，从而改善血管收缩症状。磁石性寒，味辛，质重沉降，益肾纳气，且色黑入肾，镇养真阴，使肾水不外移，具有平肝潜阳、聪耳明目、镇惊安神、纳气平喘之功效，临床上用于治疗头晕目眩、视物昏花、耳鸣耳聋、惊悸失眠、肾虚气喘等病证。生、煅磁石中含有微量元素 Fe、Zn、Cu、Mn、Co 及宏量元素 Ca，具有镇惊、安神助眠作用。磁化水可以抑制大脑皮层，磁疗还可扩张毛细血管，调节自主神经而降

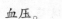

血压。

（2）潼白蒺藜，平肝补肾，调节情绪

沙苑子，又名潼蒺藜，功能补肾阳，益肾精，养肝，明目，固精，缩尿，止带。刺蒺藜，又名白蒺藜，为治风明目要药，风入少阴、厥阴经者以其为向导。二药配伍，为治疗头目疾病的常用药对。现代研究表明，刺蒺藜总皂苷有改善脑内供血、改善学习记忆能力的作用，同时小鼠实验证明刺蒺藜总皂苷可能通过增加 5-羟色胺的含量来发挥抗抑郁作用，而 5-羟色胺为调节月经及卵巢激素相关血管舒缩症状的主要物质，表明刺蒺藜具有改善月经相关症状的物质基础。

（3）虫蚁搜风，活血走窜，通络止痛

全蝎、蜈蚣则为止痛要药。虫类或善飞行，或善游水，或善爬行，或善疏土，其最大特点是窜透而搜剔风邪，对风邪致病经久不愈者，唯虫类能截能擒，故在辨证论治基础上每多用之，均有较好疗效。全蝎的冷浸提取液、热提取液、醇提取液都具有镇痛、镇静、抗惊厥效果。实验发现蜈蚣全蝎止痛散对各种化学刺激引起的疼痛有明显的镇痛作用和抑制急、慢性炎症的作用。

3. 经行心悸

刘某，女，36 岁，初诊于 2019 年 3 月 15 日。

主诉：经行心悸半年余。

现病史：患者经试管婴儿成功受孕一男婴，2017 年 10 月足月妊娠经剖宫产分娩，产后 5 日，胎儿因先天性心脏畸形而未存活。患者心理遭受严重打击，情绪抑郁，心情不佳，后月经即出现紊乱，每于经净后 3～4 日便有少量淋漓出血，出血时间不定 3～7 天，每于经行心悸症状明显，伴有腹泻、头晕、脱发，夜寐尚安，二便调。

月经史：13，7/30，量中，色黯红，伴有血块，痛经，明显乳房胀痛，无腰酸，末次月经 2019 年 3 月 8 日—3 月 14 日。

生育史：2-0-1-1。宫外孕 1 次。

体格检查：舌苔薄，脉细小弦。

妇科检查：外阴已婚式。阴道无异常。宫颈轻糜。宫体前位，大小正常，活动可。附件（-）。

西医诊断：经行心悸，产后抑郁。

中医诊断：经行心悸。辨证为肾虚肝郁。

治法：补肾益气，养心安神，疏肝解郁，清热通络。

处方：

黄芪 15g	党参 12g	熟地黄 12g	怀山药 15g
丹参 12g	牡丹皮 12g	枸杞子 12g	肉苁蓉 12g
菟丝子 12g	当归 9g	淫羊藿 30g	香附 12g
肉桂 3g	淮小麦 30g	炙甘草 9g	远志 9g
五味子 6g	柴胡 9g	郁金 9g	红花 9g
鸡血藤 15g	蒲公英 30g	皂角刺 12g	

二诊（2019 年 3 月 29 日）：患者末次月经 2019 年 3 月 8 日，本月未出现淋漓出血，但是仍有心烦难安，睡眠不佳，夜梦纷纭，头晕，乳房胀痛，大便不成形。舌苔薄腻，脉细。

治法：补肾益精，固冲。

处方：

黄芪 15g	党参 12g	茜草 6g	海螵蛸 15g
肉豆蔻 12g	补骨脂 12g	白扁豆 12g	熟地黄 12g
怀山药 15g	丹参 12g	牡丹皮 12g	枸杞子 12g
肉苁蓉 12g	菟丝子 12g	淫羊藿 30g	香附 12g
肉桂 3g	淮小麦 30g	炙甘草 9g	远志 9g

五味子 6g　　　柴胡 9g　　　　郁金 9g　　　　当归 9g

红花 9g　　　　鸡血藤 15g　　　蒲公英 30g　　　皂角刺 12g

三诊（2019 年 4 月 12 日）：患者末次月经 2019 年 4 月 6 日，7 天净；经量中等，乳房胀痛明显，头晕乏力，经行心悸改善，大便已实，舌质淡，苔薄白，脉细。

治法：补肾益气，调补冲任。

处方：

党参 12g　　　　黄芪 15g　　　　女贞子 12g　　　旱莲草 12g

炒白扁豆 12g　　肉豆蔻 12g　　　海螵蛸 15g　　　生茜草 6g

紫石英 15g _{（先煎）}　生地黄 12g　　　熟地黄 12g　　　川芎 6g

白术 9g　　　　山药 12g　　　　香附 12g　　　　菟丝子 12g

川楝子 12g　　　鸡血藤 15g

四诊（2019 年 5 月 10 日）：患者末次月经 5 月 2 日，5 天净，量中等，乳房胀痛，本月经行心悸未出现，但是经行腹泻症状反复，5 月 9 日再次淋漓出血，舌质淡，苔薄白，脉细。

治法：补肾益气，固冲止血。

处方：

党参 12g　　　　黄芪 15g　　　　海螵蛸 15g　　　生茜草 6g

煅龙骨 30g _{（先煎）}　煅牡蛎 30g _{（先煎）}　五倍子 6g　　　炒槐花 12g

炒荆芥 9g　　　炒防风 9g　　　　棕榈炭 9g　　　椿根皮 12

失笑散 9g _{（包煎）}　紫石英 15g _{（先煎）}　生地黄 12g　　　熟地黄 12g

川芎 6g　　　　白术 9g　　　　山药 12g　　　　香附 12g

菟丝子 12g　　　川楝子 12g　　　鸡血藤 15g

按语：

心率变异性是指窦性心律在一定时间内发生周期性变化的一种现象，反映的是心脏节律变化的规律。而心脏自身的节律受多重因素的影响，其中包括机体代谢、激素水平和体温等影响，但这些因素对心率影响的最后公共通路是自主神经。自主神经是反映人体交感神经和副交感神经张力及两者平衡的重要指标之一，当自主神经失调情况下，儿茶酚胺系统活性增加，使心房、心室与希氏束－浦肯野组织在活动电位后产生除极活动。同时，原有无自律性的心肌细胞在儿茶酚胺增多情况下可导致异常自律性的形成，冲动形成异常，从而形成主动性异位心律，出现各种心律失常，以房性早搏、室性早搏多见。焦虑、抑郁等可激活神经内分泌机制，提高交感神经张力，从而引发严重的心血管疾病。

月经前心率变异程度减低，这种交感神与副交感神经平衡的打破，可能是成年女性出现经前期综合征的原因，特别是发生月经相关性心律失常的主要原因，也可能与雌激素分泌增多有关。有人认为周期性月经前心律失常的心电图改变多种多样，且无特异性。根据月经前心率变异性降低的特点，建议适时予以镇静、抗焦虑药物，可以防治相关心律失常，既可保证疗效，又可避免长期服抗心律失常药而致心律失常。

产褥期抑郁症（PPD）是特指妇女在产后6周内第1次发病的精神疾病，主要表现为情绪低落、自我评价过低、生活态度消沉、精神神志改变等。有研究表明，产后3个月内及1年内PPD发病率分别可高达12%～14%，22%～24%，产妇的身心健康受到严重威胁。

古代"产后抑郁"记载多以形象化的症状为病名，如"产后恍惚"（《陈素庵妇科补解》）、"产后乍见鬼神"（《万氏妇科》）、"产后不语"（《妇人大全良方》）等。关于其病机，《医宗金鉴·妇科心法要诀》云："产后血虚心气弱，惊悸恍惚不安宁。"指出产后血虚，心营不足，心气怯弱，心神失养，而见恍惚多梦、心神不宁、忧虑悲伤等症。唐代孙思邈《备急千金要方·卷三》载："产后心虚不足，心下虚悸，志意不定，恍恍惚惚，腹中拘急痛，夜卧不安，胸中吸吸少气。"《傅青主女科》载："由产忧惊劳倦，去血过多，则心中跳动不安，谓之怔忡；若惕然震惊，心中怯怯，如人将捕之状，谓之惊悸。治此二症，惟调和脾胃，志定神清而病愈矣。"

本案患者历经试管婴儿艰难怀子，产子早逝，对正值产褥期气血亏虚的产妇无疑是雪上加霜，基础肾气不足，更加肝气难舒畅。每次月经来潮全身气血下注冲任，心血不足，血不养心，出现心悸、乏力等症状。《陈素庵妇科补解·产后恍惚方论》指出："产后恍惚，心血虚而惶惶无定也。"《医方集解》载："人之精与志皆藏于肾，肾精不足则志气衰，不能上通于心，故迷惑善忘也。"故而李祥云教授在用药上主要以补肾益气、养心安神、疏肝解郁为主。

经行心悸的治疗经验如下：

（1）补肾益气，精血互生

考虑患者存在经间期出血情况，故而补肾选用归肾丸加减。归肾丸出自《景岳全书·新方八阵》，书中记载："归肾丸治肾水真阴不足，精衰血少，腰酸脚软，形容憔悴，遗泄阳衰等证。此左归、右归二丸之次者也。熟地黄（八两），山药（四两），山茱萸（四两），茯苓（四两），当归（三两），枸杞（四两），杜仲（盐水炒，四两），菟丝子（制，四两）炼蜜同熟地黄膏为丸，桐子大。每服百余丸，饥时，或滚水或淡盐汤送下。"方中熟地黄、山萸肉、菟丝子、杜仲温补肾气；山药健脾补肾，益气养阴；枸杞子补肝肾；当归补血活血，引血归经；茯苓利水渗湿，健脾宁心。诸药配伍，共奏补肾益气、固冲止血之功。

（2）疏肝解郁，养血安神

根据患者精神恍惚，情绪低落，判断为血不养心、心神不安的病机，治疗取甘麦大枣汤和安神定志丸之意。远志配五味子，养心安神。兼用逍遥散疏肝理气，健脾和胃，治疗肝郁脾虚之情志异常。本案患者经过治疗后经行心悸症状明显改善，安神解郁治法在改善精神情绪类疾病方面具有较好的稳定情绪和改善躯体症状的作用。

4.经行风疹

陈某，女，30岁，已婚，初诊于2020年7月17日。

主诉：经行皮肤红疹伴随腹痛4年。

现病史：患者自2017年剖宫产1子，产后出现神疲乏力，夜寐不安，每逢经行，四肢皮肤便出现红疹伴随瘙痒，同时腹部疼痛不适，伴随腰酸乏力，口干，睡眠不佳。患者经常口服抗过敏药物控制皮疹瘙痒，目前为经行前期，皮肤红疹反复，虽口服抗过敏药物仍然不能完全缓解，为求中医治疗而就诊。

月经史：13，7/30，量中，色黯红，伴有血块，痛经，明显乳房胀痛，无腰酸，末次月经2020年6月20日至6月26日。

生育史：1-0-0-1。

体格检查：四肢红疹，细小色淡，密集成片，舌苔薄，脉细。

西医诊断：月经疹。

中医诊断：经行风疹。证属阴血不足，血虚生风。

治法：补养气血，祛风止痒，活血定痛。

处方：

| 党参15g | 黄芪15g | 生地黄12g | 熟地黄12g |
| 茯苓12g | 地肤子12g | 白僵蚕12g | 荆芥炭9g |

防风炭 9g	白芷 9g	赤芍 9g	金银花 12g
牡丹皮 12g	丹参 12g	橹豆衣 12g	羌活 9g
独活 9g			

二诊（2020 年 7 月 28 日）：服药后皮肤瘙痒明显改善，本月的月经近日来潮，无明显皮肤瘙痒感，少腹不适，隐痛，伴有腰酸乏力，舌苔薄，脉细。

治法：活血化瘀，通经止痒。

处方：

丹参 12g	牡丹皮 12g	当归 9g	川芎 6g
熟地黄 12g	香附 12g	延胡索 12g	川楝子 12g
红花 9g	益母草 30g	川牛膝 9g	苏木 9g
鬼箭羽 12g	凌霄花 9g	白芷 9g	金银花 12g
地肤子 12g	白僵蚕 12g		

三诊（2020 年 8 月 25 日）：患者末次月经 8 月 23 日至今，经量中等，无明显腹痛，皮肤瘙痒未作，未服用抗过敏药物。近日反复出现睡眠不佳，动则自汗出，体虚无力，舌淡红，苔薄白，脉细。

治法：滋肾养血，养心安神。

处方：

生地黄 12g	熟地黄 12g	川芎 6g	白术 9g
山药 12g	香附 12g	菟丝子 12g	川楝子 12g
鸡血藤 15g	紫石英 15g (先煎)	石楠叶 12g	黄精 9g
合欢皮 30g	远志 9g	酸枣仁 12g	柏子仁 12g
糯稻根 30g	煅龙骨 30g (先煎)	煅牡蛎 30g (先煎)	

随访患者睡眠改善，经行风疹未反复发作。

按语:

经行风疹,又叫经行瘾疹。本病特点为每月行经前或行经期间或月经将净时,证见皮肤瘙痒,搔之起疹,如粟或起团起块,周身皮肤可出现红色或苍白色疹块、风团,发无定处,时隐时现,瘙痒异常,消退后不留痕迹,每月随月经周期反复发作,病情迁延数月以上,西医称为"月经疹"。

本案患者初诊主诉起病于产后,中医认为血虚风燥,产后气血亏虚,加之哺乳耗伤精血,情绪不随,肝郁化热,每逢经期前精血下注胞宫,四肢血脉失养,便出现风动瘾疹。李祥云教授在治疗上首要补气血,党参、黄芪、地黄扶助精气,滋养血脉。一方面改善经行前后激素水平的波动带来的不适,同时可以纠正机体由于正气不足而出现的免疫功能失常。地肤子、僵蚕、荆芥炭、防风炭祛风以止痒,赤芍、丹参凉血止痒。患者服药后瘙痒改善至经期未发生皮疹。经行期以活血顺经汤加减,同时配伍经验药对金银花、生甘草,纠正免疫功能失常。非经期以滋肾育卵汤为基础滋补肾精,纠正机体阴血亏虚、阳气偏亢的状态,以巩固疗效,同时配伍酸枣仁、柏子仁、合欢皮、远志养心安神,防止阴血耗散,从而可以从根本改善多年的经行风疹。

关于经行风疹治疗经验如下:

(1)治风先治血,补养气血为基础

《妇人大全良方》中"医风先医血,血行则风自灭",意思是欲治风疹,先治血,血行风灭,疹自消。李祥云教授在治疗经行风疹过程中亦以养血为本。《外科证治全书》曰:"痒风,遍身瘙痒,并无疥疮,瘙之不止,肝家血虚,燥热生风,不可妄投风药。"风药多耗散,故而必须在补养气血的基础上少佐凉血祛风散邪之药,方可以祛风而不伤正气,风祛而无反复。

（2）风疹有周期，治疗亦顺从周期

妇人月事乃气血所化，经前气血充盛，下聚胞宫，但经期失血致血海空虚，冲任不足，营血内弱，肝失所藏，肝血不充则无法滋养肌肤，如肌肤失荣、血虚极则生风化燥，外风客于肌表而发病。人体内血虚生风化燥是此证型的关键，加之外来风邪来袭，诱发风疹。故而治疗以滋养精血为基础，养心安神为佐助，祛风散邪为辅。经行期风邪侵袭经脉，气血运行不畅，故而活血通经为基础，散瘀热，通经脉，配伍祛风清热散邪。经行风疹发病与月经周期有关，因此治疗也要从月经周期的阴阳特征入手，进行同期性调整，从而调畅冲任血脉，风疹自消。

5. 经行情志异常

韩某，女，30岁，已婚，初诊于2019年11月22日。

主诉：经前情绪烦躁。

现病史：患者每于经行前7日左右即出现焦虑不安，烦躁易怒，至经行症状缓解，经后期情绪恢复正常。平时胃脘不适，易于反酸，胀气感，大便秘结不畅。刻下月经将行，情绪烦躁不安。

月经史：13，7/30，量中，色黯红，无痛经，明显乳房胀痛，无腰酸。末次月经2019年10月25日—10月31日。

生育史：1-0-0-1。

体格检查：舌苔薄白，脉细小弦。

西医诊断：经前期紧张综合征。

中医诊断：经行情志异常。证属肝郁气滞，痰热扰心，六腑不通。

治法：疏肝理气，清热化痰，通腑泻热。

处方：

柴胡 9g	广郁金 9g	淮小麦 30g	磁石 30g（先煎）
五味子 6g	黄连 9g	黄芩 9g	黄柏 9g
姜半夏 9g	炒枳实 9g	炙甘草 9g	当归 15g
川芎 6g	鸡血藤 15g	香附 12g	生大黄 6g（后下）
煅瓦楞 30g（先煎）	沉香 6g	甘松 9g	白螺蛳壳 30g（先煎）

二诊（2019 年 12 月 6 日）：患者末次月经 2019 年 11 月 25 日，经行 6 日，经量中等，无痛经，无乳房胀痛。服药后烦躁不安情绪改善，睡眠转佳，大便通畅，每日一行。目前仍感燥热，坐立不安，小腹坠胀不适。舌苔薄，脉细。

治法：疏肝理气，健脾和胃，清热安神。

处方：

山栀 9g	牡丹皮 9g	柴胡 9g	白术 12g
白芍 12g	生甘草 6g	瓜蒌 12g	淡竹叶 12g
淡豆豉 12g	广郁金 9g	淮小麦 30g	磁石 30g（先煎）
五味子 6g	黄连 9g	黄芩 9g	黄柏 9g
姜半夏 9g	甘松 9g	炒枳实 9g	当归 15g
川芎 6g	鸡血藤 15g	香附 12g	生大黄 6g（后下）
煅瓦楞 30g（先煎）	白螺蛳壳 30g（先煎）		

随访患者服药后情绪改善，经期前烦躁不安症状明显缓解。

按语：

经行情志异常是指行经前后，或正值经期，出现情志改变，或烦躁易怒，悲伤啼哭，或抑郁不乐，喃喃自语，或彻夜不眠，甚或狂躁不安，而经后复如常人者，此病多见于 15～40 岁女性。李祥云教授认为，本病发生以情志改变为主，与患者的性格、体质、环境影响有直接关系，临证要根据患者具体情况辨证论治。

其病因多由情志内伤、思虑劳倦或肝气郁结所致,肝气郁结致脾虚不化血生精,使心神失养。心主神明,失养则神明无主;脾主思虑,脾虚则思虑劳倦,遂致情志异常。而情志郁结则郁而化火,炼液成痰,瘀积胸膈,上蒙清窍,神明逆乱,导致情志异常。

本案患者周期性发生情绪不佳,每次经前开始,经行缓解,经后恢复正常。伴随明显消化道症状,肝郁化热,影响脏腑气机,克制脾土,六腑气机不畅,反酸便秘。李祥云教授治疗本病以柴胡疏肝散和丹栀逍遥散为基础加减,配伍磁石重镇安神,大黄泻热通腑,半夏、甘松、沉香和胃降气,顺六腑通调之性。经过治疗,患者情绪异常改善的同时,消化道症状也随之而缓解,这反证了肝脾不和立论的准确性。

关于经行情志异常治疗经验如下:

(1)疏肝解郁,调畅气机为基本原则

妇女以血为体,以气为用,在生理病理上具有血不足、气有余的特点,又兼情志过极,易生郁怒。由于经前血聚胞宫,肝血不足体弱用强,可引起肝阳上亢,而冲任脉盛,也可引起冲气上逆,此时一旦有外界因素的刺激,导致肝阳或冲气上犯,扰动心神,则可引发本病。因此本证多因暴怒伤肝,郁而化火,经前冲气偏盛,冲气挟肝热上逆,上扰心神,且肝郁更甚,气机不畅,故见烦躁易怒,抑郁不乐;肝强克伐脾土,故见消化道症状。因此,治疗以疏肝解郁为根本。同时,配合患者心理因素治疗上的调节,寻找不良情绪的诱因,改善认知结构,配合药物治疗,方可取得疗效。

(2)健脾和胃,通调六腑为辅助方法

多种脾胃病均与情志因素有关,如胃痛、痞满、呕吐、噎膈、呃逆、腹痛、泄泻、便秘等，且情志因素影响五脏，五脏致病均可累及脾胃。易怒伤肝，肝失疏泄，横逆克土，肝胃（脾）失和，发为胃痛；或肝失条达，横逆犯胃，胃气上逆，而发呕吐；或气逆动膈，发为呃逆；或"暴触怒气，两胁先痛而后入腹"，发为腹痛；或忧郁恼怒，精神紧张，肝气郁结，木郁不达，横逆犯脾而发泄泻或者便秘。研究表明健脾和胃，六腑通调对情绪不安具有明显缓解作用。

6. 经行淋痛

罗某，女，31 岁，已婚，初诊于 2017 年 9 月 6 日。

主诉：经前反复发作尿道炎伴阴道炎半年。

现病史：患者反复发作尿道炎，同房后诱发或者加重。经内科治疗后改善，仍然在月经周期的第 20 天至经行此段时间内容易反复，阴道不适灼热感，白带量多，色黄，无异味。刻下：发作尿频急，每小时 2～3 次，色赤，无尿道刺痛感。患者曾在外院白带常规检查未见明显异常，故前来中医治疗。刻下：大便正常。胃纳一般。睡眠尚可。

月经史：12，3～4/20～28，末次月经 2017 年 8 月 17 日，量中，色鲜红，痛经隐隐，轻微乳房胀痛。

生育史：0-0-0-0。

既往史：既往有宫颈炎、同房出血病史。

过敏史：否认药物食物过敏史。

体格检查：舌红苔薄，脉细小弦。

妇科检查：外阴已婚式，阴道光滑，宫体后位，宫颈外口有荔枝核大小肌瘤，无触痛，附件（－）。

辅助检查：2017 年 9 月 6 日尿常规：潜血（＋＋），红细胞：127/Hp，白细胞：12/Hp。

西医诊断：尿道炎（尿道综合征）。

中医诊断：血淋，经行小便淋痛。证属气血亏虚，下焦湿热。

治法：补气养阴，清热利湿，止血治淋。

处方：

黄芪 12g	党参 12g	生地黄 30g	阿胶 9g (烊化)
萹蓄 12g	血余炭 15g	仙鹤草 30g	龙胆草 6g
栀子 9g	黄芩 9g	黄柏 9g	金银花 12g
生甘草 6g	土茯苓 30g	瞿麦 12g	淡竹叶 12g
石韦 12g	车前子 12g (包煎)	炒地榆 15g	煅龙骨 30g (先煎)
煅牡蛎 30g (先煎)		炒藕节 30g (先煎)	

医嘱：①饮食注意清淡，避免辛辣刺激。②保持情绪舒畅。

二诊（2017年9月26日）：末次月经9月11日，经行3天净，量中，色红，无血块，本月经行期间小便通利。患者服中药后尿频、尿急症状明显改善，复查尿常规：潜血（±）。现月经周期的第15天，阴道内不适，白带多，色偏黄，神疲乏力，夜寐安，大便正常，每日1～2次。舌红苔薄，脉细小弦。

治法：补肾固精，利湿清热。

处方：

生地黄 12g	熟地黄 12g	川芎 6g	白术 9g
山药 12g	香附 12g	菟丝子 12g	川楝子 12g
鸡血藤 15g	紫石英 15g (先煎)	淡竹叶 12g	瞿麦 12g
通草 9g	仙鹤草 15g	炒荆芥 9g	萹蓄 12g
蒲公英 30g	淫羊藿 30g		

三诊（2017年11月21日）：末次月经2017年10月31日，经行3天净，无痛经，无乳房胀痛，无腰酸，小便通畅。患者服

中药至今患者未出现尿道炎症状，现为月经周期的第 22 天，有阴部灼热感，带下量多，色黄，乳房胀痛，无腰酸，夜寐安，胃纳可，大便调。舌质红苔薄，舌边有齿痕，脉细。

治法：行气活血，利湿清热。

处方：

当归 9g	川芎 6g	丹参 12g	牡丹皮 12g
香附 12g	川楝子 12g	红藤 30g	败酱草 30g
桂枝 6g	椿根皮 9g	瞿麦 12g	淡竹叶 12g
萹蓄 12g	车前子 9g（先煎）	栀子 9g	龙胆草 6g
土茯苓 30g	黄芩 9g	黄柏 9g	

四诊（2018 年 1 月 2 日）：末次月经 2017 年 12 月 23 日，现月经第 10 天，带下微黄，无异味，无阴道不适。患者连续服中药 2 个月余，未发生尿道炎及阴道不适症状，且同房后未见症状出现，现生活恢复正常，患者情绪及胃纳情况较以往明显改善，进食量有所增加，体重略升高。舌红苔薄，脉细。

治法：益气活血，利湿清热。

处方：

党参 12g	黄芪 12g	当归 9g	川芎 6g
丹参 12g	牡丹皮 12g	香附 12g	川楝子 12g
红藤 30g	败酱草 30g	桂枝 6g	椿根皮 9g
瞿麦 12g	淡竹叶 12g	萹蓄 12g	车前子 9g（先煎）
栀子 9g	龙胆草 6g	土茯苓 30g	黄芩 9g
黄柏 9g	海螵蛸 15g	茜草 6g	仙鹤草 30g
煅龙骨 30g（先煎）	煅牡蛎 30g（先煎）		石菖蒲 12g

按语：

尿道炎是一种常见病，指尿道黏膜发生炎症，女性尿道的生理特征决定了女性发病率高于男性。临床上尿道炎可分为急性和慢性、非特异性尿道炎和淋菌性尿道炎，后两种临床表现类似，多为致病菌逆行侵入尿道引起、必须根据病史和细菌学检查加以鉴别。尿道炎又常与阴道炎在一起共同为患，这多与病菌感染有关，又常以体弱机体抵抗力下降为诱因。

尿道炎引发的膀胱刺激症状属于中医学"淋证"范畴。巢元方《诸病源候论》云："诸淋者，由肾虚而膀胱热故也。"又云："肾虚则小便数，膀胱热则水下涩。数而且涩，则淋溺不宣。"朱丹溪秉承巢氏肾虚湿热的病机思想，并在此基础上进行了发挥。其云："诸淋所发，皆肾虚而膀胱生热也。水火不交也，心肾气郁，遂使阴阳乖舛，清浊相干，蓄在下焦，故膀胱里急，膏血砂石，从水道出焉。"中医的邪正理论反映在尿路感染上，是病原微生物致病力和宿主免疫状态的斗争。宿主和菌群之间，以及菌群与菌群之间，保持着一种对立统一的关系，或共生，或拮抗，是一种动态的微调平衡。这种平衡一旦被打破，如机体免疫机能下降、菌群易位或菌群失调，正常菌群亦可成为内源性致病因素。

该患者初次就诊时月经处于黄体期，阳气旺盛，阴血偏虚，出现血尿，伴有尿频尿急症状，因而以补气养血为基础，以黄芪、党参、生地黄、阿胶补气养阴，益肾养血扶正。配伍龙胆草、黄芩、车前子、瞿麦，取法龙胆泻肝汤方义，用以清利肝胆湿热。石韦、车前子功专利尿通淋，《神农本草经》言此二味主癃闭、利水道小便；石韦尤其适用于血淋出血。仙鹤草、藕节炭、煅龙牡、血余炭功专收敛止血。利湿通淋常用土茯苓，《滇南本草》记载土茯苓"健脾胃，强筋骨，祛风湿，利关节，杨梅疮服之最良"。杨梅疮即西方医学中的梅毒，因其形似杨梅而得名。李时珍认为是湿热的地理环境和辛热的饮食习惯使湿热之邪蕴结人体内，发为毒疮，毒疮在淫猥之人之间因直接接触而互相传染，导致疾病的广泛传播。张介宾在《景岳全书》中创土萆薢汤，单用土茯苓，治疗"杨梅疮，筋骨拘挛疼痛"，并解释"以此一味为主，外加对症之药，无不神效"。表明土茯苓对于性传播疾病具有独特疗效。金银花、甘草为李祥云教授常用药对，可以起到对抗病原微生物和提高免疫力的功效。

关于经行小便淋痛治疗经验如下：

（1）巧用黄芪，扶正通淋

黄芪既补中气，又益元气。元气者，其根在肾，为肾精所化。《汤液本草》云："黄芪……气温，味甘，纯阳，性平……入手少阳经、足太阴经，足少阴、命门之剂。"《本草求真》亦云："力能补肾……肾虚气薄。盐汤蒸润，切片用。"均明确提出了黄芪有补益肾元之功。李祥云教授巧用黄芪，一则直接补益肾元；二则补中升气，养后天以资先天；三则益肾气化阴；四则补气利水，助膀胱气化。

（2）活血化瘀，清热利湿

一则活血化瘀针对经行小便淋痛可以调理月经，二则清热利湿可以有效对抗泌尿系致病菌，预防感染再发。三则活血化瘀可以提高肾脏泌尿系的正常免疫功能。叶天士谓"久病必治络"，久病气血不利，血络中必有凝瘀，从微观角度讲，活血药可改善局部微循环，通过增加血流量减少病原微生物的物理黏附，减轻炎症介质对组织的损伤，预防纤维组织增生，对改善预后极为重要。从该患者的治疗过程可以看到，补肾养血配合清热利湿，对比活血通经配合清热利湿，并非是对冲任与尿道感染两个问题的兼顾，而是对于尿道感染同一问题的标本治疗，补肾、活血、清热、利湿成为经行小便淋痛治疗的基本方法。

（3）养血祛风，资助肾精

膀胱湿热，气化失常。经行前期，阳盛阴亏；经行冲任血海空虚，气血不足，膀胱气化功能失司，故而小便淋痛。治疗根本为补阳精血，肾精充实，气血充盈，湿热之邪自然无处久驻，小便淋痛方可治本而愈；若一味清热利湿，忽略精血亏虚治本，难免造成燥湿伤阴，虚虚实实之痹。故李祥云教授治疗过程中始终坚持妇科补肾养血根本，少佐清热利湿为辅，方可取得长期疗效。

7. 经行泄泻

何某，女，36岁，已婚，初诊于2019年2月12日。

主诉：经行腹泻4年。

现病史：患者结婚6年，4年前孕50天时自然流产1次，并行清宫术，至今未孕。月经经常提前来潮，每次经行大便增多，少则每日3次，多则每日5～6次，大便不成形，病程已4年。平时经行时腹痛且胀，经行量偏多，色红夹血块，伴两乳胀痛，有时腰酸。

月经史：12，3～4/20～28，末次月经2019年1月17日，量偏多，色鲜红，痛经隐隐，轻微乳房胀痛。

生育史：0–0–1–0。

体格检查：舌苔薄，脉细小弦。

西医诊断：经前期紧张综合征。

中医诊断：经行泄泻。证属肝郁气滞，肝木克脾，脾虚失运。

治法：疏肝理气，健脾和胃止泻。

处方：

| 丹参12g | 牡丹皮12g | 当归9g | 川芎6g |

熟地黄 12g	香附 12g	延胡索 12g	川楝子 12g
白术 12g	白芍 12g	柴胡 9g	茯苓 12g
炙甘草 6g	怀山药 15g	肉豆蔻 9g	白扁豆 12g
煅龙骨 30g (先煎)	煅牡蛎 30g (先煎)	赤石脂 15g (先煎)	

二诊（2019 年 2 月 26 日）：末次月经 2019 年 2 月 17 日，经行 6 天，经量偏多，无痛经。药后腹泻有所改善，但仍便溏，经量仍多，舌苔薄白，脉细小弦。

治法：滋肾养血，健脾益气，调经止泻。

处方：

党参 15g	黄芪 15g	怀山药 15g	熟地黄 12g
川芎 6g	白术 9g	香附 12g	菟丝子 12g
川楝子 12g	鸡血藤 15g	紫石英 15g (先煎)	茯苓 12g
煅龙骨 30g (先煎)	煅牡蛎 30g (先煎)	肉豆蔻 9g	藿香 9g
佩兰 9g	厚朴 6g		

三诊（2019 年 3 月 12 日）：患者月经将行，两乳作胀，时感腰酸，少腹冷，苔薄质淡，脉细。

治法：健脾抑肝，温阳止泻。

处方：

党参 15g	怀山药 15g	白芍 15g	白术 15g
茯苓 9g	车前子 9g (包煎)	菟丝子 9g	当归 9g
附子 9g (先煎)	熟地黄 12g	红花 9g	香附 12g
当归 9g	肉桂 3g	鸡血藤 15g	白扁豆 12g
茜草 6g	海螵蛸 15g	煅龙骨 30g (先煎)	煅牡蛎 30g (先煎)

随访患者服药后经行时腹泻缓解，经量亦转正常，以后又如上法服一个周期病愈，随访半年未复发。

按语:

每值行经前后或经期, 大便溏泄, 日解数次, 经净后渐止者, 称为"经行泄泻"。该病最初见于《陈素庵妇科补解·调经门》, 陈氏认为"经正行忽病泄泻……乃脾虚"。脾为后天之本, 气血生化之源。经来之际, 气血骤然流注下焦血海, 脾气受损而致脾虚失运, 进而化湿无权, 湿浊下渗于大肠, 发为泄泻。明代傅山《傅青主女科》中提道:"妇人有经未来之前, 泄水三日, 而后……脾气之虚乎。"傅氏认为脾主统血, 且脾为太阴湿土, 脾气亏虚则摄血无权, 经血下注之际, 湿邪乘机侵袭下焦, 故出现"泄水"之表现。

本病与内科中的泄泻不同, 此泄泻与经行有关, 经行时盆腔内充血, 肠蠕动加速多会出现便溏、次数略多的现象, 这多为正常情况, 如果大便次数增加每日 3 次以上, 且便溏稀薄, 则为病患。本病多因脾虚气弱, 运化失常, 水谷不运下注, 而为泄泻; 再者肾阳虚弱, 命门火衰, 不能温煦脾阳, 水湿下注(肾主水液, 水液不运)亦易致泄泻。临证治泻多先治脾, 分利水湿是治疗大法。

患者月经量多, 并经行泄泻, 这些均为脾虚之象。因脾不统血, 气虚不能摄血, 致月经先期而行, 经行量多, 又因经行时两乳及腹部胀痛, 经行夹血块, 这些症状均与肝脾有关, 肝郁则木旺, 木旺则克脾土, 故经行泄泻

本案自然流产 1 次。胎脉系于肾, 肾亏胎脉不固则流产, 表明患者原已肾亏, 又根据肾亏之体, 复因脾虚及肾, 使肾更虚, 肾虚日久, 阳气虚弱不能腐熟水谷, 故用药时加用补肾温阳的药味, 方选健固汤为主方, 大补脾胃之气, 又有疏肝之品, 意在扶脾, 同时加用附子、肉桂、菟丝子、覆盆子、肉豆蔻等温阳补肾

药，以温煦脾肾之阳气。又因肾为胃之关，主司二便，脾肾阳气充盈，即能发挥正常功能，起到统血摄血、固摄止泻的作用。为防下次经行复发，在经前即巩固性用药，达到预防在先的目的，故病愈。

关于经行泄泻治疗经验如下：

（1）抑木扶土，疏肝健脾

脾虚的根本在于气机的失调，《内经》云"清气在下，则生飧泄；浊气在上，则生膜胀"。脾胃为气机升降之枢纽，脾气亏虚则升降失常、运化失司，故而发为泄泻，故治疗此证重在健脾益气。《傅青女主科》对该证的病因病机进行了详尽的描述，同时也提出了"调经之法，不在先治其水，而在先治其血；抑不在先治其血，而在先补其气……盖气旺而血自能生，抑气旺而湿自能除，且气旺而经自能调矣"的观点，方用健固汤，旨在暖土固肠、健脾除湿。

（2）久病及肾，脾肾两虚

脾为先天之本，气血生化之源，主升，主运化。肾为后天之本，主封藏而司二便，生理特性为主蛰守位。二者相互资生，相互为用。肾阳乃一身阳气之根本，只有肾中相火涵于肾中，潜藏不露，才能正常发挥其温煦和推动之用，若肾阳亏虚，肾中命门之火无以暖脾土，则脾阳失助，脾之运化水液及肾阳温煦五脏功能失司，加之经行之际，血海由满而溢，气亦随血而泄，胞宫泻而不藏，虚寒内动于肠间，并水谷而下发为泄泻。治疗上补益肾中阳气才是健脾止泻之坚强基础。

（五）其他疗法

1. 针灸治疗

（1）取穴：主穴为中极、关元、足三里、三阴交。腹寒伴痛经者针灸并用；头痛头晕者加印堂、百会、合谷；易激动失眠者加神门、内关；胸闷乳房胀痛者加乳根、期门；浮肿加气海、水分；泄泻加中脘、天枢；发热加大椎、曲池。

（2）方义：中极、关元通调冲任，补益气血；足三里健脾化湿，益气通络；三阴交是三阴经交会穴，能调整足三阴经的平衡，有补益肝肾、调经止带的作用；百会、印堂同属督脉，有醒脑开窍、宁心安神之功；神门、内关安神；期门配乳根疏肝解郁、理气消胀；中脘、天枢调理脾胃；曲池、大椎泻热。

（3）治法：选用1.5～3寸毫针。采用平补平泻法，进针得气后，留针20～30分钟，每于行经前3～4天进行针刺治疗，连治2个月经周期。

2. 食疗方法

饮食方面，不宜食用辛辣刺激、膏粱厚味的食物，宜增加饮食中的碳水化合物，如小米等；多吃水果蔬菜，尤其是纤维食品，如豆类。

根据不同证型，可食用不同食物，如疏肝理气可食用芹菜，温肾可食用山药、黑木耳，健脾可食用糯米，补益气血可食用萝卜、南瓜、花生，防浮肿可食用薏苡仁。亦可以配合一些药茶，如玫瑰菊花茶疏肝理气，枸杞红枣茶补益气血，合欢皮茶除烦躁。

（1）橘糖饮

【原料】橘叶12g，橘络15g，红糖20g。

【做法及用法】上三味同入锅中，加水适量，煎煮半小时，去渣取汁即可。每日 1 剂，分 2 次温热服用，连服 3 ～ 7 剂为 1 个疗程。

【功效主治】橘叶味苦，性平，朱震亨言其"入足厥阴肝经气分"，功能疏肝、行气、解郁，为"定胁痛之药也"（《本草汇言》）。橘络味甘、苦，性平，入肝、脾二经，通络理气化痰，可入乳络以解乳胀之症。方中又加入红糖活血化瘀，故全方以行气、解郁、止痛为主，辅以活血，则疏通止痛之力更强，适用于肝气郁结所致经前乳房胀痛。

（2）佛手粥

【原料】佛手、川芎、白芍各 9g，粳米 60g，红糖适量。

【做法及用法】将前三味加水 5 碗，煎成 3 碗，去药渣，放入粳米、红糖煮粥。月经期每日 1 剂，分 2 次温热服食，连服 3 ～ 5 剂为 1 个疗程。

【功效主治】疏肝解郁，行气活血。适用于肝气郁结型经前乳胀，兼有血虚者为佳。

（3）天麻猪脑汤

【原料】天麻 10g，猪脑 1 个。

【做法及用法】猪脑洗净，天麻水洗并蒸软切片，共入锅中，加水适量，用武火烧沸后，改用文火煮 1 小时，成稠厚羹汤，去药渣，晾温。食猪脑饮汤，每日 1 剂，分 2 次于早、晚温热服食，可常服食。

【功效主治】天麻甘平，归肝经，功能平肝潜阳，息风止痉。《本草汇言》言其主治"头风，头痛，头晕虚旋"。猪脑味甘性寒，健脑补血，补益脑髓，主治头痛、眩晕、失眠等病证。两物同用能滋阴潜阳，适用于阴虚阳亢所致的经前或经期头痛。

（4）苡仁莲子粥

【原料】薏苡仁 30g，莲子 30g，陈皮 5g。

【做法及用法】陈皮洗净用纱布包好，与洗净的薏苡仁、莲子同放入锅内，加水适量，煮至粥成，即可服食。每日1剂，分2次于早、晚温热服食，宜常服用。

【功效主治】健脾益气祛湿，适用于脾虚湿盛型经行泄泻、经行浮肿。

（5）饭豆鲤鱼汤

【原料】饭豆50g，鲤鱼1尾（约50g），陈皮5g，紫苏叶5g。

【做法及用法】先煎鲤鱼，后入饭豆、陈皮，加水约500mL，久煮至饭豆烂，再加紫苏叶继煮片刻，调味即可。食鱼饮汤。每日1剂，分2次佐餐服食，宜常服。

【功效主治】健脾益气利湿，适用于脾虚型经行泄泻、经行浮肿。

（6）山药补骨脂粥

【原料】山药（干）60g，补骨脂9g，吴茱萸3g，粳米60g。

【做法及用法】将以上诸味一起入锅，加水适量，熬煮成粥，调味即成。每日1剂，分2次于早、晚空腹时温热服食，可常服。

【功效主治】健脾温肾助阳，温中祛寒。适用于脾肾阳虚所致的经行面目浮肿、便溏等症，尤以脾阳虚为较好。

（六）注意事项

（1）调节情志，增强体质：此病的发生与情绪密切相关，因此，患者本人和家属都应了解该病周期性发作的规律和预计发病时间，使患者尽量保持心情舒畅，有良好的心态，消除顾虑及紧张情绪。患者家属还应理解和包容患者经前期的行为，并协助调整经前的家庭关系，减少环境刺激，使女性保持轻松愉快的精神状态。

（2）饮食合理，适当运动：合理调整饮食结构，做到少吃多餐，缓解腹部胀满感；限制盐分摄入，缓解水肿；选择富含复合碳水化合物的食物，选择富含钙的食物（牛奶及奶制品、海鲜、坚果等），避免咖啡和酒精。适当进行运动，每天至少进行30分钟的快走、单车、游泳或者其他有氧运动。研究发现，至少持续6周的中等强度有氧运动可以改善经前期综合征症状。

（3）调整生活，健康睡眠：自我减压，保证充足且规律的睡眠，尝试深呼吸练习，多做深长、缓慢、均匀的呼吸。

绝经前后诸证

妇女绝经前后，围绕月经紊乱或绝经，出现阵发性轰热[①]汗出、五心烦热、烦躁易怒、情绪不稳、头晕耳鸣、心悸失眠、面浮肢肿或皮肤蚁走样感觉等症状，称为绝经前后诸证，亦称"经断前后诸证"。有关该病记载多散见于"年老血崩""脏躁""百合病"等病证论述中。这些症候往往参差出现，轻重不一，持续时间或长或短，短者仅数月，长者迁延数年。

（一）中医认识

中医古籍对此病的论述可见于可散见于"百合病""脏躁""崩漏""心悸""郁证""不寐""眩晕""汗证""内伤发热""虚劳"等病证中。中医将本病的发生归因于妇女绝经前后，肾气渐衰，冲任脉虚，天癸将竭，精血不足，致使阴阳失调，脏

---

① "轰热"为李祥云教授专用形容词，与"烘热"之意相近，但突出了围绝经期女性发热骤来骤去的特点，强调了热象变化的突然性。

腑气血逆乱而成。《素问·上古天真论》曰："女子……七七任脉虚，太冲脉衰少，天癸竭，地道不通，故形坏而无子也。"《素问·评热病论》云："汗者精气也。"阴阳失衡是围绝经期汗证的最根本原因，如《三因极一病证方论》曰："人之气血，尤阴阳之水火，平则宁，偏则病。阴虚阳必凑，故发热自汗，如水热自涌。阳虚阴必乘，故发厥自汗，如水溢自流。"肾脉亏虚，气血失调，冲脉衰少，阴阳失衡，人体处于"阴常不足，阳常有余"状态，故此时期妇女易见阴不济阳，阳失潜藏，阴虚阳亢。肝肾同居下焦，为母子关系，乙癸同源，精血互生，而见生理上相互协调，病理上则相互影响。若肾阴不足，阴虚不能涵养肝木，肝阳失于潜藏，阳主动居上，则表现为肝阳偏旺，木摇风生之"水不涵木"见症。心肾水火相济，肾水不足，不能上济心阴，则表现为心火偏亢，常见心肾不交之失眠多梦等。故围绝经期综合征虽以肾虚为本，但肾虚又以肾阴虚最为常见，其标在于心与肝的功能失调。20世纪60年代开始，教材中即有讨论，现代妇科专著如《哈荔田妇科医案医话选》《裘笑梅妇科临床经验选》《百灵妇科》等均有专篇论述。

本病的发生与妇女绝经前后的生理特点密切相关。七七之年，肾气渐衰，天癸渐竭，冲任二脉逐渐亏虚，月经将断而至绝经，在此生理转折时期，受人体内外环境的影响，如素体阴阳有所偏衰，素性抑郁，宿有痼疾，或家庭、社会等环境变化，易导致肾阴阳平衡失调而发病。"肾为先天之本"，又"五脏相移，穷必及肾"，故肾之阴阳失调，每易波及其他脏腑。而其他脏腑病变，久则必然累及于肾，故本病之本在肾，常累及心、肝、脾等脏，致使本病证候复杂。七七之年，则肾气衰退，阴亏血少，冲任失养，阴阳失调，易出现围绝经期综合征。女性肾气的盛衰对心、肝、脾、肺均有影响。心为君主之官，若肾水不足则不能上济心火，易导致心火过旺，而出现心悸、失眠、焦虑不安等症，甚则肾阳亏虚，导致水饮凌心，出现心悸怔忡、面浮肢肿等症。肺与肾为母子关系，肺为水之上源，肾为主水之脏，肾气不足，子病及母，可导致肺气失于宣降，肾不纳气可出现胸闷、气短等症，肾阴耗伤，不能上润，使金水无法相生，阴液无法互滋，则可出现骨蒸潮热、盗汗、月经量少等症状。

（二）西医认识

女性体内雌激素受体分布广泛，当体内的雌激素下降的时候，这些含有雌激素受体的组织和器官就会出现退行性病变或者是出现代谢异常，从而表现为精神、心理等出现失衡的情况，另外还可能会导致神经、内分泌方面也出现失衡，引发一系列的神经内分泌失调的症状。中医学将这些症候群称为绝经前后诸证，如轰热汗出、烦躁易怒、潮热面红、眩晕耳鸣、心悸失眠、腰背酸楚、面浮肢肿、情志不宁等，亦称为"经断前后诸证"，这些证候往往参差出现，持续时间或长或短，短者仅数月，长者迁延数年，严重者影响患者生活质量。

在这些症候群中，体温调节性血管舒缩异常所导致的阵发性潮热是围绝经期女性的常见症状，其典型表现是突然发作的始于前胸、延及颈面部的皮肤潮红、出汗，常持续数秒至数分钟消退，随后中心体温下降，全身畏寒发冷。潮热在夜间或黄昏发作较多，也可在睡梦中发作而惊醒，伴有心悸、焦虑、急躁甚至恐慌感。潮热的主观感觉及持续时间存在个体差异，严重时影响睡眠、生活及工作，是女性寻求治疗的主要原因。

目前绝经相关症状潮热的机制尚不完全明确，比较公认的是围绝经期女性机体中的热平衡区域变窄，当核心体温较小波动（0.3～0.5℃）即可超出阈值范围，触发体温调节机制发生潮热。而热平衡区域变窄可能是因为雌激素水平下降引起下丘脑中枢神经递质含量发生变化。目前研究较多且已被证实的相关递质有降钙素基因相关肽、儿茶酚胺类、NO 及肾上腺素等。绝经过渡早期，血浆 5- 羟色胺水平明显升高，而它在绝经过渡后期升高更显著，随着绝经时间延长，5- 羟色胺水平逐渐降低。绝经前后血浆 5- 羟色胺代谢的波动变化，恰好与潮热出现的高峰期相吻合。综合诸研究推测，潮热可能的机制是上述神经递质影响下丘脑的 GnRH 神经元释放 LH，使体温调定区域变窄，产热与散热的过程频繁发作，从而引发潮热。西医学所述围绝经期综合征、双侧卵巢切除或放射治疗后卵巢功能衰竭出现围绝经期综合征表现者，可参照本病辨证治疗。

由于卵巢功能衰退，体内雌激素水平明显下降，体内内分泌平衡状况发生变化，导致下丘脑自主神经系统中枢的功能失调。患者会出现抑郁、紧张、耳鸣、心悸，以及注意力难集中、易失眠、遗忘等临床表现。

在泌尿生殖系统方面，表现为外阴、阴道萎缩，分泌物少，黏膜变干，皱襞消失，易受损伤，易感染，易发生老年性阴道炎，还有外阴瘙痒、性交痛、阴道出现血性分泌物等表现。除此以外，因膀胱、尿道黏膜萎缩，还会产生尿频、尿急、尿痛、尿失禁等，这主要是由于尿路感染、萎缩性膀胱炎等所致。骨及关节症状常发生骨质疏松，多见于绝经后 5～10 年，常累及脊柱，表现为腰背痛、驼背、脊柱变形等。

（三）李祥云教授诊治经验

1. 升降失常、阴阳失调为病之本

围绝经期综合征表现以寒热错杂多见。中医对该病的认识多以肾虚为主，治疗上多从肾虚论治，佐以调治其他脏腑。在纷繁错杂的症候中寻找疾病的根本才可以直达病所。《素问·六微旨大论》云："相火之下，水气承之；水位之下，土气承之；土位之下，风气承之；风位之下，金气承之；金位之下，火气承之；君火之下，阴精承之。"《素问·六微旨大论》认为，气机升降出入"四者之有，而贵常守，反常则灾害至矣"，此外"非出入，则无以生长壮老已，非升降，则无以生长化收藏"。若升降正常，出入有序，则五脏安和；升降失常，出入无序，则五脏乖戾。朱丹溪在《格致余论》中云："人之有生，心为火居上，肾为水居下，水能升而火能降，一升一降，无有穷已，故生意存焉。"心肾交通，气机升降，阴阳和调。七七任脉虚，地道不通，月经停止来潮，诱发冲任气机下行和出入的闭止，下行不畅必然气逆上行，心火不降，上逆致汗液外泄；胃气不降至胃不和则卧不安；肾中相火不足，心中悸动不安；肝木疏泄不畅，胸中闷闷不舒；阳不入阴，阴阳失交，发为失眠。

2. 升降并用、阴阳调和为治之要

脏腑中脾胃是气机升降之枢，命门是升降动气之源。肝脾之阳源于肾，肝脾升机取决于肾。肝气升发由"左"而上，肺气肃降由"右"而下。心位居上，心火下达资肾阳，则肾水不寒；肾位居下，肾水上济滋心阴，使心火不亢。心肾相交，水火既济，共同构筑成阴阳平衡体。

二仙汤是已故名医张伯讷教授在 20 世纪 50 年代针对围绝经

期综合征以及围绝经期高血压肾精不足、相火偏旺而创制的方剂。仙茅、淫羊藿（仙灵脾）温肾助阳，补助命门升气之源，有助于肝气生发，知母、黄柏收敛胆经相火，一升一降，恢复气机紊乱。现代药理研究证实，淫羊藿具有性激素样作用，可延缓卵巢的衰老。黄柏苦、寒，入肾经，具有泻相火、退虚热之功。《主治秘要》云："其（黄柏）用有六，泻膀胱龙火，一也……补肾气不足，壮骨髓，六也。"知母苦、甘、寒，入肾经而能滋肾降火、退蒸除热。《用药法象》载："知母，其用有四。泻无根之肾火，疗有汗之骨蒸，止虚劳之热，滋化源之阴。"黄柏与知母合用，在泻肾火、滋肾阴的同时，亦可制约仙茅和淫羊藿的温燥之性，以达温而不燥之功。全方合用，共奏温肾阳、补肾精、泻肾火、调冲任之功。临床研究证实：二仙汤加味治疗肾阴阳俱虚型围绝经期综合征可显著提高临床疗效，明显改善症状积分。

3. 注重病因，清热解毒防瘤以治标

在妇科疾病的治疗过程中，单、双侧卵巢切除术是一种常见的治疗方式，围绝经期女性由于在手术过程当中较多考虑卵巢功能出现衰退，进而采取预防性手术切除单、双侧卵巢。与妇女的自然绝经相对比，其会造成雌性激素水平明显降低。围绝经期女性单、双侧卵巢切除会导致起体内雌激素水平出现急剧减少的情况，另外也会导致 FSH 和 LH 增高，因此会增加绝经相关症状的发生率和严重程度。针对因妇科及其他系统恶性肿瘤手术及放化疗引起的围绝经期综合征，清热解毒法可以有效防止肿瘤发生。重楼、半枝莲、猫爪草为李祥云教授针对妇科肿瘤常用药物。现代药理学研究证实，重楼提取物具有体外抗肿瘤作用，其甲醇和水提取物对小鼠成纤维细胞有很强的细胞毒性，且随着质量浓度的增大而增强；对肺癌、乳腺癌、宫颈癌、结肠癌、肾腺癌、胰

腺癌等多种恶性肿瘤均有抑制作用。猫爪草有散结、消肿之功，可以治疗多种肿瘤，现代研究其对恶性淋巴瘤、甲状腺瘤和乳腺肿瘤等具有较好的效果。传统用于清热解毒的中药半枝莲，其有效成分如黄酮、多糖、二萜、卟啉等通过增强机体免疫力、抑制肿瘤细胞生长和抑制肿瘤血管生成等方面，对多种恶性肿瘤有显著抑制作用。

4. 滋阴活血，纠正黏膜干燥症状

绝经后会出现各种黏膜干燥症状，免疫功能下降，很容易伴发免疫系统疾病。干燥综合征是一种以侵犯唾液腺、泪腺等外分泌腺为主的慢性系统性自身免疫病，临床多表现为口干、眼干、大便干、阴道干等，甚者可累及呼吸、消化、泌尿和血液系统，隶属于中医"燥证"范畴，如《素问玄机原病式·六气为病》所云："诸涩枯涸，干劲皱揭，皆属于燥。"长期以来，古今医家对干燥综合征病机的认识多从阴虚津亏为本立论，治法上多强调滋阴润燥。然《黄帝内经》有云："病久入深，营卫之行涩，经络时疏故不通。"故"瘀血致燥"亦不可忽视。正如叶天士言"燥邪延绵日久，病必入血分"。李祥云教授在治疗过程中以滋阴补肾为基础，同时配伍活血化瘀之品，改善经脉瘀滞状态，对纠正绝经后黏膜相关干燥症状具有较好疗效。

（四）验案分析

1. 绝经前后诸证（低级别子宫内膜间质肉瘤术后）

邬某，女，48岁，已婚，初诊于2018年4月10日。

主诉：全子宫双附件切除术后2个月，轰热汗出1个月。

现病史：患者年近七七，2018年2月5日全麻下行全子宫加双附件切除术，术中见：子宫增大如孕三月，形态不规则，子宫右壁见80mm×60mm肌瘤。术后病理提示子宫肿块，低级别子宫内膜间质肉瘤，子宫肌壁间平滑肌瘤，子宫内膜增生性改变，慢性宫颈炎。术后给以甲地孕酮片进行激素治疗，剂量为每日160mg。目前求诊。主诉术后明显轰热出汗，汗后身体畏寒，同时伴有心中悸动不安；头晕目眩，手足有麻木感，每晚夜尿2次，影响睡眠质量，醒后难以入睡。刻下：面部和头颈部絷絷有汗状，虚烦，胃纳不佳，大便欠畅，两日一行，小便清长，夜寐欠安。

生育史：1-0-1-1。

体格检查：舌质红，舌苔薄微黄，脉细。

西医诊断：围绝经综合征，低级别子宫内膜间质肉瘤术后。

中医诊断：绝经前后诸证。证属肾阴亏虚，虚火上炎，脏腑气机紊乱。

治法：滋阴平冲，理气和胃，敛汗安神，清热防瘤。

处方：

党参12g	黄芪15g	知母9g	黄柏9g
黄芩9g	生地黄12g	熟地黄12g	丹参12g
牡丹皮12g	赤芍9g	淫羊藿15g	仙茅9g
淮小麦30g	煅龙骨30g (先煎)	煅牡蛎30g (先煎)	糯稻根30g
大腹皮9g	木香9g	砂仁6g	川楝子9g
炒谷芽12g	炒麦芽12g	重楼15g	半枝莲15g
猫爪草15g	陈皮9g		

二诊（2018年5月2日）：患者服中药后轰热出汗、盗汗明显好转，仍有腰酸、尿频。夜寐转安，胃纳转佳，大便两日一行。舌淡红苔薄白，脉细。

治法：滋阴平冲，理气和胃，补气固膀，敛汗安神，清热防瘤。

处方：

知母 9g	黄柏 9g	黄芩 9g	丹参 12g
牡丹皮 12g	生地黄 12g	熟地黄 12g	炒谷芽 12g
炒麦芽 12g	陈皮 9g	大腹皮 9g	木香 9g
砂仁 6g	川楝子 9g	淮小麦 30g	煅龙骨 30g（先煎）
煅牡蛎 30g（先煎）	杜仲 15g	重楼 15g	半枝莲 15g
猫爪草 15g	党参 12g	黄芪 15g	淫羊藿 15g
桑螵蛸 9g			

三诊（2018年6月1日）：患者服中药后轰热出汗，盗汗明显好转，精神转佳，可以经常参加户外运动。夜寐转安，胃纳转佳，大便两日一行。舌淡红苔薄白，脉细。

治法：滋阴平冲，理气和胃，补气固脬，敛汗安神，清热防瘤。

处方：

党参 12g	黄芪 15g	生地黄 12g	熟地黄 12g
知母 9g	黄柏 9g	黄芩 9g	丹参 12g
牡丹皮 12g	炒谷芽 12g	炒麦芽 12g	陈皮 9g
大腹皮 9g	木香 9g	砂仁 6g	川楝子 9g
淮小麦 30g	煅龙骨 30g（先煎）	煅牡蛎 30g（先煎）	杜仲 15g
重楼 15g	半枝莲 15g	猫爪草 15g	淫羊藿 15g
桑螵蛸 9g			

患者坚持服用中药治疗，围绝经期各种烦热不安均已缓解，夜寐安，胃纳佳，大便畅。

按语：

本案患者接受全子宫＋双附件切除术，同时病理诊断为低级别子宫内膜间质肉瘤。子宫内膜间质肉瘤（ESS）是源于子宫内膜间质细胞的肿瘤，是一种少见的子宫恶性肿瘤，发病率为0.19/10万，约占子宫恶性肿瘤的1%。根据肿瘤的组织学和临床特征，可将ESS分为低度恶性子宫内膜间质肉瘤（LGESS）和高度恶性子宫内膜间质肉瘤（HGESS）。由于ESS有性激素依赖性，保留卵巢可能会刺激肿瘤持续生长，全子宫＋双侧附件切除术是常用手术方式。甲地孕酮应用于术后患者的辅助治疗，患者耐受性良好。

本案患者就诊求助的需求为两点，首先是缓解术后短期出现的较明显的围绝经期症状，尤其是轰热多汗、心悸、失眠等；其次为子宫内膜间质肉瘤术后的恶性肿瘤中医辅助治疗。恶性肿瘤治疗疗程较长，因此治疗思路首先以治疗围绝经期症状为中心，兼顾恶性肿瘤的发病体质。

本病的发生归因于妇科手术，导致经水断绝，冲任空虚，脏腑气血逆乱而成。《素问·评热病论》云："汗者精气也。"阴阳失衡是形成围绝经期汗证的最根本原因，阴虚阳必凑，故发热自汗，如水热自涌。阳虚阴必乘，故发厥自汗，如水溢自流。肾脉亏虚，气血失调，冲脉衰少，阴阳失衡。

本案患者表现术后经血亏虚，肾阴不足，阴虚不能涵养肝木，肝阳失于潜藏，阳主动居上，则表现为肝阳偏旺，心烦情绪不稳定，木摇风生之"水不涵木"见症。"木不疏土"表现为脾胃运化功能失常的胃纳不佳，大便不畅。心肾水火相济，肾水不足，不能上济心阴，则表现为心火偏亢、心肾不交所致的失眠多梦等。故本案患者围绝经期综合征以肾虚为本，肾虚又以肾阴虚为主，而其标在心、肝、脾的功能失调。故而治疗上益气滋阴补肾为主，敛汗平冲、理气和胃为辅，协同恢复气机升降的平衡状态，同时兼顾恶性肿瘤病理性质，增加清热解毒、抗瘤散结药物。

治疗以知柏地黄汤滋阴清热降虚火，二仙汤补肾并调和阴阳，两方为基础加减处方。本案患者子宫内膜间质肉瘤属于妇科恶性肿瘤，机体正气虚弱，瘀毒方可滋生肿瘤。现代医学治疗以手术切除病理部位，同时切除双侧卵巢防止复发。术后采用甲地孕酮片进行激素治疗，通过体内激素环境改善预后。中医认为正气虚弱为本病根本，经过手术切除子宫及双侧卵巢，更加重阴血不足程度，表现为各种"上热"之症，如多汗、轰热、烦躁、情绪不稳定、失眠等。围绝经期各种症状的治疗原则都以扶正固本，李祥云教授在此立滋阴清热、补气敛汗安神之法，以扶助虚弱和损伤的肾中精气。妇科肿瘤手术后，患者正气大伤，常出现低热汗出、纳呆、腹胀、排气排便不畅等气阴两伤、脾胃功能失调的症状，通过益气养阴、健脾理气等法治疗，可改善或减轻术后的某些不良反应，增强患者抗感染的能力，促进身体尽早康复。本案患者以参、芪合知柏地黄汤益气养阴，二仙汤补肾固本，配合养心安神，理气和胃，共同调节气机紊乱状态，辨证准确，效如桴鼓。

方中淮小麦取法甘麦大枣汤，养心安神，敛汗。《金匮要略论注》载："小麦能和肝阴之客热，而养心液，且有消烦止汗之功。"配合煅龙骨、煅牡蛎、糯稻根增强敛汗安神之功效。

木香、砂仁、陈皮、大腹皮专理中焦气机，脾胃气机和畅有助于肝缓，有助于心气下降。方中重楼、半枝莲、猫爪草清热解毒，消瘤散结，针对恶性肿瘤发病体质而设。

2. 绝经前后诸证

潘某，女，51岁，已婚。初诊于2018年4月6日。

主诉：停经 3 个月余，轰热汗出 1 个月。

现病史：患者年过七七，既往体健，近 10 年均坚持每年冬季服用膏方调补身体。平时月经规则，现已经 3 个月余未行经，伴有带下减少，同时出现明显轰热出汗现象，每日均在无诱因情况下发作 20～30 次，伴有心慌，胸闷，烦躁不安感，影响日常工作和生活，故而来求诊。刻下：面部和头颈部絷絷有汗状，心烦，胃纳一般，大便通畅，小便清长，夜寐欠安。

月经史：13，6～7/28～30，量中等，色红，无血块，无痛经，无腰酸，无乳房胀痛；末次月经 2017 年 12 月 26 日，量少，5 天净。

生育史：1-0-1-1。

既往史：2008 年行乳腺纤维瘤切除术；曾有子宫肌瘤，随访已经出现肌瘤萎缩现象；慢性胃窦炎病史多年。

体格检查：舌质红，舌苔薄微黄，脉细。

辅助检查：2018 年 4 月 6 日行性激素检查：LH：39.62IU/L，FSH：76.07IU/L，E_2 < 10pmol/L，睾酮：0.93nmol/L，孕酮：0.4nmol/L，PRL：200.15mIU/L，抗苗勒管激素（AMH）：0.1ng/mL。

西医诊断：围绝经期综合征。

中医诊断：绝经前后诸证。证属肾阴亏虚，虚火上炎，脏腑气机紊乱。

治法：滋阴平冲，和胃敛汗。

处方：

百合 12g	麦冬 9g	山茱萸 12g	五味子 6g
地骨皮 12g	知母 9g	黄柏 9g	黄连 3g
黄芩 9g	淫羊藿 15g	仙茅 9g	淮小麦 30g

煅龙骨 30g（先煎）　煅牡蛎 30g（先煎）　瘪桃干 15g　　麻黄根 9g

远志 9g　　　　　姜半夏 9g　　　　煅瓦楞 30g（先煎）　甘松 9g

磁石 30g（先煎）

二诊（2018 年 5 月 11 日）：患者服中药后出汗未作，诸证皆有改善，月经于 5 月 5 日至 5 月 10 日来潮，经量少，无痛经，无乳房胀痛，无腰酸。舌淡红，苔薄白，脉细。患者精神状态恢复以往，无特殊不适感，守原方 7 剂，巩固治疗，随访半年无明显反复。

按语：围绝经期综合征，中医学称为绝经前后诸证，是指妇女在绝经期前后，是由于此阶段女性体内激素代谢紊乱所引起的一系列以自主神经功能紊乱为主的证候，围绕月经紊乱或绝经出现明显不适证候，如轰热汗出、烦躁易怒、潮热面红、眩晕耳鸣、心悸失眠、腰背酸楚、面浮肢肿、情志不宁等，亦称为"经断前后诸证"，这些证候往往轻重不一，参差出现，持续时间或长或短，短者仅数月，长者迁延数年。

七七任脉虚，太冲脉衰少，阴不制阳，气机逆乱，《素问·阴阳别论》载："阳加于阴谓之汗。"本案患者平素体健，虽然恰逢肾精亏损之期，各项内分泌指标均提示进入绝经状态，因此，临证多见阴不制阳、虚火上逆的气机紊乱状态，多汗轰热又加重肾中阴阳的亏虚，因此治疗上以清热滋阴为主，降逆敛汗平冲，恢复气机升降的平衡状态。

二仙汤扶助肾阳，甘麦大枣汤养血宁心，百合汤滋阴清热，以上三方作为基础加减处方。李祥云教授在本案患者的治疗中并未使用过多的补肾精药物，但是却一剂病除，究其根本在于平调气机升降，阴阳相交，水火既济则病去。本案患者既往体健，月经规则，突然经水闭止，并且出现各种"上热"之症，此时在肾气亏损的前提下，地道不通而引发冲气上逆，气机升降失常为病之本。

百合知母汤源自《金匮要略》中"百合病"误汗后的治疗。百合病本不应发汗，若误用汗法，则更损津液，导致虚热加重。百合病中神志恍惚不定、口苦、小便赤、脉微数等与现代医学中围绝经期综合征表现颇为相似，而中医学认为后者多与肝肾阴虚、不能涵养心肝有关，从而出现失眠、心悸、潮热自汗等症。根据二者临床表现及中医病机的统一认识，临床采用百合知母汤加味治疗围绝经期综合征多取效。百合甘微寒，归心、肺经，润肺清心，镇静安神；知母清肺胃气，除烦止渴。现代药理学研究证实，百合具有抗氧化、抗疲劳、抗缺氧、镇静等作用，同时百合多糖可显著提高免疫低下模型小鼠腹腔巨噬细胞吞噬百分率及吞噬指数，促进溶血素及溶血空斑形成，促进淋巴细胞转化，具有调节机体免疫功能作用；知母具有抗菌、降糖、解热等作用，同时对皮质激素具有调节效果，可使地塞米松抑制的血浆皮质醇浓度升高，并有防止肾上腺萎缩的作用。

黄连、黄芩、黄柏取法当归六黄汤，载于李东垣创制《兰室秘籍》，为"治盗汗之圣药"。方中黄连、黄芩、黄柏清心除烦，配合滋阴清热药物使用，可以取得阴复卫强则烦热退的作用。煅龙骨、煅牡蛎、浮小麦、麻黄根、山萸肉敛汗固涩，标本兼治。半夏、煅瓦楞和胃降逆。

3. 绝经后激素替代子宫内膜增厚

严某，女，53岁，初诊于2019年4月17日。

主诉：绝经后口干、心悸、睡眠障碍1年。

现病史：患者绝经1年，以不规则激素替代治疗，目前已口服雌二醇屈螺酮片2个月，主要症状包括口干口苦，眼干，阴道干涩，心悸，胸闷，怕冷，胃纳差，睡眠障碍，腰酸乏力，2019年4月6日妇科B超检查：子宫48mm×30mm×32mm，子宫内膜厚9mm，内见液性暗区6mm×3mmm。4月7日至4月9日外院给予黄体酮注射液肌肉注射3天，未见撤退性出血。

体格检查：舌苔薄黄，脉细小弦。

西医诊断：绝经后子宫内膜增厚。

中医诊断：绝经前后诸证。证属肾阴亏虚，气血瘀滞，心肾不交。

治法：活血化瘀，滋阴清热，养心安神。

处方：

丹参12g	牡丹皮12g	当归9g	川芎6g
熟地黄12g	香附12g	延胡索12g	川楝子12g
红花9g	桃仁9g	益母草30g	苏木9g
凌霄花9g	鬼箭羽12g	川牛膝12g	赤芍9g
淮小麦30g	枸杞子12g	生地黄12g	熟地黄12g
黄芩9g	黄柏9g	杜仲15g	枳壳6g

二诊（2019年5月10日）：患者服药后口干、眼干、阴道干涩症状改善，仍有神疲乏力。5月7日当地医院复查B超：子宫38mm×37mm×30mm，子宫内膜厚6mm，舌苔薄，脉细。

治法：活血化瘀，滋阴清热，养心安神。

处方：

丹参12g	牡丹皮12g	当归9g	川芎6g
熟地黄12g	香附12g	延胡索12g	川楝子12g
桃仁9g	苏木9g	凌霄花9g	川牛膝12g
赤芍9g	淮小麦30g	枸杞子12g	生地黄12g
熟地黄12g	黄芩9g	黄柏9g	杜仲15g

枳壳 6g　　　　天花粉 12g　　黄连 6g

随访，患者巩固治疗未服用激素，全身症状明显改善。

按语：

2007 年国际绝经协会在布达佩斯会议提出，激素替代疗法（HRT）能有效地缓解症状，预防泌尿生殖器官萎缩，预防绝经后骨丢失，减少因骨质疏松相关性骨折的发生，保护心血管功能。HRT 治疗后的风险研究主要集中在乳腺癌和子宫内膜癌、静脉血栓（肺栓塞和深静脉血栓形成）中风和冠脉事件的发生。

在子宫内膜方面，对于绝经后妇女来说，许多文献指出子宫内膜 ≥ 5mm 为病理学价值的低限。对 448 例绝经后妇女常规子宫内膜检查及三年随访中，无症状子宫内膜 ≥ 5mm 占 5.5%，其中仅 4% 诊刮有病理性改变。其中 1 例为子宫内膜癌。因此对于 HRT 者，建议无症状且子宫内膜在 5 ～ 11mm 者，可暂时不进行诊断性刮宫，亦可停药，密切监测。在停药后，如阴道数次出血、流液后，子宫内膜仍控制在 5mm 以内，同样可以免除诊断性刮宫。子宫内膜厚度超过 11mm，子宫内膜回声不均，血管形成增加，有颗粒状液体等，应该进行进一步的检查，必要时行子宫内膜活检明确诊断。

本案患者初诊使用过激素替代治疗，检查发现子宫内膜增厚，采用孕酮诊断性治疗，通过给予外源性孕激素对抗雌激素作用引起的子宫内膜增厚，观察孕酮治疗后子宫内膜是否转化，结合是否出现撤药后阴道出血，作为子宫内膜活检前筛查子宫内膜病理性改变的一种手段。如此可减少盲目宫腔操作，还可以通过用药前后子宫内膜变化判断是否需要进行宫腔镜检查。本案患者经过活血化瘀治疗后，复查子宫内膜厚度减少，表明中医药在改善子宫内膜增厚方面的作用。查阅文献未发现活血化瘀药在促进子宫内膜萎缩方面的研究，可能值得进一步关注。

（五）其他疗法

1. 针灸治疗

（1）原则：滋阴退热。

（2）治法：取背俞穴及足少阴肾经、足太阴脾经穴。毫针刺，用平补平泻法。

（3）取穴：主穴为肾俞、复溜、三阴交，配穴为太溪。

（4）方义：肾俞能温补肾气，壮腰膝，用于腰酸腿软；三阴交、复溜、太溪能补肾阴益精气，壮水制火，对潮热盗汗有效。四穴合用，可达补肾益精之目的。

2. 食疗方法

（1）清蒸杞甲鱼（《中医药膳与食疗》）

【原料】甲鱼1只，枸杞子15g。

【做法及用法】先将甲鱼去内脏洗净，再将枸杞子放入甲鱼腹内，加葱、姜、蒜、盐、糖等调料少许，放锅上清蒸，待熟后食肉饮汤。

【功效主治】滋补肝肾。甲鱼益气补虚，滋阴养血，枸杞子性味甘平，滋肝益肾。故凡肝肾亏损，阴虚内热，虚劳骨蒸等，可用作补虚食疗之品。

（2）枸杞炒肉丝（《中医药膳与食疗》）

【原料】枸杞子30g，瘦猪肉100g，青笋30g，猪油、食盐、味精、酱油、淀粉各适量。

【做法及用法】先将肉、笋切成丝，枸杞子洗净，将锅烧热，放入猪油烧热，投入肉丝和青笋爆炒至熟，放入其他佐料即可。每日1料。

【功效主治】滋补肝肾。枸杞子滋肝益肾，青笋味苦寒平，利五脏，补筋骨，开膈热，通经脉，明眼目，利小便。故凡肝肾阴虚，头晕耳鸣，胸膈烦热，小便不利者，皆可作辅助食疗。

（3）生地黄精粥（《中医药膳与食疗》）

【原料】生地黄30g，黄精（制）30g，粳米30g。

【做法及用法】先将前两味水煎去渣取汁，用药汁煮粳米为粥，早晚服。食时可加糖少许。

【功效主治】滋阴清热，补气养血。生地黄甘寒，滋阴清热，黄精甘平，补中益气，润心肺，安五脏，填精髓，助筋骨。凡诸因所致阴阳气血不足者，都可服食。

（4）鲜百合汤（《中医药膳与食疗》）

【原料】鲜百合50g，枣仁15g。

【做法及用法】先将百合用清水浸一昼夜，枣仁水煎去渣取汁，将百合煮熟，连汤服用。睡前服之为宜。

【功效主治】清心滋阴安神。百合清心安神，养脏益智；枣仁养心安神。本品补益而兼清润，补无助火，清不伤正，内有虚火之人宜食之。

（5）燕窝汤（《中医药膳与食疗》）

【原料】燕窝3g，冰糖30g。

【做法及用法】取燕窝放入盅内，用50℃的温水浸泡至燕窝松软时，出盆沥干水分，撕成细条，放入干净的碗中待用。锅中加入清水约250g，下冰糖，置文火上烧开溶化，撇去浮沫，用纱布滤除杂质，倒入净锅中，下燕窝，再置文火上加热至沸后，倒入碗中即成。

【功效主治】生津养血。燕窝甘平，养阴滋液，润燥泽枯，生津益血，与冰糖煮汤，为养阴益血补虚之佳品。

（六）注意事项

（1）自我心态调整：理解围绝经期是女性一生中的正常生理过程，以乐观的心态面对老年时期的到来，消除心里的恐惧和焦虑。有些女性在围绝经期前后出现盗汗，脱发等症状，因此心理压力较大，但实际上只要进行合理调整和营养补充，很多症状就可以得到改善。现代女性特别是很多职业女性退休后会面对社会角色的转换，心理调整变化难度较大，如果在绝经前后生活不规律，那么容易失眠，导致情绪不稳定，人际关系变得紧张而加重病情。因此，我们应该从生活中的减压开始，加强锻炼和适当休息，防止围绝经期的不适。

（2）了解自身健康：围绝经期妇女体内主要变化是内分泌功能下降。最重要的是卵巢功能的改变导致性激素的波动或下降，严重时是导致体内一系列不平衡，使身体机能失衡，导致人体对环境适应能力下降，情绪易波动，有时不能自我调节和控制情绪，对各种新鲜事物变得不积极，记忆力明显降低。在这方面，围绝经期妇女应该有清醒的认识和充足的思想准备。了解围绝经期的变化是一种不基于人的意志的生理现象，是生理活动的客观规律。

（3）饮食保健：《黄帝内经》提出"食饮有节"的养生保健方法。由于基础代谢率随着年龄上升而下降，停经后代谢下降的速度会更快，加之围绝经期后妇女活动量大大减少，故进入围绝经期后容易出现热能摄入过剩而影响健康的问题。摄入热能过多常导致肥胖与高血脂，从而诱发冠心病。

（4）运动适当：要积极加强身体锻炼，增强体质，既可缓解紧张、烦躁的情绪，又助于预防骨质疏松。每日反复做肛提肌收

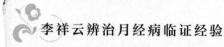

缩运动，或有意进行排尿中断，控制排尿动作，对预防尿道松弛、尿频、尿急、尿失禁等症可收到良好效果。在绝经期因缺乏雌激素的支持，阴道黏膜的酸碱度改变会导致人体降低，因此，要注意外阴清洁，预防感染。